边缘型
人格障碍

针对情绪失调的接纳承诺疗法

（Patricia E. Zurita Ona）

[美] 帕特丽夏·E.苏里塔·奥纳　著

王琳　译

Acceptance and Commitment Therapy for
Borderline Personality Disorder

A Flexible Treatment Plan for Clients with
Emotion Dysregulation

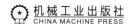

机械工业出版社
CHINA MACHINE PRESS

本书循序渐进地介绍了针对情绪调节的接纳承诺治疗方案。通过借鉴本书介绍的各个疗程，我们可以帮助患者改善自我认知、恢复情绪平衡、提高心理灵活性，并克服经验性回避等痼疾——这也是边缘型人格障碍患者面对的主要问题。此外，作者还介绍了接纳承诺治疗方案的五项核心技能，并系统阐述了如何把这些技能融入患者治疗过程中的实用技巧和策略。通过16个疗程的学习，我们将深刻了解造成边缘型人格障碍和情绪失调的根本原因，改善疗效，给患者带来更快乐、更健康的生活。

ACCEPTANCE AND COMMITMENT THERAPY FOR BORDERLINE PERSONALITY DISORDER：A FLEXIBLE TREATMENT PLAN FOR CLIENTS WITH EMOTION DYSREGULATION by PATRICIA E. ZURITA ONA, PSYD, FOREWORD BY DR. RUSS HARRIS

Copyright© 2020 BY PATRICIA E. ZURITA ONA
This edition arranged with NEW HARBINGER PUBLICATIONS
through BIG APPLE AGENCY, INC., LABUAN, MALAYSIA.
Simplified Chinese edition copyright：
2022 China Machine Press
All rights reserved.
北京市版权局著作权合同登记 图字：01－2021－3410 号。

图书在版编目（CIP）数据

边缘型人格障碍：针对情绪失调的接纳承诺疗法 /
（美）帕特丽夏·E. 苏里塔·奥纳著；王琳译. —北京：
机械工业出版社，2022.6（2024.11 重印）
书名原文：Acceptance and Commitment Therapy for Borderline Personality Disorder：A Flexible Treatment Plan for Clients with Emotion Dysregulation
ISBN 978－7－111－70870－4

Ⅰ.①边… Ⅱ.①帕… ②王… Ⅲ.①人格障碍-精神疗法 Ⅳ.①R749.910.5

中国版本图书馆 CIP 数据核字（2022）第 091810 号

机械工业出版社（北京市百万庄大街 22 号 邮政编码 100037）
策划编辑：坚喜斌 责任编辑：坚喜斌 刘林澍
责任校对：王 欣 张 薇 责任印制：李 昂
北京联兴盛业印刷股份有限公司印刷

2024 年 11 月第 1 版·第 3 次印刷
145mm×210mm·10.875 印张·1 插页·279 千字
标准书号：ISBN 978－7－111－70870－4
定价：69.00 元

电话服务　　　　　　　　　　　　网络服务
客服电话：010-88361066　　　机 工 官 网：www.cmpbook.com
　　　　　010-88379833　　　机 工 官 博：weibo.com/cmp1952
　　　　　010-68326294　　　金 书 网：www.golden-book.com
封底无防伪标均为盗版　　　　　机工教育服务网：www.cmpedu.com

对本书的赞誉

"帕特丽夏的这本书确实有点姗姗来迟,但足够令人期待:她以权威论点将接纳承诺疗法(ACT)及心理灵活性原则用于心理治疗中最需要关注的群体,对边缘型人格障碍(BPD)治疗中的某些不解难题提出挑战。本书将一系列经验及教学手段用于重要生活知识和技能的学习过程,并展示了诸多引人入胜的模拟练习。对很多致力于帮助 BPD 患者恢复健康的医疗实践者而言,这些学习方法和练习必将让他们受益匪浅。而作者归纳的'书呆子的心得'和丰富的理论介绍则把 ACT 与有关 BPD 和情绪调节的诸多实用观点融为一体,在实践和理论层面上拓宽了治疗师的综合技能。"

——巴尔托什·克莱什奇(Bartosz Kleszcz),ACT 治疗师和国际语境行为科学协会波兰分会理事长

"帕特丽夏·E. 苏里塔·奥纳女士成功地把 ACT 的非线性模型转化为针对情绪调节问题的分阶段治疗方案,从而解决了一个非常重要的跨学科治疗问题。本书以坚实的学术参考资料为基础,并提供了大量的创意练习、工作流程表、关键教学要点、ACT 实践和每周推荐练习,这些丰富而有针对性的练习可以直接运用于群组环境,而且只需适当设置即可适合于个别患者——毫无疑问,这种兼具实用性和普及性的综合临床方案必然会受到从业者的青睐。可以肯定的是,所有以治疗 BPD 为目标的专业人士如今都拥有了一本

以 ACT 为基础的参考手册。"

　　——洛·拉斯普录加托（Lou Lasprugato），婚姻家庭治疗（MFT）和萨特
　　　　健康与治疗研究所（Sutter Health Institute for Health and Healing）
　　　　的同行评审 ACT 培训师

　　"我们应如何帮助那些思绪过于混乱、过于跳跃且采取自我挫败性行为方式的群体？帕特丽夏·E. 苏里塔·奥纳撰写的这本书为我们使用 ACT 帮助那些'超级感受者'强化情绪、思维和躯体觉知，提供了最本质、最简洁的基本指南，即在感觉中寻找智慧，并巧妙地与生活中的重要事件联系起来。读者会发现，全书值得寻味的要点无处不在：有价值的引申和练习；认识和探讨情绪调节的实用方法；引人入胜且能有效满足'超级感受者'需求的模块；大量来之不易但有益于识别和克服常见治疗问题的观点和方法。苏里塔博士的这本手册式书籍充满了难能可贵的诙谐、智慧和同情心，因此，我强烈推荐各位读者认真研读此书。"

　　——埃里克·莫里斯（Eric Morris），哲学博士，澳大利亚墨尔本乐卓博大
　　　　学（La Trobe University）高级讲师兼心理学诊所主任，语境行为科学
　　　　协会（ACBS）会员，《精神病康复的接纳承诺疗法》（ACT for
　　　　Psychosis Recovery）一书的合著者之一

　　"帕特丽夏以易于理解、细致入微的方式为我们提供了认识和解决情绪调节问题的架构，以及 ACT 方案如何帮助存在深度和强烈情绪问题的个人改善心理灵活性。本书为职业治疗师提供了非常宝贵的资源，因为它充分考虑到内心体验以及各种有意义的行为，为改善生活质量提供了诸多有参考价值的技能，彻底摆脱仅适用于临床诊断的局限性。引人入胜的新内容，再加上作者对各种体验的分析和探讨，让这本在本质上具有灵活性的专著极富启迪性。因此，本书不仅对那些正在接受服务的人是一笔宝贵财富，对很多认为自己是'超级感受者'的治疗师而言，它同样是一笔不可多得的

资产。"

　　——路易丝·桑吉恩（Louise Sanguine），加拿大艾伯塔省卡尔加里市南方医院青少年成瘾和心理健康门诊部职业治疗师

　　"在我们的身边，每天都有很多人受到情绪调节困难的影响。对于治疗师因'超级感受者'难以置信的心理敏感性而面对的挑战，帕特丽夏·E.苏里塔·奥纳以 ACT 科学为他们提供了有效的解决方案。本书尤其强调以示例、练习和教学要点帮助读者掌握 ACT 的知识。帕特丽夏以通俗易懂但又不失专业性的方式描述了情绪调节的背景知识，因此，即便是入门级的治疗师，也能从这本内涵丰富的书中受益匪浅。可以肯定地说，对那些正在为 BPD 人群提供服务的治疗师而言，帕特丽夏的这本书让 ACT 技术变得深入浅出、易于掌握。"

　　——辛杜（Sindhu），行为科学及心理学专业人士，语境行为科学协会印度分会创始人兼主席，印度班加罗尔个人诊所治疗师

　　"在这本极富指导性的专著中，帕特丽夏·E.苏里塔·奥纳以循序渐进的方式，引导我们采取基于过程和 ACT 的方案对情绪调节问题实施干预。帕特丽夏亲切而准确地引导读者对 BPD 的概念化方式进行强烈的范式转变，强调情绪调节作为很多诊断背后的过程的重要性，以及强有力的治疗干预的主要目标。这本书的美妙之处在于，其准确描述的工具和策略将使干预措施能够满足广泛的临床需求。"

　　——德塞利·达克鲁斯·卡萨多（Desirée da Cruz Cassado），临床心理学医师，ACT 治疗师，教师

在 2018 年，美国有 2000 多名儿童与父母分离，他们"牢笼"般的生存环境被政府称为"以链条连接的分区"。

本书献给那些被漠视、被忽略的弱势群体以及流离失所者。

无论你身在何处，我在创作本书时都在惦记你们。

——奥纳博士

推荐序

本书绝对是献给 ACT 领域的一部佳作。为什么这么说呢？因为帕特丽夏·E.苏里塔·奥纳正在把 ACT 带入一个全新的领域，并给这个领域带来令人振奋的变化：很多人没有意识到 ACT 可以做的事情。通过阅读本书，读者会发现，尽管我们对 ACT 的看法可能不同于其他模型，但有一点是可以肯定的：情绪调节是 ACT 的重要组成部分，而且我们可通过多种方式帮助存在情绪失调问题的患者。尤其要强调的是，我们可以学习如何对被诊断存在"边缘型"问题的患者有效实施 ACT。

但我为什么要告诉各位这些呢？读完这本书，各位就会找到答案。这本书确实让我无比兴奋。帕特丽夏的辛勤付出以及在本书中带给我们的这些价值连城的信息，令我钦佩不已，无论是治疗师还是患者，都将因为她的工作而受益匪浅。

不得不说的是，这或许是有史以来最有开创性的有关 ACT 的著作。这绝对是一本名副其实的经典著作！

通读全书，我们对情绪调节的概念化方式将面临重大范式转变，并将掌握如何把 ACT 方案运用于在这方面出现问题的群体。为此，帕特丽夏将指导我们循序渐进地完成这个过程——她以巧妙简洁的方式说明我们需要做什么、为什么要这么做，以及如何有效完成这个流程。

现实的情况是，情绪失调是《精神障碍诊断与统计手册》（*Diagnostic and Statistical Manual of Mental Disorders*，简称 DSM）界定的核心要素，而不只局限于边缘型人格障碍（BPD）。情绪失调是造成巨大痛苦的根源——这种痛苦不仅局限于患者自身，也体现在他们与周边人群的关系中。它对治疗师而言同样是一种巨大挑战，因为在面对这些患者的时候，他们往往会感到无能为力。我们都曾有过尝试帮助这些患者但最终惨遭失败的经历，这样的结局让我们痛不欲生或是悲愤不已。

但好消息是，本书给我们带来了令人期待的方案和手段。有了这些工具，你可以帮助患者以更灵活的方式解决心理疾患，克服障碍，创造有意义的人生。

路斯·哈里斯（Russ Harris）
澳大利亚，墨尔本

自　序

尽管拥有强大的理论背景，但是在大多数人眼里，"接纳承诺疗法"（ACT）仍过于复杂，难以学习，令人困惑，充斥着各种各样的隐喻和麻烦的练习，而且只适用于高功能患者。而在用于情绪调节时，人们认为 ACT 过于抽象、缺乏逻辑性而且缺乏可传授给患者的具体技能。

本书试图解构这些概念，并向临床医生展示如何在语境行为科学环境下将 ACT 用于"超级感受者"的临床治疗——所谓的"超级感受者"，是指那些感觉太多、太快而且反应也太快的患者。

尽管本书远算不上完美，但我确实已经竭尽全力，来创建、组织并整理出一套针对情绪调节问题的 ACT 治疗方案。本书简要介绍了情感神经科学的核心概念以及 ACT 所依据的情感科学，并从 ACT 的视角出发重新诠释了情绪架构的定义。本书每章均以"教学要点"的形式讲述笔者的感受和见闻。从根本上说，本书将有助于"超级感受者"以全新、更有意义的方式去体验生活——不必刻意逃避生活的艰辛和痛苦，而是学会以开放、欣赏和好奇的态度去品味生活、把握生活、感受生活。

在过去的 14 年里，我有点痴迷于厘清如何以 ACT 解决某些行为问题。而你拿在手里的这本书，就是这个领域长期临床实践的部分成果。按照 ACT 领域的说法，本书汇聚了我为实现这样一个目标而做出的所有努力：把语境行为科学传播和运用到人类行为障碍的某些特殊领域。

　　尽管本书是一本典型的学术书籍，循序渐进地介绍针对情绪调节的 ACT 治疗方案，但它绝没有低估"超级感受者"的自身努力、改变模型的灵活性、限制治疗师的临床技能，或是要求读者成为完全被动接受的机器人。相反，本书旨在介绍一种有针对性的干预措施：为你身边的"超级感受者"提供有效的 ACT 治疗方案。

　　我是在家乡玻利维亚完成本书的创作的，在那段炎热潮湿的天气里，我最大的享受，就是在写作之余喝一杯美味的浓茶。但无论各位身在何处，我都希望你们也能像我这样：找一个让自己感到最舒服的位置，品尝自己最喜欢的饮品，如果必要的话，还可以找一条舒适的毯子放在身边，让你的思绪游走在书中的字里行间。但一定要做点事情，特别是有意义的事情，这一点最重要！

目　录

第一部分　基础概念

第一部分

基础概念

第 *1* 章

什么是情绪调节

我们或许会感到有点不可思议，在一本介绍边缘型人格障碍（borderline personality disorder，BPD）的书中，为什么要用一章来介绍什么是情绪调节（emotion regulation）。我当然有自己的理由。

如果撇开 BPD 在诊断学或心理定位学（topographical）方面的描述，只关注这些患者正在面对的主要问题，那么，你可能会在他们身上发现一种长期的恶性循环：他们固执己见地试图摆脱压抑情绪，或是调整情绪体验的某个构成要素，但他们所采取的行为完全是徒劳、无效的。

目前，在针对 BPD 这一话题的大多数文献中，通常把这些障碍统称为情绪失调（emotion dysregulation）问题，其特征就是认知失调、情感失调、行为失调及自我失调。

在继续阅读本书之前，我想阐明的一点是，我强烈支持如下观点：

1. 接纳情绪调节的常态性，把它视为我们每个人都要经历的自然的、有规律的和普遍的人类调节过程，而不是只属于 BPD 患者。不妨想想我们生活中的日常一天。你是否会发现，不管你处于温和、适度还是某种强烈的情绪状态中，在很多时候，你都需要对自己的情绪做出某种调整？你是否也会有从某种感觉出发而采取措施的冲动？重新回忆这一天，某种感觉是否会让你做鬼脸、来回走动或是坐立不安呢？在现实中，我们每个人都需要不断调整针对某种情绪做出的反应，这种调整可能是有效的、成功的，而且始终与我们为自己设定的目标保持一致；但是在某些情况下，我们的调整可能完全是徒劳的，于是，我们只能自暴自弃地被情绪所支配。

2. 解构（deconstructing）情绪调节问题不只适用于 BPD 患者。实际上，不管是创伤后应激障碍（post-traumatic stress disorder, PTSD）、强迫症（obsessive-compulsive disorder, OCD）、恐惧症、阿斯伯格综合征（Asperger's disorder, 即孤独症）还是药物滥用等其他表现，患者在管理情绪反应时都存在障碍。

3. 不再把情绪调节理解为个人要么存在情绪调节问题、要么不存在情绪调节问题的两极状态；相反，每个人在处理不同情绪状态时都存在不同程度的障碍，或者说，问题的关键不在于有还是无，而在于绝对有和绝对无这两种极端状态之间的不同程度。

4. 将情绪调节定义为其他心理过程的后果、结果或影响。譬如，我们可以说，一个正在面对情绪调节问题的患者绝不会告诉我们，导致他在特定时刻采取无效行为的诱因到底是什么。

5. 强调情绪调节失败与心理问题按不同心理定位所做描述之间的关系。这种描述可能涵盖抑郁、恐慌、边缘型人格障碍等诸多形态。

6. 否认情绪是"行为之源"的观点，相反，主张"与故事或情绪规则的融合"是招致行为的原因。

7. 不再把行为失调局限于自残、自杀或过度饮酒等极端冲动性行为，而是以新的视角出发重新解读这个概念，即它还包括无法与个人价值始终保值一致的不可行的无效行为模式，这种与价值的背离在程度上存在从轻到重的差异。

在接下来的三章中，我们将详细介绍这些概念，并解读它们的理论依据和临床依据，从而理解构造这种治疗方案的基本原则。此外，我们还将介绍情绪调节概念的转化与演变过程、目前对直接临床实践的影响以及临床治疗中对情绪调节问题的常见误区。

在本章的最后，为进一步澄清全书的主题，我们将解读针对情绪调节的主流定义，以及如何从这个定义出发，厘清不同类型的情绪调节问题，从而更好地理解患者在单一或若干问题上存在的障碍。

解读情绪调节的基础理论背景

从概念出发，我们对情绪调节的定义首先需要从解读相关文献开始，并将其定义为控制、管理和克服情绪状态的行为中的一部分。

多年来，这种架构已发生了显著变化，通过阅读临床心理学方面的资料，大多数临床医生已逐渐熟悉这个概念；但除临床心理学外，还有其他两个领域也对这个架构进行了全面研究：神经情感科学（neuro-affective science）和情感科学（affective science）。

在试图从总体上解释情绪调节的内涵之前，我们首先回顾一下各相关领域的主要成果、贡献和理论概括。

临床心理学

行为疗法和认知行为疗法因为对情绪或感觉的描绘含糊不清而备受指责，但这也仅仅是批评而已，因为确有迹象表明，情绪问题很早就已得到关注。

新行为主义学习理论的创始人伯尔赫斯·弗雷德里克·斯金纳（Burrhus Frederic Skinner）曾因忽视情感背景而受到质疑，他确实从未阐明这一点。事实上，他肯定认识到，情感等个人问题同样值得研究。但他从未研究过这个问题，尽管他也承认情绪固然存在，但认为它们是虚构的行为诱因，而不是导致行为的真正根源。

此外，情绪在不同临床治疗中均发挥着重要作用。譬如，根据情绪信息加工理论针对恐惧症和焦虑症采取的传统暴露疗法

（exposure therapy），或对创伤采取的长期暴露疗法，都体现了情绪在行为理论中扮演的重要角色。

尽管学术界尚未给予情绪全面或是可理解的定义，但它们的存在毋庸置疑。在行为疗法和认知疗法的发展过程中，它们对心理障碍的概念化确实扮演着不同角色。

在 20 世纪 90 年代，基于认知心理学和认知行为疗法（CBT）带来的影响，情绪元素被视为思维领域的附属品，而且思维影响行为和感受的传统 CBT 理论日益盛行。因此，认知重构（cognitive restructuring）被纳入针对焦虑症、恐惧症、抑郁症和其他心理障碍的治疗中，大量规范化的治疗方法在学术和临床环境中得以开发、公布和推广。

出乎意料的是，马特尔·克里斯托弗（Martell Christopher）、阿迪斯·迈克尔（Addis Michael）和雅各布森·内尔（Jacobson Neil）在 2001 年进行的研究中，对抑郁症患者的三种不同干预措施进行了比较：规范化 CBT（包括行为干预及认知干预）、行为激活（无须进行认知重构）及药物治疗。研究结果表明，尽管这三种干预措施都是有效的，但却有一个意外的重大发现：行为激活与药物治疗同样有效，但均优于规范化的 CBT 治疗。为避免遭到质疑，他们又重新进行了两次研究，均得到相同的结论。

上述研究体现出两个方面的重要意义：承认在研究中只关注治疗结果而不了解变化载体或驱动因素的局限性；说明认知重构在治疗结果方面的有限性。

心理治疗的第三波浪潮，如辩证行为疗法（DBT）、正念认知疗法（MBCT）、正念减压（MBSR）以及基于接纳的行为疗法突出了这样一种认识：针对治疗结果，经验性回避和情绪信息加工等非思维过程同样是造成变化的中间变量。

下面，我们将简要回顾一下公认度最高的治疗模式，这些以理论研究为基础的模型强调了情绪的功能性作用；当然，我使用"简要"这个词绝对是认真的。我尝试只用两个自然段的内容回顾所有模型，这显然是一个挑战，但读者至少不用担心如何面对在随后几页中将要出现的大量晦涩难懂的学术用语！

辩证行为疗法（dialectical behavior therapy，DBT）

DBT 的创始人玛莎·莱因翰（Marsha Linehan）在认识 BPD 和情绪调节方面做出了巨大贡献。她首先重新组织了《精神障碍诊断与统计手册》第 3 版（DSM-3）对 BPD 制定的标准，并把它重新定义为在如下五个领域存在能力缺陷的情绪调节问题：认知、人际关系、情绪、行为失调和自我失调。这个针对 BPD 的新临床定义显然是消除对这种疾病的污名化的重要一步，因为长期以来，很多人认为，存在情绪调节障碍的患者会表现出操纵欲、非理性、表演性或是自私等特征，而且认为这种状况是无法治愈的。

莱因翰对情绪调节的认识推动了 DBT 的传播，她认为这种情况不仅存在于有 BPD 问题的患者身上，也适合有其他表现的患者，如广泛性焦虑症（GAD）、针对身体的重复性行为、饮食失调、药物滥用和心理创伤。使用 DBT 治疗情绪调节障碍患者的效果是毋庸置疑的。

情绪图式治疗（emotional schema therapy）

从认知疗法创始人亚伦·T.贝克（Aaron T. Beck）的理论及实践出发，罗伯特·莱希（Robert Leahy）、丹尼斯·特奇（Dennis Tirch）和丽莎·纳波利塔诺（Lisa Napolitano）在 2011 年共同提出情绪图式治疗模型，他们将该模型定义为"一种把情绪视为社会认知的情绪元认知模型或情绪元体验模型"。

根据该模型，他们对 14 个情绪图式维度进行了评价，结果显示，个体对情绪体验的认知理解有所不同，并根据不同类型的反应采取相应的应对方式，包括认知策略（如忧虑、沉思或责怪他人）、经验性回避（包括注意力分散、回避、分离、麻木、酗酒和抑郁）及其他策略。为此，三位学者提出如下处理情绪图式的策略：情绪图式的识别、验证、正念、接纳与意愿、同理心训练、认知重构、减压以及强化情绪信息加工等。

正念和基于接纳的行为疗法

基于接纳的疗法包括正念减压（mindfulness-based stress reduction，MBSR）、正念认知疗法（MBCT）以及 ACT 等若干方法。它们所依赖的研究结果表明，揭示与内心体验（如情绪）相关的非正常方式也是精神病理学的核心问题。

譬如，有些研究表明，焦虑敏感性（对焦虑性体验的畏惧）和经验性回避（对某种思想、感觉和情绪的回避）与焦虑、慢性疼痛、创伤、酗酒、烟瘾、饮食失调、边缘型人格障碍和抑郁症等多种心理障碍有关。

情绪调节疗法（ERT）

道格拉斯·曼宁（Douglas Mennin）及其同事开发的情绪调节模型以理解焦虑问题为目的，尤其是广泛性焦虑症。

根据他们的模型，情绪失调体现为适应不良的情绪管理反应的强度有所增加。

完全开放式辩证行为疗法（RO-DBT）

RO-DBT（radically open dialectical behavior therapy）是一种主要针对过度控制行为的情绪调节治疗方法，其中，过度控制行为具体体现为强迫症、偏执型人格障碍、回避型人格障碍、神经性厌食症、自闭症谱系障碍、内化障碍和难治性抑郁症。

按照 RO-DBT 的观点，有些人在情绪上存在过度控制或自我控制问题，但不存在行为失控问题。在 2018 年之前进行的三项随机性临床试验中，相关研究人员验证了这种方法在治疗难治性抑郁症和神经性厌食症方面的功效。

如前所述，因为在理解心理障碍时没有考虑情绪，所以认知行为疗法始终饱受争议。但实际上，情绪并没有被人们忽略，在不同历史时期，某些学者也会因为研究方式的不同而纳入情感要素。

现在，我们不妨把情绪调节视为情感科学中的一个分支结构。

情感科学

在情感科学领域，詹姆斯·格罗斯（James Gross）的开创性成果为后期的大量情绪调节研究奠定了基础，并最终促成了灵活情绪调节模型的出现。在下文中，我们简要回顾一下该学科领域的部分重大研究成果。

詹姆斯·格罗斯对情绪调节的定义

格罗斯主张以基于过程的模型来认识情绪调节，该模型主要强调在某一情境（诱因）之前或给定情境（反应）期间发生的调节活动。基于此，他确定了两大类具体调节活动：以诱因为中心的策略，包括情境选择、情境修改、注意力部署和认知改变；以反应为中心的策略，主要体现为反应调节，如掩饰情绪或假装感受到某种具体情绪。

格罗斯的研究成果为数百项后续研究奠定了基础，它们从不同角度探索了个体如何采用调节策略改变情绪状态及其带来的影响。这些研究的一个共同结论是，严格执行情绪调节策略往往会导致临床问题。这些问题充分表明，使用这些策略调节情绪状态时必须保持足够的灵活性。正是在这些发现的基础上，阿米莉亚·阿尔多（Amelia Aldao）、盖尔·谢普斯（Gal Sheppes）和詹姆斯·格罗斯在2015年提出了情绪调节灵活性模型（model of emotion regulation flexibility）。

情绪调节的灵活性

情绪调节灵活性模型主要强调两个变量：可变性（variability）与灵活性（flexibility）。按照阿米莉亚·阿尔多及其同事给出的定义，可变性是指"在多种情况下使用一种或多种情绪调节策略"，而灵活性则是指"可变性与环境自然变化之间的关系"。

根据阿尔多等人的观点,可以用不同步骤增强情绪调节的灵活性,其中包括:不同类型评价方式的练习;不同类型接纳方式的练习;对多种多样的情绪进行调整;反调节策略;跨社会背景的调节;不同策略之间的切换。

对于情感科学如何强化对情绪调节的理解,我们可以陈列如下:(1)在情感科学中,情绪调节被视为一个过程,在这个过程中,个体使用不同策略影响他们所感受到的情绪,以及他们在特定情境之前或之后表达这种情绪的方式;(2)情感科学假定,个体对任何情绪的感受都涉及一个评价过程;(3)情感科学似乎把解释和接纳过程归结为一种评价形式。

最后,我们不妨回顾一下情感神经科学如何理解情绪调节。

情感神经科学(affective neuroscience)

在神经心理学层面,丽莎·费尔德曼·巴雷特(Lisa Feldman Barrett)和理查德·戴维森(Richard Davidson)的研究始终引领情绪领域的学术潮流,也正是他们的研究成果启发并催生了本书所述的 16 周治疗方案,这也是我们即将探讨的内容。

在下文中,我们不妨快速浏览一下他们的学术贡献。

丽莎·费尔德曼·巴雷特

丽莎·费尔德曼·巴雷特是来自波士顿东北大学的神经科学家,她曾试图复制保罗·埃克曼(Paul Ekman)关于情绪普遍存在于不同文化背景的研究。通过调查研究,她注意到,在反复进行的实验中,即使严格遵循所有研究程序,研究结果依旧与埃克曼的结论存在显著差异。

巴雷特发现,在埃克曼的一个经典实验中,研究人员要求被试观看呈现特定情绪表情的面容,并将面部表情与单词列表中表述特定情绪的单词进行配对,这自然缩小了被试在识别某种情绪时的选择范围，但也会产生认知偏见，因为他们只是在有限范围内选择某个词汇。

在巴雷特开展的研究中，研究人员向被试展示相同的面部表情，但没有提供描述情绪的词汇选项，与此同时，要求被试任意说出自认为能反映相应面部表情的情绪词汇；在采取这种研究设计方案的情况下，埃克曼的研究结论的准确性急剧下降。

巴雷特的"情绪建构理论"（theory of constructed emotion）对我们长久以来对情绪的传统认识提出了质疑。你准备好了吗？如果你喜欢喝苏格兰威士忌，那么，在阅读巴雷特的主要研究成果时，很可能需要喝上一杯：

杏仁核是大脑情感中心的说法只是一个传说，事实上，神经回路分布在我们的整个大脑内，分布式地处理不同类型的情绪。

以泛泛的面部表情对情绪做出统一描述的想法同样是个神话；无论是在同一文化内部，还是在不同文化氛围中，个体在体验相同情绪时所呈现出的面部表情，既有可能是相同的，也可能不同。

情绪不只是人类的外在表现形式，实际上，它们也是大脑的一种架构或预测方式，因而是一种生理事件。情绪是基于先前的学习而形成的，因此，在我们经历与以往躯体或内在感受相似的事情时，先前习得的情绪会再次被激活，于是，我们的大脑会迅速预见到我们即将感受的情绪。正因为这样，我们才说，情绪粒度（emotion granularity）是培养行为灵活性的关键。

在我们的大脑中存在一个神经模型，我们可以用它来预测身体内部即将发生的事情。这个模型会在我们的日常生活中不断被外部刺激所激活，因此，无须检查原始数据，仅仅根据"预测误差"进行的推断，它就能预测到即将发生的事情。

我们之所以需要不断学习，就是因为存在"预测误差"。巴雷特指出，在与我们的内心世界互动时，我们的大脑会不断预测任何既定体验下的情绪状态；但是，只有在大脑预测我们与外部和内部世界的互动出错时，我们才会进行新的学习。简而言之，学习仅发生在大脑告诉我们"你的心跳正在加快，这表明你很焦虑，所以你最好要当心"时。但大脑要进行这些预测，会要求我们检查自己的身体到底发生了什么，因为心跳加快可能对应于很多情绪状态。

巴雷特的上述研究成果也为临床医生提供了一个重要提示：重新思考以前接受的教育，不要再认为感觉可"统一"反映为个人的面部表情，如皱眉等于愤怒、低头等于羞耻，等等。按照巴雷特的观点，相同的面部表情对同一个人可能意味着数百种含义。巴雷特要求我们深入了解人的体验，而不是根据面部表情去自然而然地推断某种内涵。

理查德·戴维森

理查德·戴维森把正念作为研究和治疗的核心要素，并对正念进行了深入、严格的分析，此外，他在威斯康星大学密尔沃基分校的实验室也是美国最早，而且也是唯一对僧侣进行大脑研究分析的实验室。

关于情绪，戴维森认为，每个人都有自己独特的情绪表达风格（emotional style），通过这种特有的风格，我们可以解读气质、个性、情绪特征和情绪状态的关系。按照戴维森的定义，情绪风格是"我们对生活经历做出反应的基本方式……它由可识别的特定大脑回路所控制"。

戴维森解释了如何按如下六个维度评价这些情绪风格——灵活性、前景、社会直觉、自我意识、对环境的敏感性和注意力；此外，他认为，情绪风格是一种可传授、可训练而且是可指导的可习得素质。

戴维森的研究为认识正念的功能为我们提供了全部的必要数据，这些数据表明正念会改变大脑功能，而且有助于个人建立新的情绪风格。

在了解了上述三个不同领域——基于实证的治疗、情感科学以及情感神经科学对情绪调节的重大贡献之后，我们应有足够充分的理由认为，无论是我们自己还是普通大众，都会对情绪调节有更深入的理解。

然而，在情绪调节这个话题上始终存在大量误解。下面，我们不妨看看在临床工作中经常遇到的问题，它们不仅会影响患者的自我认识，也会影响临床医生与患者的互动方式。

针对情绪调节的误解

以往的理论或信息让情绪调节成为了一种很容易被误解的结构，比如说，我们会根据对患者产生的感觉来确定情绪调节，或是假设存在情绪调节障碍的患者始终存在自我伤害行为。以下是有关情绪调节的常见误区。

误区之一：高度情绪化的患者存在情绪失调问题

从行为上说，情感表达是一种由文化塑造的行为，在某些文化群体（如拉丁裔、意大利裔和西班牙裔）中，情绪高涨是一种被社会接受的状态；而在亚洲或北欧等强调低调的文化氛围中，尽可能减少情感表达才是被社会所接受的。需要记住的是，在某些人群中，社会所接受的情感表达方式是一个连续区间，这些表达方式不仅被社会所强化，也构成了个人学习历史的部分内容。

误区之二：患者的哭泣是情绪失调的一个信号

在主持实验的过程中时，我经常会遇到这样的情景：当患者在诊室内泪流满面时，我的学生们就会说"患者精神失控了"。但哭泣、生气甚至尖叫并不一定意味着患者的情绪调节出现问题。有的时候，所有人都会出现情感迸发并据此采取行动的状况。由于这些已在不同环境（如工作、交友和家庭生活）下被泛化的行为具有高发生率，因此，情绪反应被转化为临床问题。

误区之三：有创伤经历的患者也属于情绪失调者

一个人的创伤经历并不意味着他们具有长期性情绪失调问题，或是符合 BPD 的标准。当然，临床医生可能认为，创伤是造成情绪失调的一个诱因，导致患者难以调节对情绪做出的行为反应；但我们需要牢记的是，情绪调节障碍是一种长期性的非正常行为问题。因此，即使有创伤史的患者在治疗中情绪激动，也并不一定表明患者存在情绪调节问题；情绪的自然调节过程是否存在问题，取决于行为反应的频率和长期性。

误区之四：情绪调节仅适用于存在边缘型人格障碍的患者

尽管学术文献多年来始终强调，情绪调节问题是 BPD 的核心特征，但这种说法近期已发生变化。情绪调节问题存在于所有类型的情绪障碍中。尽管相关学术文献对此仍有分歧，但各种情绪和焦虑障碍的维持机制显然与之相关。过去几十年来临床研究的发展表明，在情绪障碍和焦虑症之间，共性多于差异。尝试改变、修改或规避情绪体验的过程，也是所有临床表现的共性。

作为一名全职治疗师，我经常会遇到这样的患者：他们并不符合 BPD 的诊断标准，但仍存在由情绪造成的难以治愈的严重行为障碍，体现为强迫症、创伤后应激障碍、广泛性焦虑症、多动症和阿斯伯格症等形形色色的临床表现。

误区之五：情绪调节是一个属于女性的问题

人们习惯于认为女性具有情绪化、反应性和非理性以及其他情绪行为特征。大多数研究对象中女性的数量高于男性数量，我认为，这反映出在诊断患者过程中存在的一种偏见。事实上，大多数难以控制愤怒情绪的男性患者均存在情绪失调特征，而他们的表现有可能被医生忽视，或是未被做出诊断。

对情绪调节的重新定义

多年来，研究人员和学者在情绪调节上始终存在分歧，这也让情绪调节成为一个饱受争议的话题。针对情绪调节是否包括刻意改变过程，是否仅对应于情绪调节的行为结果，或者是否应包括自发或有意识的反应，研究人员也持不同看法。

从情感科学、神经科学和临床心理学的最近研究进展出发，在总体上，可以把情绪调节定义为一个过程——情绪调节是指个人从既定环境的重要特征出发，尝试以无效和不一致的行为修订、改变或调整情绪体验中某个要素的过程。

关于这个定义，我们需要做如下说明：

1. **情绪调节并不是要么存在、要么不存在的二元结构。**对心理障碍进行分类描述的做法实际上是延续了一种误导性观念，即把全部人群一分为二：一个群体有情绪调节问题，其他人则没有。但是在现实中，我们每个人都在持续不断地调节自己对情绪做出的反应，只不过这种调节有时有效，有时无效；有时能做出适应性的反应，有时不能。在我们频繁做出无效的调节性反应时，就会采取不正常的过度行为，成为心理障碍的临床诊断证据。

因此，我们应该把情绪调节定义为一个连续性的过程，在这个过程中，每个人都会表现出不同程度的问题和障碍：

轻度	适度	严重

2. **情绪调节过程可能出现在问题发生之前、当中或之后。**基于触发情境对情绪体验做出的反应，可能出现在触发情境之前、当中或之后。譬如，假设一个人害怕公开演讲，那么，在接到发表讲话的邀请函时，他可能会感到焦虑，并通过饮酒来平息这种焦虑；在讲话过程中，他也可以用一杯红酒来控制自己的焦虑情绪；在演讲结束后，这个人可能还会花几个小时看电视，以免对自己的表现感到沮丧或后悔。

3. **并非所有改变甚至是克服情绪的努力都是无效行为。**在 ACT 中，反应性行为的有效性是根据它们所发生的背景以及个人价值来判定的。如果一个人正在和朋友交谈，这位朋友突然谈到宠物的死讯，此时，这个人可能会觉得"我不愿意想这件事"，而且还会伴有沮丧或悲伤的感觉；这虽然属于回避性反应，但是为了让对话延续下去，这样的反应未必不可取。

通过上述对情绪调节的一般性定义，我们可以理解个人可能面对的各种情绪问题，并以此作为不同临床表现的交互性诊断过程；此外，通过这个定义，我可以向各位介绍不同类型的情绪调节。

情绪调节的类型

我们可以把情绪调节视为一个跨诊断过程（trans-diagnostic process），它存在于各种情绪障碍、焦虑症、PBD 及其他任何临床表现中——比如说，个人试图转换、改变、修正或压制情绪，或是根据个人价值以及相关行为发生的背景和时间采取无效的行为。

我建议把情绪调节问题划分为两大类，即单一性（singular）情绪调节问题和广泛性（generalized）情绪调节问题。

单一性情绪调节问题

如患者在调节或抑制某种单一情绪时存在障碍，如抑郁症、社交焦虑和广泛性焦虑症，那么可能需要考虑单一性情绪调节问题。

比如说，安妮是一个有社交焦虑的人，她收到一份毕业派对的邀请函，但是因为害怕被别人误解，她马上抓起一杯红酒，试图借此掩饰恐惧的心理。这原本应该是一个很自然的过程——在恐惧情绪状态下做出的反应，但却有可能成为问题。如果安妮经常实施这样的饮酒行为，而且回避聚会、与同事逛街或是参与家庭活动，那么，我们就可以认为，安妮存在单一性情绪调节问题。

你对此可能会疑惑不解。回忆一下之前对情绪调节的定义，我们可以认为，安妮正在以一种无效的行为对恐惧性情绪体验做出反应，无论是饮酒还是回避集体活动，这些行为反应都趋于固化，缺乏灵活性，而且不符合与他人建立联系的愿望。

广泛性情绪调节问题

如果一系列情绪状态以僵硬固化的方式，频繁造成无效行为反应，而且这些行为会在长时间内出现在多种场合及情景中，那么，情绪调节问题就演化为广泛性情绪调节问题。

在这里需要提醒的一个关键词就是"一系列情绪状态"，它完全不同于上述单一性情绪调节问题：它们包括一系列可招致无效行为的情绪状态，如 PBD、饮食失调、药物滥用或强迫症等。

本章小结

多年来，情绪调节的结构已发生了重大变化。作为多种循证疗法（evidence-based therapy）的代名词，认知行为疗法（CBT）已经开始接受情绪对人类的影响，并以不同方式将这些影响纳入考量。但这些新的治疗模式不是孤立静止的，而是在不断地演化。

数以百万计的人正在遭受情绪调节障碍的折磨，尽管我们已经找到了有效的治疗方案，但我们完全可以做得更好。有一点是可以肯定的，如果不同学科各自为战，我们就无法找到更有效的解决方案。积极整合情感科学、情感神经科学和临床心理学的研究成果，是为"超级感受者"解燃眉之急的必要手段。

情绪调节是一个跨学科式的诊断过程。作为临床医生，我们需要针对每个人的具体情况评价情绪调节问题的类型和程度，并根据不同的构成要素采取最有效的方案，而不是追求所谓的放之四海而皆准的统一模式。

第 2 章
什么是 ACT

在撰写本章时，我们首先假设读者已经对 ACT 有所了解。为避免与其他泛泛介绍 ACT 的入门级书籍发生重复，在这里，我们仅对 ACT 模型做简要回顾，从理论和临床层面重温相关理论。

接纳承诺疗法（ACT）的缩写本身即为一个单词，意为"行为"。ACT 属于一种循证疗法，因为它强调的是接纳过程并以功能性语境主义为基础，因而被视为认知行为疗法的第三波浪潮（third-wave therapy）。

功能性语境主义

功能性语境主义（functional contextualism，FC）是笔者在行为科学中最偏爱的话题之一，它是应用行为分析（ABA）、语言关系框架理论（RFT）和 ACT 模式所依赖的基础哲学。

为此，我们不妨简单回顾一下 ACT 所依赖的功能性语境主义的基础概念。

行为：行为是有机体所进行的所有事项，包括思考、记忆或感觉等个人事件。行为的这个定义源自把行为理解为"情境性行为"的激进行为主义。

语境：语境是指诱因、行为和后果之间的相互作用以及行为在既定情境中的"功能"。下面，我们再逐一解读其中的每一个概念：

- **诱因**：既包括我们的想法、感受、冲动或感觉等个人变量，也包括我们从他人口中听到的评论、我们正在聆听的乐曲或突然出现的记忆等公共变量。此外，它还包括不能对我们的行为带来立竿见影影响的非直接变量，如家族史、教养、文化规范、学习史、遗传倾向或慢性疾病等。
- **后果**：无论我们喜欢与否，所有行为都会产生各种各样的后果。简而言之，某些行为会根据后果的性质得到加强或削弱。在行为方面，奖励、惩罚或消除都会增强或是压制对应的行为。
- **功能**：功能是指某种特定行为在相应情境中的后果、效果、影响或目的。很多看似相同的行为却拥有不同的功能。例如，一个人在喝热巧克力时可能会体验到不同的效果：他可能是想品尝一下甜的东西，让自己的身体感受温暖，或者只是想品尝巧克力。在临床上，我们不妨以尖叫行为说明问题：对另一个人大声高喊会产生不同的效果，如解脱感、羞耻感、内疚感或是只是为了改变话题。

功能性语境主义强调在特定语境中理解人的行为，并据此得出如下结论：行为不是孤立发生的，而是与激发该行为的变量相互关联——这个诱发变量要么维持这种行为，要么降低行为的发生频率。

行为主义经常因为机械化、不敏感化、非人性化和线性化而受到指责；然而，正如乔纳斯·拉姆纳（Jonas Ramnerö）和尼古拉斯·托尼克（Niklas Törneke）在 2008 年所指出的那样，如果我们的讨论只停留在行为的外在定义上，那么，我们所看到的行为自然是肤浅、冷酷和机械的。在激进行为主义（radical behaviorism）模型中，我们需要理解人类行为发生的方方面面，充分认识人类行为的复杂性。这种认识实际上是一个高度动态的过程，我们需要患者了解特定行为发生的具体背景。

　　因此，我们完全可以这么说，功能性语境主义也是对文化背景最敏感的理论之一，它以更高的精确、广度和深度放大了个人的真实情感体验。

语言的关系性框架理论

　　以核心 RFT（语言的关系性框架理论，relational frame theory of language）概念作为理论背景而进行的学习，会让所有对 ACT 感兴趣的从业者受益匪浅。

　　简单地说，RFT 理论假设，在我们从出生到死亡的一生中，语言承载了覆盖各种符号刺激的各种类型的关系。符号刺激不仅代表了我们一生中所有类型的个人事件（记忆、感觉、思想以及口味和气味等体验），也构成了学习历史的一部分。

　　所有类型的关系都是自然形成的。在这里，我们首先介绍有助于认识临床问题的两种基本关系和一个核心概念。

　　习得关系：是指通过明确的教育学习取得的具体符号关系。

　　派生关系：顾名思义，它们是指在习得关系基础上派生而来的关系。比如说，如果我在自家公寓的电梯间突发惊恐症，那么，在第二天，我不仅会远离自家公寓楼的电梯，甚至会避开朋友家公寓的电梯，在这种情况下，就形成了派生关系。

　　刺激功能的转换：在以不同方式与某种特定刺激进行互动时，行为的功能、影响或目的会发生变化；在 RFT 中，这个变化过程被称为刺激功能的转换。譬如，如果我对蜜蜂患有恐惧症，并在随后开始接受暴露治疗，在这个过程中，我得到与蜜蜂互动的不同体验，然后，把具有刺激作用的蜜蜂与基于暴露实践的其他体验联系起来，绘制蜜蜂，唱包含"蜜蜂"这个词的歌曲，在网上观看和蜜蜂有关的视频，或是穿着带有蜜蜂图案的服装。尽管与恐惧情绪相关的蜜蜂刺激并未消失，但现在产生了与之相关的学习体验，而不只是单纯的厌恶性体验。

接纳承诺疗法

对我来说，要用简洁精炼的文字说清 ACT，确实是一个异常艰难的挑战，不过，我还是尽量做到言简意赅，千万不能让我的读者心急气躁！

ACT 已被用于多种临床疾病，包括抑郁症、焦虑症、精神分裂症、慢性疼痛、戒烟、糖尿病、强迫症和药物滥用等。此外，ACT 还被应用于非临床对象，如企业组织、国际卫生组织和教育系统。

到 2018 年，相关机构已对 ACT 进行了大约 217 次随机临床试验，这也是科学研究的黄金标准。这些研究的结果均表明，ACT 正在被越来越多地用于人类的多种心理障碍条件。

六个相互关联的功能性治疗过程共同构成了 ACT 的核心，我们把这些过程表示为一个旨在培养心理灵活性的六角变形体，被称为"ACT 心理灵活六边形"（图 2 - 1）。我们之所以把每个要素表示为一个过程，是因为它们的功能都是动态的，而不是静止不动的。综合起来，它们共同构成了认识人类行为的 ACT 模型。

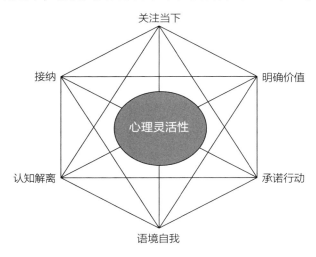

图 2-1　ACT 心理灵活六边形

以下是对每个过程的简短介绍。

接纳

接纳（acceptance）是一种主动性的行为，它描述的是人们愿意坐在一起、接受他人的观点、打开自己的胸怀、支持和宽容他人、认可他人的行为或接受不一致的价值等。它可能是认知疗法的第三波浪潮中最常见的过程之一。

对存在任何程度情绪调节问题的患者来说，由于他们往往会体验到非常强烈的情绪，这就使接纳成为了最核心的治疗手段。如果接触到苦恼的事情，他们就会不由自主地联想到自己，比如说，我应该马上采取措施，我不能有这种感受，并且会马上采取毫无意义的冲动性行为。此外，无论是针对恐惧症、广泛性焦虑症、强迫症患者还是其他相关疾病的患者，接纳都是暴露性治疗方案的核心，因为接纳有助于激发患者对情绪体验产生好奇，从而掌握这种办法，并把它作为核心能力。

从 ACT 的角度看，在体验强烈的、压制性的情绪时，不存在任何需要解决或修复的问题；对患者而言，这或许是一个极具挑战性的信息。因此，在讨论接纳时，保持足够的敏感性非常重要，因为只有这样，基于接纳的干预措施才不会被视为弱化或漠视患者障碍的手段。归根到底，我们需要接纳和允许不愉快的经历，而不是无谓地试图否认或改变它们。

认知解离

认知解离（cognitive defusion）或缩减本意法（deliteralization）是指"创造非文字语境的过程，这样，就可以把语言视为一个主动、持续的因果关系过程"。

认知解离是认知融合的替代方案，是指从字面上把我们的观点视为绝对真理的过程，从而导致狭隘、僵化以及价值不同的行为。

认知解离有助于我们将各类思维方式（包括图像、假设、判断、期望或记忆）视为无须改变、压制或消除的个人内在体验。

说得更清楚一点，并非所有的融合都是不好的。比如说，在回忆我和所爱之人共同度过的时光或是边喝茶边思考一本书的提纲时，就未必会引发有问题的行为。但是在面对患者时，如果我去回忆自己的某一段经历或是思考本书的内容概述，就显然不符合关爱患者的价值观。

在描述认知融合时，最常见的术语就是着迷、沉陷、吸引或融合。ACT 认为存在五种类型的思想：过去、未来、规则、故事和判断。

有中度至重度心理失调的患者往往会沉浸于针对情绪的特定规则（比如说，我不能有这种情绪；我必须对这种情绪采取措施，我不能对这种情绪放任自流）或是有关逃避行为的规则（比如说，我必须摆脱这种情况），而且正是因为这种痴迷，让他们采取受规则支配的行为，而不考虑行为的后果。

关注当下

关注当下（contact with the present moment）是指"感受此时此刻……关注发生在此时此地的内在体验和外在体验"。换句话说，就是要体验此刻正在发生的事情，而且不去试图预测或改变这种体验，从而学会从旁观者的角度观察自己。

在所有介绍 ACT 的专著中，这都是对"关注当下"最直接的定义；它描述的是在既定时刻"亲临现场"的过程（而不是由思维告诉我们这个过程）。

和传统的正念或冥想练习一样，关注当下也是一种可以通过正规训练而习得的能力；也可以把它作为日常生活中的一种练习传授给患者，比如说，训练他们学会关注街道上的气味或是汽车颜色等。因此，很多介绍 ACT 的书籍也会采用其他说法，如正念、意念和活在当下等。

读者或许会感到费解，关注当下为什么会如此重要呢？答案很简单：如果我们关注发生在身边的事情，那么，我们会在更多的情况下注意到，我们已沉迷于自己在思想中创造的东西，沉陷于极其不适的体验，因为痛苦感受而倍觉煎熬，或是因为采取行动的强烈欲望而受到折磨；但我们完全没有注意到，我们正在脱离此时此刻的现实。

在情绪调节这个问题上，我们可以看到这个过程几乎没有什么意义。实际上，患者很难把自己的体验与某种特定的不愉快情绪联系起来，似乎他们患上了"情绪恐惧症"；然后，便在丝毫不考虑行为环境的情况下，迅速采取习惯性的僵化反应。

语境自我

语境自我（self-as-context）或者说"以己为景"指我们在思维中对自己形成的不同认识；切记，谈论不同自我只是我们谈论当下行为、一类行为或一系列行为的另一种方式。

ACT 框架模型所定义的自我类型包括：

- **内容自我**（self-as-content）或概念化自我（conceptualized self）：包括自我评价、自我分类和自我判断（比如"我是个女人，我很娇小"）。
- **过程自我**（self-as-process）：是指始终感知当前体验的过程。
- **语境自我**或观察自我：这是一种能兼顾个人事件和公共事件的自我；也被称为"灵活的观点采择"（flexible perspective taking），是"模型社会延伸的主要来源"。

明确价值

ACT 模型假设，无论身在何处，无论经历过什么，每个人都拥有过上充实、丰富、有目标的生活所需要的一切手段。

价值是每个人根据对生活质量的预期而持续采取的行动，也是所有以帮助患者采取有意义的行为为目标的 ACT 过程的基础。

例如，我们不妨假设，一个因为情绪调节问题而苦苦挣扎的患者会在感到孤独时触景生情，进而迅速脱离人群，并想到自杀。在 ACT 模式中，只有鼓励患者去追求有价值的生活，才能帮助他们接纳现实、敞开心扉，并感受现实中不可避免的孤独。

承诺行动

单纯讨论价值，而不讨论拥有充实、丰富、有目标的生活所需要的手段，就像讨论空中楼阁。ACT 模型在本质上是一种行为疗法，而承诺行动（committed action）的内涵就是采取具体步骤去实现我们所追求的价值。

尽管从外在行为的角度理解承诺行动并不难，但是在 ACT 模式中，承诺行动也适用于处理痛苦的非公开事件。选择以价值为导向的行为既包括体现各种类型的公开行为能力的外在行为——如自信心训练和解决冲突等，也包括内隐行为，比如说，在追求主要目标时坦然接纳这些不愉快的情绪、感觉、想法和冲动。

考虑到我们已经熟悉了 ACT 的六个治疗过程，因此，我们不妨做进一步的澄清：在接待患者时，这六个核心流程始终相互作用，锁定任何一个流程都会影响其他流程。鉴于 ACT 模型所固有的灵活性，因此，不存在应该优先使用哪个流程、淡化另一个流程的情况；具体使用哪个流程，完全取决于治疗师对 ACT 的熟悉程度及其对患者对每个流程适应性的评估。

在个别治疗中，我本人更倾向于从价值出发选择承诺行动的基础，而后根据需要采取其他流程。

"ACT 心理灵活六边形"所描述的六个治疗过程可以统一定义为："一种在思想和情绪上同时关注当下的能力——也就是说，无须盲目改变这些个人经历或是被动地受其摆布，而且是从具体情况出发，在追求价值和目标的过程中主动地坚持或改变行为"。

多年以来，人们已开发出不同的方式，对"ACT 心理灵活六边形"所描述的流程进行组织和定义。下一节介绍的"心理灵活六边形"（Triflex 模型）就是一个具体的模型。

Triflex 模型

Triflex 模型把六个核心流程分为三个功能类型，对 ACT 模型进行了简洁明了的描述（图 2-2）：

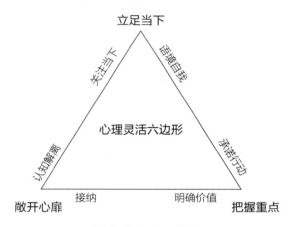

图2-2　Triflex 模型

- **立足当下**：这包括语境自我和关注当下两个方面，因为这两个过程均需要以灵活的方式关注一种体验的语言和非语言的方面。
- **敞开心扉**：这包括接纳和认知解离两个过程，因为它们都涉及如何学会拥有非公开的内在体验（如思想、感觉、情绪、记忆、身体刺激和冲动），而又不会沉迷于它们或主动对它们做出反应。
- **把握重点**：相当于明确价值和承诺行动这两个过程的相互结合，因为两者均与行为调整有关，而且两个过程相互依存，一个过程的发生依赖于另一个过程的发生。

精神病理学对 ACT 的认识

　　在 ACT 心理灵活六边形（图 2 - 3）中，每个治疗过程都有各自的另一面，这个反面也构成了某种心理障碍的核心，给患者带来痛苦，并最终导致患者在心理上丧失灵活性。

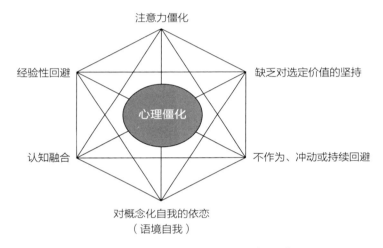

图 2-3　ACT 心理灵活六边形（反面）

　　我们或许会想，到底什么才是心理僵化（psychological inflexibility）呢？我们可能会在诸多 ACT 专著中看到不同的定义——从非常学术化的版本，到最简化的通俗说法，但是从根本上说，心理僵硬描述了由单一 ACT 过程造成或若干过程共同造成的死板、僵化的行为或行动模式。

　　ACT 方法假定，在六边形中，每个过程都会以不同形式体现在各种心理障碍中，基于这个假设，我们说，在本质上，ACT 是一种跨诊断方法和一种基于过程的治疗方案，这也是我们将在下文详细介绍的观点。

ACT 是一种跨诊断治疗方案

尽管本书并不是一本介绍跨诊断（trans-diagnostic）之类过程的专业书籍，但如果不考虑 ACT 在多种疾病或合并症中的应用，并把它作为一种综合性治疗方案，那么，我们就很难对 ACT 进行真正有意义的探讨。

"跨诊断过程"这个词确实有点花哨，它是指具体的心理治疗过程——或者说诱因，它们以不同形态存在于多种心理障碍中，并最终体现为这种障碍的总体行为特征。按照跨诊断模式，任何心理障碍都不是独一无二的个别类型，而是一个拥有共同过程且相互关联的大类，换句话说，所有障碍都不是自成体系，与其他障碍相互孤立的，相反，它们就像是一个连续的过程，只存在程度差异，而不存在实质差别。

那么，我们应如何从 ACT 角度去理解跨诊断过程呢？我们可以通过一个例子让这个过程变得深入浅出。不妨看看一位正在遭受强迫症和抑郁症煎熬的患者。ACT 把患有强迫症的个人定义为与特定思想融合的人（认知融合），会刻意避免痛苦、恐惧或焦虑（经验性回避），并从事与个人价值不一致的持久行为——强迫症（与选定的价值缺乏联系）。ACT 将抑郁症定义为逃避悲伤和低落情绪（经验性回避）并采取退缩行为（与选定价值不一致的回避行为）。

在上面这个简单示例中，我们可以看到 ACT 如何把"心理灵活六边形"描述的过程总结为心理障碍的诱因，并把它们视为临床诊断的依据，从而让 ACT 在本质上成为一种跨诊断治疗方案。

ACT 是一种并行的跨诊断治疗方法，因为在其临床应用中，来自"心理灵活六边形"的这些核心干预措施既可用于治疗存在单一心理障碍的患者，也可同时用于存在多种心理障碍或合并症的患者。对临床医生来说，这无疑是一种强大的治疗手段。因为 ACT

方案既适用于社交焦虑症，也适用于抑郁症，这样，我们就不必为治疗社交焦虑症而阅读五种不同治疗方案，而为了应对抑郁症还要研究另外三种方案了。

ACT 既是一种跨诊断治疗方案，也是一种基于过程的方法，但必须承认的是，某些障碍和问题与部分过程的相关性要强于其他过程。按照这个逻辑，和有一般焦虑性的患者相比，创伤后应激障碍（PTSD）的患者与概念化自我流程的关系更密切（譬如"我是个失败者""我缺乏魅力"或是"我有缺陷"等）。虽然 ACT 是一种按过程对疾病加以概念化的跨诊断治疗方案，但它并不是一种严格、僵化的方法。通过对患者与每个流程的关系进行合理评估，使得 ACT 成为一种基于流程的方法，这也是我们在下一节中讨论的主题。

ACT 是一种基于过程的治疗方案

《精神障碍诊断与统计手册》（DSM）中的疾病分类数量已呈现出指数增长态势，第一版定义的数量为 106 类，到第五版已增长到 282 类。这种情况使得以典型症状为基础的分类法在过去几十年里饱受争议——以人为划定的节点识别病理行为，忽略了共存性疾病的高发病率。

按典型症状分类法的定义，医学界开发的治疗方案已超过 101 种（美国心理学会，2013），随之而来的，就是临床医生不得不面对这样一个难以回答的问题：我在什么时候要采用哪种方案，我怎样才能找时间学会所有这些方案？

而 ACT 并不强调对患者的症状进行分类，或者说，它采取的并不是以症状为出发点的治疗方案；本质上，它是一种基于过程的方法，因为它强调的是识别不同临床表现或问题行为所依据的特定"过程"，然后，针对这些过程使用"心理灵活六边形"进行评估和治疗。

为此，我们首先要了解功能性语境主义、关系框架理论（RFT）和"心理灵活六边形"的基础知识；此外，ACT 方案中还包含其他核心干预措施，在综合使用的情况下，注定会在总体上放大 ACT 的威力。下面，我们不妨看看这些措施。

功能分析

无论是对 ACT 本身，还是为提供有针对性的干预措施，对不利于创造充实、丰富和有意义的生活的行为，我们都可以进行功能分析（functional analysis）。从根本上说，功能分析就是对行为及其与诱因（之前发生的事情）和后果（之后发生的事情）之间的相互作用进行研究分析的过程。

坊间存在一种误解，认为现实中的治疗实践冷酷、僵化且缺乏同理心；不过，尽管 ACT 依赖于激进的行为主义，但这并不意味着功能分析必然是僵化机械的任务。在提供功能性行为干预的过程中，ACT 治疗师完全可以做到对患者保持友善、关怀和亲近的态度。

在我看来，这也是临床医生在实施 ACT 时面对的重大挑战之一：以行为原则理解患者的无效行为。

功能分析仅针对语境功能（contextual-functional）行为；它是 ACT 方案的基础，而且会给治疗师带来多方面影响。譬如，如果一位正在接受治疗的患者说"我今天觉得自己像个失败者"，那么，持机械行为主义观点的干预措施，会帮助这位患者意识到，鉴于以往拥有的所有成就、品质或其他属性，"我是失败者"的想法完全是不准确的。这样，治疗师就可以帮助患者建立积极的自我认知，比如说"尽管我今天觉得自己是个失败者，但我已经抚养了两个孩子，而且是这个家庭的支撑者"。

如果对这个想法进行功能分析，那么，治疗师可以问患者："你是什么时候有这个想法的？你当时在做什么（诱因）？在有了这个想法之后，你是怎样做的（后果）？这种具体行为是否提高了你的生活质量（或工作能力)?"

如上所述，对这些问题行为进行的机械和功能性分析不仅在定义上有差异，而且源自不同类型的干预措施。因此，针对从语境行为角度进行的功能分析，路斯·哈里斯提出了一种更实用的方式。

语境：为患者列出非完美直接变量，如学习历史、社会文化变量和身体条件等。譬如，以下示例（表2–1）中的患者长期难以入睡，并且有过不愿意与他人接触的历史。

表2–1　诱因、问题行为及后果

诱因	问题行为	后果
◇ 在实施无效行为之前发生了什么？ ◇ 有什么想法、感觉、冲动吗？ ◇ 在咖啡店对房间温度感到不满和愤怒，怒气冲冲地看着服务员打开空调	◇ 因为空调问题对服务员大声尖叫	◇ 在无效行为发生后你感觉怎么样？ ◇ 感到很尴尬

这些为什么很重要呢？因为在 ACT 模式中，行为与其所在环境之间的关系被视为超出其形式；因此，ACT 干预针对的是诱因、问题行为和后果。

有效性

有效性（workability）是功能性语境主义和 ACT 方案中的核心概念，也是其独有的概念。考虑到所有行为都是"情景中的行为"，如果一种行为有助于引导个人关注既定情景下的重要事物，那么，这种行为就是"有效"的。

在临床意义上，在实施 ACT 以及理解患者的问题行为遭遇停滞或困难时，ACT 治疗师需要对这种特定的障碍进行功能分析，研究行为的有效性，并以此为基础，把患者纳入"心理灵活六边形"的接纳方或变更方。

心甘情愿

如果不分析行为的自发性，就不可能成就一本名副其实的 ACT 专著；与此同时，它也是一种工具，帮助患者摆脱各种内在体验的折磨，去追求充实而丰富的生活。

在理论上，心甘情愿（willingness）是指"基于价值而主动选择实现或维持与个人体验或事件的联系"，而且第一批 ACT 专业书籍在介绍"心理灵活六边形"时就引入了心甘情愿概念，并把心甘情愿视为接纳流程的同义词。

作为一名治疗师，我认为心甘情愿是 ACT 模型的核心特征，因为在特定行为成为我们的重要个人选择时，这个过程为接纳痛苦的想法、感受、记忆、意象、感觉或冲动提供了空间。学会接纳不愉快的体验并不容易，而在 ACT 模型中，我们不必始终不加选择地接纳所有不快，但至少在面对重要问题时，我们还是要勇敢地做出选择。

临床情景下的功能性语境工具

我们再看看"心理灵活六边形"在实务中的运用："心理灵活六边形"是一个让我们显得既有智慧又有魅力的词汇和图形，但并不是只有在讨论 ACT 时才向患者介绍，同样的情况也适用于功能性语境主义；尽管我确实非常喜欢 ACT 模型，但我们有义务为患者简化这个模型，使之易于使用，并与他们的日常生活联系起来。

在下文中，我们将探讨两个形式简单且功能强大的工具，它们不仅把功能性语境主义和 ACT 用于临床实践，而且易于操作，容易被患者所接纳，并运用于治疗开始及治疗过程当中。下面，我们将逐一介绍这两种工具，以帮助读者在临床实践中最大限度地发挥其优势！

矩阵

由凯文·波尔克（Kevin Polk）、杰罗德·哈姆布赖特（Jerold Hambright）和马克·韦伯斯特（Mark Webster）提出的矩阵模型，是另一种介绍各种 ACT 流程及功能性语境框架的工具。

ACT 矩阵模型显示为一个图表（如图 2−4 所示），可帮助患者鉴别言语主导行为（心理体验）、直接体验（感官体验）如何趋向和背离他们的价值；这个鉴别过程促使他们在功能层面上认识自己的行为，而不是陷入具体内容当中。

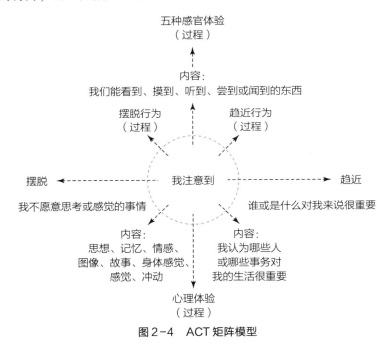

图2-4　ACT 矩阵模型

上述矩阵引导患者区分如下两种差异：五种感官体验和心理体验之间的差异（矩阵中的垂直线），以及趋向于重要事物和远离个人不悦体验之间的差异。这些区分任务引导临床医生和患者不断强化 ACT 模型的功能性语境基础，并进一步认识到，心理体验未必是造成我们实施非适应性行为的问题或根源。

选择点模型

选择点（choice point）模型最初由约瑟夫·齐亚洛奇（Joseph

Ciarrochi）、安·贝利（Ann Bailey）及路斯·哈里斯于 2013 年提出，并由哈里斯在 2019 年提出最新版本。作为另一种功能性语境工具，选择点模型可帮助患者在治疗期间开展行为研究（体现为案例资料汇整），或是用于组织治疗课程。

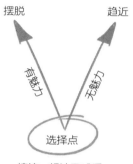

图 2-5　选择点

在图 2-5 顶部，患者的想法是，我们的所作所为会让我们摆脱或趋近于重要的事物（价值）。

接下来，在"选择点"图左侧是所有标记为"有魅力"的行为，通常包括经验性回避和认知融合。

"选择点"图的右侧是所有被标记为"无魅力"的行为，包括 ACT 流程及其他适用能力。

我早已经对选择点理论青睐有加，因为它既不烦琐、易于掌握和使用，又适用于所有临床及非临床情况，可最大限度地发挥 ACT 模型的优势。

ACT 过程的临床评估

"Hexaflex 功能维度体验式访谈"（HFDE，见图 2-6）由凯利·威尔森（Kelly Wilson）提出。他设计这种临床工具的目的，就是对患者与"心理灵活六边形"的六个核心流程的关系进行实时的动态评估；需要提醒的是，HFDE 应由临床医生填写。

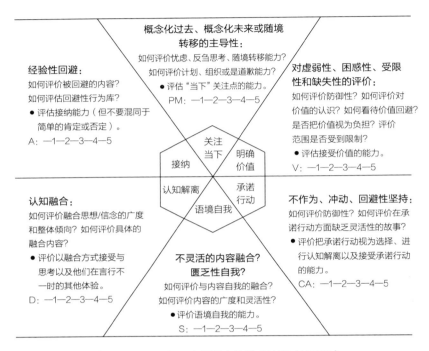

图 2-6　Hexaflex 功能维度体验式访谈（HFDE）

ACT 的治疗实践

在《学习 ACT：针对治疗师的接纳承诺治疗技能培训手册》（*Learning ACT：An Acceptance and Commitment Therapy Skills Training Manual for Therapists*）第 2 版中，杰森·B. 骆马（Jason B. Luoma）、史蒂文·C. 海斯（Steven C. Hayes）、罗宾·沃尔泽（Robyn Walser）列举了 ACT 治疗师的九项核心能力。看看这本书，通读这份能力清单，我们就会发现，临床干预可以采取多种灵活的交付方式，它们体现了 ACT 治疗师所追求的核心价值，遵循了消除患者和治疗师之间隔阂的原则，并促使我们认识到，我们正在尽最大努力为患者创造一种丰富、有目标、有意义的生活方式。

本章小结

在本章中，我们介绍的主题包括：ACT 的内涵；这种治疗方式对人类疾患的认识；它所依赖的哲学和理论原则；它所采取的跨诊断和基于过程的方法；"心理灵活六边形"的各种形式；进行功能评价的常见工具；以及为跟踪 ACT 流程而进行的临床评估。

尽管 ACT 是一种被全球数以百计临床医生所推崇的治疗模式，而且针对各种情境的应用程序数量也在不断增加，但重要的是，ACT 并不是一大堆窍门或隐喻的堆砌。本质上，ACT 是一种基于功能性语境科学的治疗模型，旨在促进患者微观和宏观层面的行为调整。了解 ACT 的理论基础、来源、含义，对不同过程进行评价，以及为患者提供不同工具，显然是培养一名合格 ACT 治疗师的必经之路。

如果你还是 ACT 领域的新人，那么，我希望你能找到适合自己的立场和风格，让 ACT 为我所用并为我所有。在学习 ACT 的过程中，我也曾希望能成为一名合格的讲解者，就像我参加过的研讨会那样，带着学生循序渐进地走进 ACT 的每一个流程；当然，我更希望能像某位知名 ACT 专家那样，将 ACT 传授给大家；但是，多年的尝试最终还是让我意识到，所有这些努力都属"非有效行为"。

我不像 ACT 创始人史蒂夫·海斯（ACT 创始人之一）那么大胆；没有罗宾·沃尔泽（Robyn Walser，加州大学伯克利分校心理学系临床副教授）的甜美嗓音、路斯·哈里斯的卷发、凯利·威尔森（Kelly Wilson，ACT 创始人之一）的眼泪或是柯克·D.斯特罗瑟（Kirk D. Strosahl，ACT 创始人之一）的精明。我也没有其他 ACT 大师那样的品质和资格，尽管在学习和实践 ACT 的旅程中，他们曾让我受益匪浅。我有自己的风格，也有自己的缺陷，但我也有成为一名 ACT 合格治疗师所需要的热情和实践精神。

第 3 章

针对情绪调节的 ACT 治疗方案

本章将简要介绍目前针对情绪调节采取的主要治疗方法，探讨 ACT 在这方面的应用，并最终从功能性语境角度对情绪调节给出定义。

目前的主要治疗

根据美国心理学会的临床心理学会（American Psychological Association's Society of Clinical Psychology）提供的信息，如下方式已被视为边缘型人格障碍（BPD）治疗方案的模板：

"辩证行为疗法，强有力的研究支持；基于心智化治疗，适度的研究支持；图式疗法，适度的研究支持"（2016）。

下面，我们将简要介绍每一种治疗方案，了解迄今为止针对情绪调节的所有治疗手段。

基于心智化治疗

MBT（基于心智化治疗，Mentalization-Based Therapy）是由安东尼·贝特曼（Anthony Bateman）和彼得·福纳吉（Peter Fonagy）在 2010 年提出，目前已被公认为治疗 BPD 的有效手段。MBT 旨在通过加强心智化（mentalization）帮助人们区分内在体验与其他人的外在体验。心智化是指"以明示或暗示的方式从主观状态和心理过程的角度理解我们自己或他人的过程。这个过程会让主观状态和相互关系易于理解，而且是一种多方位的动态能力，尤其体现在依恋关系上"。

　　MBT 的一个理论前提是，存在情绪调节障碍的患者在心智化方面有困难；因此，如果改善他们的心智化能力，不仅有助于情绪调节、减少自杀和自残倾向，而且有助于强化其人际关系。运用 MBT 往往需要延续 18 到 36 个月，包括针对个人和团体的两种方案。

图式疗法

　　图式疗法（Schema Therapy，ST）旨在帮助患者识别他们早期的适应不良图式、应对方式和适应不良的应对反应。

　　早期的适应不良图式（early maladaptive schema）是指"一种关于自我认知及人际关系的广泛主题，这些主题是在童年或青春期逐步形成的，它们深入个体的思维并贯穿一生，并在很大程度上体现为功能失调，或者说，具有不适应性"。在 2006 年开展的一项研究中，几位学者对图式疗法（ST）和聚焦移情治疗（transference-focused psychotherapy，TFP）进行了比较。最终数据表明，在经过三年的治疗之后，在接受图式疗法治疗的患者中，45% 实现了完全康复，而在接受聚焦移情治疗的患者中，完全康复的比例为 24%。

辩证行为疗法

　　DBT（辩证行为疗法，dialectical behavior therapy）是目前使用最广泛的情绪调节问题的治疗方法，它主要由如下几个部分组成：技能培训、个人治疗、电话指导以及实施方咨询团队等。技能训练包括四个模块：正念、情绪调节、人际效能和焦虑耐受力；对青少年患者而言，还存在一个被称为"中间道路"的附加模块。

　　对存在严重情绪失调和自杀倾向的患者而言，DBT 是人们最早发现的有效治疗方法。这些患者长期住院，接受多种药物治疗和数百小时的心理治疗，并诊断为形形色色的心理健康疾病，但人们对这些疾病的了解却非常肤浅，更不用说有效的治疗手段。DBT 不仅对治疗临床医生尚未提出解决方案的患者发挥了重大积极作用，而且为如何指导患者克服情绪心理问题提供了坚实的理论框架和完整的培训课程。

DBT 的形成和传播已经历了二十多年的历史，但迄今为止，它仍在如下三个领域受到约束：临床、培训/传播及研究。

临床层面的约束：

- 过早结束治疗导致 39% 的患者提前退出。
- 认知重构是情绪调节模块的一部分，而这显然与基于接纳的治疗理念相互矛盾。
- 患者自身杜撰的故事或自我描述（譬如，我是个失败者，我破产了，我有缺陷，我是个思维混乱的人）缺乏针对性。
- 以武断和基本的沟通技巧训练应对人际行为的长期和复杂模式。
- 但我认为，最大的问题，或许就是不能区别对待个体所面对的情绪调节问题的程度；对 DBT 的实施采取了一种"放之四海而皆准"的方式。

培训/传播层面的约束：对大多数社区的心理健康卫生中心而言，都缺少足以支持完整 DBT 模式、为员工提供全面 DBT 培训或是支付员工培训费用的财务资源。

研究层面的约束：以往主要是把 DBT 作为一个整体进行研究，这就意味着，尽管所有研究都会包含 DBT 治疗方案的全部构成要素（如 DBT 个人治疗、技能小组、咨询团队和电话辅导等），但始终没有对变化的机制或驱动因素开展详细研究。坊间针对 DBT 的研究只有涉及两个要素的分析：卡洛琳·杜威（Carolyn Dewe）和罗伊·克拉维茨（Roy Krawitz）在 2007 年的研究以及玛莎·莱因翰（Marsha Linehan）及其同事在 2015 年的研究。这两个团队的研究结果均表明，根据患者对 DBT 技能的重要性所作出的评价，只有 11 项能力在统计上具有显著性；此外，即使不采取 DBT 能力组合中的其他要素，仅实施 DBT 技能培训即可有效为 BPD 患者提供治疗。尽管通过这些研究收集的信息确实有助于程序开发，但这些要素分析无一能告诉我们，到底是什么导致患者在学习这些 DBT 的能力方面存在差异。

我们或许想知道，尽管存在这些制约，但 DBT 为什么仍被用于各种临床条件。对此，我给出一个简短的答案：所有临床问题都可以归结为心理障碍，而且每一种临床表现或分类表现都存在或多或少的情绪调节问题。比如说，如果你面对的是存在神经认知障碍（阿斯伯格症，或称“高功能”自闭症谱系障碍）的患者，那么，尽管会受到生物脆弱性因素的影响，但他们仍会努力理解自己的情绪，并识别这些情绪对日常生活的影响。可见，DBT 确实是一种现实有效的方法。

这就引申出一个显而易见的问题：我们是否还要继续对情绪调节采取综合性治疗方案呢？读者或许会猜到我的答案：我不这么认为。当然，我们仍会继续承认 DBT 方案的积极意义，但我们认为，能否改善情绪调节并开发更有针对性且基于过程的治疗方案，归根到底依赖于我们的患者。

ACT 与情绪调节

相关探索性研究表明，ACT 为治疗严重的情绪调节障碍提供了有效的解决方案。下面，我们不妨简要介绍一下相关领域的研究项目和论文。

金·格拉茨（Kim Gratz）和约翰·甘德森（John Gunderson）在 2006 年进行的研究

他们对反复表现出故意自残和边缘型人格障碍史的女性进行了为期 14 周的治疗。治疗后的数据显示，抑郁症状（50% 的参与者）、焦虑症状（33%）、压力管理能力（67%）和控制失调症状的能力（50%）均得到了较好的改善，并显著减少了自我伤害行为（42%）。

保罗·福尔摩斯（Paul Holmes）、桑德拉·乔治斯库（Sandra Georgescu）和温迪·莱尔斯（Wendy Liles）在 2006 年进行的研究

这篇基础研究性文章回顾了 DBT 在临床应用与理论上存在的矛盾，并针对存在情绪调节障碍的患者提出了所谓的"情境化 DBT"（contextual DBT）的概念。

譬如，三位学者指出了如何将认知改变策略与正念策略结合起来，以解决有问题的认知内容。他们认为，情境视角并不需要包含认知变化，只能在其发生的具体情境中去理解一种思维，而且思维的内涵在于关注认知变化，而不是对它们做出反应。从这个角度来看，分析的基本焦点是认知的功能，而不是认知的内容。

金·格拉茨（Kim Gratz）和马特·图尔（Matt Tull）在 2011 年进行的研究

两位研究人员重复了上述格拉茨和甘德森在 2006 年进行的初步研究，并采用更多的异类参与者样本进行了 14 周的治疗。治疗的评估结果显示，按 DERS 标准情绪调节功能恢复到正常水平、按 AAQ 标准经验性回避达到正常水平，以及相对非 BPD 样本边缘型人格障碍症状达到正常水平的参与者比例均超过 60%（针对上述评价工具的更多信息，请参见第 4 章）。压力和抑郁水平达到正常标准的参与者占 47%。

简·莫顿（Jane Morton）、莎伦·斯诺登（Sharon Snowdon）、米切尔·戈波德（Michelle Gopold）和埃利斯·盖默（Elise Guymer）在 2012 年进行的研究

将符合 BPD 标准的参与者随机分配到如下环境中：ACT 及常规性治疗。该研究表明，接纳 ACT 和常规性治疗的样本组，除焦

虑水平之外，其他标准均有明显的临床和统计学改善。

他们根据这项研究提出一个名为"智能选择"（Wise Choices，2012）的治疗协议。该协议由三个不同模块构成：智能选择、关系中的明智选择和行动的价值（是前两个模块的延续，但内容更灵活）。

A. 豪斯（A. House）和弗雷德里克·德莱斯切（Frederik Drescher）在 2017 年进行的研究

这些研究人员进行的探索性研究旨在分析 DBT 样本组的心理灵活性。他们的研究结果显示，"心理灵活性可能是导致 BPD 症状改善的关键因素；按 AAQ-2 标准的得分越高，表明样本的心理灵活性越低，心理压力越大，对边缘型人格障碍相关症状及行为的认可度越高"。

米切尔·A. 雷耶斯-奥尔特加（Michel A. Reyes-Ortega）、埃德加·M. 米兰达（Edgar M. Miranda）、安娜·弗莱桑（Ana Fresan）、安吉莉卡·N. 瓦尔加斯（Angélica N. Vargas）、桑德拉·C. 巴拉甘（Sandra C. Barragán）、莱贝卡·罗伯斯·加西亚（Rebeca Robles García）和伊万·阿兰戈（Ivan Arango）等学者在 2019 年进行的研究

这项非受控纵向研究以存在 BPD 及情绪调节障碍的患者为对象，并对比三个治疗样本组的临床疗效：第 1 组只接受 ACT 治疗；第 2 组接受 DBT 治疗；第 3 组同时接受 ACT、DBT 及功能分析心理治疗。每个治疗方案均包括 16 次单独的会话和 18 次小组会话。

结果显示，尽管大多数因变量间都存在显著差异，但各治疗组之间则不存在显著差异；所有患者基本上对全部治疗的反应均表现出显著变化，而且三种治疗方案的效果间不存在统计差异。

通过对这些按时间顺序排列的研究进行回顾，我们会发现，在过去 15 年里，诸多临床医生和研究人员都曾考虑过以基于 ACT 的

方案治疗情绪调节障碍患者，而且这些基础性研究的结论显示，ACT 是针对这一群体的有效治疗方法。

基于功能性语境对情绪调节的定义

情绪调节的结构只是一种理论上的结构，它并未探究结构背后的过程。尽管学术界已明确了情绪调节的具体类型，譬如认知、情感、人际关系和自我失调等，但它们仍然属于程度和类型上的概念，并不能告诉我们驱动这些行为的过程。

如下是我从功能性语境角度对情绪调节的理解：

情绪调节问题是个体如下要素共同作用的结果：与语言性内容的高度融合，主要是关于情绪内容的规则；对情绪体验的高度经验性回避，从而造成有效行为的缺损；在不同情景下进行过度概括的无效行为模式，在经过长时间的强化之后，会导致个体缺乏对语境的敏感性，并最终造成与个人价值出现矛盾。

下面，我们详细解释一下这个定义的各个要素：

- **高度融合**：在受情绪调节问题困扰的情况下，患者往往局限于针对情绪困扰的处理能力或立即采取行动的支配性想法，或者从个人感觉出发编造的故事（比如说，事情就应该是这样的；我必须立即解决这个问题；我无法应付这种可怕的感受；她应该对我更好点；如果他们不给我回电，我必须确保这种情况不会再次发生）。这些支配性想法会影响人们处理情绪问题的能力，影响他人的行为，掩盖事情的本来面目而非"预期"面目。

- **高度的经验性回避**：这个要素体现为患者追求最小化、抑制或否认不愉快情绪体验及与之相关的元素（躯体感觉、冲动、思想、意象、记忆，以及某些情况下被强化的身体唤醒）。

- **有效行为的缺损**：是指患者基于价值的行为在既定问题情境中的有限表现形态，包括共情行为、判断能力、解决冲突的能力以及富有同情心的行为。

- 过度习得的无效行为：是指情绪调节障碍患者为管理情景而采取的措施，这些能力构成学习历史的一部分，并逐渐摆脱基于价值的生活。

- 过度习得无效行为的模式：从根本上说，规则和高度经验性回避的高度融合会带来重复性、反复性、本能性的行为反应（这是一个行为类别，而非单一行为）。

- 在不同情景下进行过度概括的无效行为模式，在经过长时间的强化后，会导致个体缺乏对语境的敏感性，并最终造成与个人价值出现矛盾：这些无效和僵化的行为反应受到负面强化，影响生活的不同领域（友谊、工作或家庭），并促使个人在不同情况下重复相同的行为，而不考虑具体情况或者这些行为是否符合个人的价值。

上述定义来自本人的临床实践以及对现有文献的回顾，旨在理解造就超级感受者的过程：就像让他们戴上蓝牙扬声器一样，放大他们的情感体验，了解其行为与内心世界相互冲突的原因。

本章小结

在这里，我们简单回顾了当前针对情绪调节采取的循证治疗方法，以及自 2006 年之后将 ACT 用于群体治疗的各项相关研究。

第 1 章的阐述足以让读者意识到，我是以分析情绪调节内在机理解构情绪调节的大力提倡者。

在第 1 章，我们阐述了对情绪调节的一般性认识，即：我们可以把情绪调节视为一个跨诊断过程（trans-diagnostic process），它存在于各种情绪障碍、焦虑症、BPD 以及其他任何临床表现中——比如说，个人试图转换、改变、修正或压制情绪，或是根据个人价值以及相关行为发生的背景和时间采取无效的行为。

此外，我还指出，情绪调节问题适用于一系列的临床表现，因此，我们主要考虑两种类型的情绪调节问题：单一情绪调节问题和广泛性情绪调节问题。前者是指特定情绪状态（如孤独或害怕公开讲话）导致的问题性行为，而广泛性情绪调节问题则是指多种情绪状态（悲伤、焦虑、内疚、羞耻或其他）共同招致的无效行为。

在本章中，我们以 ACT 过程为出发点，介绍了从语境角度对情绪调节的理解。尽管来自语境行为科学领域内外的研究人员和临床医生对此各执己见，但我个人认为，目前对情绪调节的定义并不能解释到底有哪些因素导致或维持情绪调节，因此，还是应该由我们的患者自己去回答这个问题。

我认为，应该合理区分患者不同程度的情绪调节障碍，并据此确定最佳治疗方案。作为一名临床医生，我曾多年接触患有不同程度的情绪反应障碍的人，因此，我坚持认为，没有理由假设实施冲动行为、暴力行为、怀有自杀情绪或分离感的患者不能通过 ACT 得到改善，关键在于应该对这些行为的频率做出合理评估，并据此实施相应的治疗。

当然，其他 ACT 治疗师、研究人员和培训师很可能持有不同观点，但这很正常。毕竟，有关这个话题的对话还将延续，但有一点是毋庸置疑的，正是在这些探索和争论中，我们将一步步地推进基于过程的治疗方案，而 ACT 研究也将继续着眼于特定的临床群体，譬如存在情绪调节障碍的患者。但在这个问题上，我们已拥有足够的数据支持这些结论，为患者提供更有针对性的治疗方案。

2

第二部分

ACT
治疗方案

第 *4* 章
ACT 治疗的前置措施

我想各位读者已经迫不及待了！基于前面的介绍，我相信读者已经认识到这种治疗方案的"缘由"。现在，我们再看看"如何"实施这些方案。

在本章里，我们将会看到，在实施这种治疗方案之前，我们到底需要考虑哪些要素和临床决策，包括：治疗方案的具体模式、哪些人会成为受益者、哪些人不适合这种方案、可以实施的具体环境、如何进行预处理疗程、如何应对出现其他复杂类型的行为失调、用于监测治疗的过程及效果衡量，以及 16 周治疗结构的基础知识。

本章似乎有点冗长烦琐，但我还是强烈建议读者通篇阅读（就像我建议读者认真阅读前述所有章节一样；毕竟，本书内容涵盖了对超级感受者实施最佳 ACT 干预的所有必备知识）。

下面，我们开始探讨 ACT 治疗方案的相关细节。

提供 ACT 治疗方案的灵活性

我们在第 2 章中回顾了 ACT 的基本理论、"Hexaflex"模型的构成部分以及 ACT 模型的基本特征，在本节，我们将探讨如何把 ACT 的这些独有特征直接用于治疗实践。尽管这是一个包含 16 个疗程的治疗方案，但它本身并非一成不变，相反，它在治疗方式、治疗对象、治疗模块以及临床环境等方面具有非常高的灵活性。下面，我们逐一了解这些功能。

个人治疗与集体治疗

我们可以针对个人或集体提供这种治疗方案。无论采取怎样的治疗方式，它所采用的内容、练习、类比和工作进度表都适用于所有患者。

我的一个学生曾问我："怎样针对个人提供治疗？"我的回答很简单：如果你是对个人进行单独治疗，那么，你仍然要进行两个小时的治疗。当你逐渐熟悉这个协议之后，你会发现，它包含了两个非常重要的工作进度表："超级感受者的 ACT 路线图"，这是一种针对问题行为的简单功能评估；"超级感受者的 ACT 路线图"，这是一个用于追踪和记录价值行为的日志。

这两个工作表都极其简单易用，因为它们的目的都是为了帮助患者跟踪采取行动的情绪体验、基于价值的行为和后果之间的关系。如果你每次都检查这些工作表，你就是在帮助患者跟踪自己的行为、促进新的学习并巩固 ACT 核心技能在现实生活中的使用。归根到底，它们的核心就是帮助超级感受者塑造自己的行为。

在本章，我们将在探讨预处理疗程（pretreatment session）时，针对以集体方式开展治疗提供进一步的具体建议。

最后，虽然 ACT 模型具有超高的灵活性，而且很自然地适用于各种类型的临床环境，但我并不建议以开放式小组或直接加入的方式提供这种治疗，因为大多数这些患者存在情绪激动问题，这样处理会降低他们的学习能力，此外，他们还有可能存在长期实施无效行为的历史，而且这种情绪很难轻易改变。因此，获取、运用和不断重复他们正在学习的这些核心 ACT 技能，也是改善其生活的关键。

模块化方法

ACT 治疗方案包括 5 个模块，合计 16 个疗程，每个疗程持续两个小时。治疗方案最后一节疗程被设计成类似一次 ACT 实验，患者将 ACT 技能应用到自己的日常生活中。如下是推荐采用的模块：

- 模块1：情绪觉知（6个疗程）
- 模块2：思维觉知（3个疗程）
- 模块3：躯体觉知（2个疗程）
- 模块4：人际觉知（4个疗程）
- 模块5：完全的觉知（1个疗程）
- ACT实验（1个疗程）

对于存在情绪调节障碍的患者，最理想的方案就是通过这16个疗程向他们传授全部核心ACT技能。但我并不建议读者严格按这16个疗程实施治疗方案；如果工作生活条件允许的话，各位可以自由增加在某些疗程上花费的时间。

这种治疗方案的一个主要优点，就是它的设计完全采用模块化疗程，这意味着，无论是采取个人治疗还是集体治疗方式，使用者都可以根据患者的需求自由选择。

以下是我针对选择模块提供的建议：

1. 核心模块是情绪觉知和思维觉知。考虑到它们是唯一存在技能交叉的两个模块，因此，两者需结合进行。

2. 其他模块可根据患者的具体要求按菜单方式选择使用。

比如说，并非所有患者都需要人际交往能力的培训，因此，该模块应该是可选项；还有些患者可能不需要躯体觉知模块；鉴于治疗中的每个疗程都是从练习开始，帮助患者练习临场技能，因此，完全的觉知模块对某些患者就会成为可选项。

在理想的情况下，我们可以提供16个疗程的治疗；如果不具备这样的条件，我们至少也应该了解如何根据患者需求和具体环境灵活使用这种方法。

适用人群

我们推荐对患有轻度、中度和重度情绪调节问题的所有患者采用这种疗法。尽管这些患者通常被诊断为边缘型人格障碍，但治疗并不仅限于该诊断结果。鉴于情绪调节是一种针对轴 I 和轴 II（采用 DSM-5 的定位分类法）等多种临床表现的结构，因此，除针对这些特定状况的现有治疗方法外，部分或全部模块还适用于其他临床症状。

以下示例说明如何对除 BPD 外的其他患者实施这种治疗：

- 社交障碍的患者很可能存在人际交往能力缺陷；在这种情况下，除以暴露疗法对社交焦虑进行治疗之外，人际觉知模块可能更便于使用。
- 被诊断为亚斯伯格症的患者会在不同环境下表现出行为反应调节障碍，因此，除接受应用行为分析、诺瓦斯训练法（由美国 Ivar Lovaas 博士创立，运用行为治疗原理和方法对孤独症患儿进早期强化干预）和核心反应训练之外，这些患者还可以从上述各模块中受益。
- 对于受悲伤和情境回避感觉驱动而表现出行为退缩的抑郁症患者，除采用行为激化干预措施之外，还可以应用情绪觉知和思维觉知模块。

以上示例展示出临床医生会如何考虑对不同患者选择和依次使用这些疗程。需要提醒的是，虽然这种情绪调节性治疗在本质上是灵活的，但对某些特定症状而言，该治疗方案仅具有补充性，而不能完全取代针对具体问题采取的循证治疗方案。譬如，被诊断为强迫症的患者需采取暴露与反应预防（ERP），但如果患者不知道如何表达自身需求，那么，就可以选择方案中的人际觉知模块，对其进行治疗；此外，还可以对他们采用情绪觉知模块，为接受 ERP 治疗做准备。

排除标准

任何存在精神病症状、思维障碍或暴力行为的人均不适用这种治疗方案。

临床情景

这种治疗可在门诊、部分住院计划或完全住院情景下实施。

到目前为止，我们已探讨了实施这种治疗方案的不同要素，包括模式、人群、模块和临床环境等。下面，我们再看看如何开展预处理疗程。

预处理疗程

预处理疗程（pretreatment sessions）可以划分为两个 50 分钟的疗程，也可以采用一个持续 120 分钟的疗程，旨在签署治疗承诺、筛选患者、进行第一次接触并向患者解释治疗方案基础知识。在准备开展预处理疗程时，建议采取如下步骤：

1. 了解患者的基本情况
- 针对其他复杂心理状况的临床考虑
- 针对其他治疗服务的临床考虑
- 临床评估

2. 创造性无望干预

3. 针对 ACT 的简单介绍

4. 说明治疗的细节
- 治疗的频率、持续长度和疗程次数
- 各模块内容的简述
- 群体规范（可选）
- 出勤情况

下面，让我们逐一详细介绍上述内容，了解各疗程的具体内容。

了解患者的基本情况

大多数治疗中心都会为新的患者提供各种临床入院调查问卷；

为评估患者的情绪调节问题，建议向患者提出如下问题：

- 你的情绪是否非常激烈，就好像你的身体里有一个蓝牙扬声器在放大这些情绪？
- 是否有人说你太过敏感或过于情绪化，一切事物对你来说都会引发激烈的情绪问题？
- 你是否常被自己的情绪所控制，就像有什么东西始终在激化你的各种情绪？
- 你是否会沉迷于极度压抑而不能自拔？
- 在和某个人经历了艰难时光后，你是否发现自己会对这段时间恋恋不舍？

上述所有开放性问题均旨在评估患者的情绪调节问题。需要澄清的是：按照既往的学习，有些临床医生会按照对具体患者的感受来诊断情绪调节或 BPD 问题——如果患者经历过创伤，自动假设他们存在 BPD；如果患者曾试图自杀，医生会马上转入诊断 BPD——但这些反应并非临床标准。只能把这些症状视为反应，但显然不适于作为临床诊断的基础。

在了解了患者管理情绪方面的经验后，不妨向他们提出问题，了解情绪障碍在短期和长期内对其生活造成的影响，从而确定治疗方案带来的短期收益以及反应持续可能引发的长期问题。

行为失调复杂形态的临床考虑

在与患者当面探讨实施这种治疗时，我们可能会遇到一些目前正在经历复杂失调行为或存在复杂失调行为史的人，具体表现包括滥用药物、创伤性反应、不良饮食行为、身体形象问题或分离问题。如下这些一般注意事项有助于我们确定治疗对这些患者的适用性和有效性。有关 ACT 如何定义这些复杂失调行为的全面介绍，请阅读第 10 章 "针对行为调节的 ACT 方案"。

饮食行为及身体形象问题

患有情绪调节问题的人还有可能在饮食行为方面存在问题：从限制性饮食、暴饮暴食、排空饮食或厌食症，到贪食症和身体形象问题。从 ACT 的角度来看，我们很容易把这些行为归结为无效的情绪管理策略。因此，可以把 ACT 作为当前治疗的重要补充，也可以作为常规性治疗方案的一部分。

这种治疗唯一不适用的病症是神经性厌食症，因为被诊断为厌食症的患者需要不同级别的护理和更多的生理监测。如患者有厌食史，最好要求他们提供过去六个月的体检记录，以确保患者不存在风险；如果患者有死亡风险，我们不推荐采用这种治疗方法。

以下是我们对评估治疗前饮食行为和身体形象问题提供的部分建议：

* 你是否有时会尝试不吃东西？
* 你是否曾以强迫方式暴饮暴食？
* 你是否曾采取过如下行为去尝试控制自己的体型和体重：滥用泻药、诱导主动呕吐、严格节食或是进行高强度运动？
* 如果你是一位女性，你是否曾经连续三个月或更长时间没有正常来月经？

必须对上述这些问题进行及时跟踪，以评估患者是否存在非正常的饮食行为或身体形象问题。

创伤

有一种误解认为，所有经受过创伤或存在创伤史的患者都患有BPD；不过，即使受创伤影响的患者可能出现情绪调节问题，也并不意味着他们均患有 BPD。

尽管 ACT 不是针对创伤进行的治疗，但目前被诊断有创伤或是有简单或复杂创伤史的患者仍会受益于此，因为这种治疗会告诉他们，不快乐的记忆不会摧毁他们；愤怒、羞耻、内疚或恐惧之类的极端情绪未必会诱发患者的无效行为；虽然他们无法控制自己的情绪机器会带来什么情绪，但他们可以学习如何接受这些内在体验；他们可以学会管理伴随创伤性线索带来的生理压力；根本上，他们可以选择如何最大限度地享受生活。

对这些患者来说，需要强调的一个关键点是，在这 16 周的治疗中，不需要他们披露自己曾经历过的创伤事件。相反，他们只需学习使用 ACT 技能去管理这些事件带来的种种困难。有些有复杂或慢性创伤史的患者在接受创伤治疗前，可以因这些情绪调节技能而受益。

以下是对创伤情况进行评估的标准问题：

- 你是否经历过创伤性事件或其他曾危及生命的事件？
- 你是否出现过针对这些事件的侵入性想法、记忆或噩梦？
- 你是否因为这个创伤性事件而刻意规避某人、某地或某种经历？
- 这些经历是否会影响你看待生活、人生或人际关系的方式？

在第 10 章 "针对行为调节的 ACT" 中，我们将进一步介绍如何从 ACT 的视角治疗创伤。

药物滥用

无论是什么药物，滥用都会成为应对极度情绪状态的情绪调节策略；然而，戒断反应以及个人经历强烈情绪时的脆弱性，都会严重影响患者的正常生活。

如果一名患者长期、定期使用药物，导致他们的日常身体功能已受到影响，那么，他们就需要采取这种治疗方案以外的其他方案；对因戒断反应导致严重后遗症而造成长期饮酒的患者，应考虑把解毒方案作为选项。

如患者以前曾有药物滥用史、但至少在最近六个月到一年内无主动滥用药物的情况，而且患者的生理功能也没有受到严重损害，那么，他们仍会得益于这种治疗方案。

自残、准自杀行为

有时，存在慢性情绪调节障碍的患者会出现企图自残和自杀的行为。从 ACT 角度来看，这种准自杀行为是另一种对经验性回避所引发的极端性情绪做出的无效反应，通过与管理极端情绪的规则相互融合，这种反应会因患者的每一次爆发而得到强化。

在患者存在准自杀行为的情况下，这种治疗提供了坚实的基础，通过各个疗程的持续进行，引导患者学习情绪调节技能，培养心理灵活性，从而为他们减少准自杀行为提供有效工具，并最终指引患者恢复有意义、丰富和有追求的生活。

至于直接针对准自杀行为的治疗方案，请阅读第 10 章的相关部分；如有可能的话，应针对患者的这种无效行为提供个性化疗程。

自杀行为

尽管自杀倾向是一个信号，表明患者遇见了亟待解决的问题，但我们根本就不可能控制自己的想法，其实，大多数人都会在某一时刻闪现出这种类型的想法。在治疗中，理解自杀行为的基本框架依赖于如下条件：

- 自杀行为并非 BPD 患者所独有的现象。
- 自杀行为是一种解决问题的无效策略。
- 自杀行为是诸多心理思维过程的共同结果，这些心理过程与内部和外部线索引发的情绪调节障碍有关。

作为预处理疗程的部分内容，向患者询问有关自杀行为的情况，收集他们的自杀倾向历史记录，有助于确定这种治疗方案的适当性。

这个 16 疗程的治疗方案并不是仅针对自杀行为的专门方案，但它为患者提供了建立情绪觉知所需要的全部情绪调节技能，帮助他们管理极端情绪体验，促使他们立即放弃造成心理折磨的强烈刺激。

需要澄清的是，这种治疗的重点并不在于改变患者情绪体验的本质或强度，也不是为了尽快、尽可能地消除他们感受情绪的自然禀赋。相反，它强调的是引导他们学会接受不愉快情绪，并在产生这些情绪时练习行为选择。

从临床上看，它和其他任何治疗方式一样，如果患者存在自杀倾向，那么，在解决引发自杀倾向的事件之前，任何治疗都无济于事。有关 ACT 如何处理单一和慢性自杀行为的全面介绍，请参阅第 10 章；如有必要，在可能的情况下，应在患者加入治疗小组之前，针对这种症状为他们提供单独疗程。

如果患者在预处理期间报告有自杀行为的历史，并否认当前风险因素（如第 10 章所示），那么，该患者仍可以得益于这种治疗方法。在有些机构，只要患者在过去三个月内没有自杀企图，即可把他们纳入治疗群体中；在这种情况下，可能需要了解治疗的背景以及患者的自杀行为。

其他治疗方案的临床考虑

某些情况下，患者会在其他不熟悉 ACT 或情绪调节的机构接受治疗服务。当然我们希望所有为患者提供治疗的机构都熟悉 ACT，但这并不意味着不了解 ACT 就一定会对患者接受这种治疗构成障碍，或意味着不能以个别方案的辅助形式提供这种治疗。

在实践中，一种可取的做法就是和其他机构开展间接对话，向他们解释 ACT 治疗方案的基础知识。按这个思路，唯一的潜在困难体现为第二波疗法或传统 CBT 方案可能会让患者感到难以接受；在这种情况下，我会建议治疗师和患者应开诚布公，确保完全透明，向患者充分说明各种方法的异同。按照我的经验，考虑到 ACT 也属于 CBT 方案，因此，只要厘清 ACT 的要点，其他从业者就会把它作为一种非常可取的辅助治疗手段。我建议，在出现这些情况时，应具体对待，逐个分析。

在了解患者的病史、对其进行筛查、核对行为调节问题的复杂形态及其他治疗服务的特殊情况之后，我们即可开始执行具体措施，并对治疗进展进行监控。

临床评估

至少应采用两种类型的措施对治疗过程予以指导：根据结果和过程对情绪调节进行的评估；在治疗开始前、治疗期间和治疗结束后的 ACT 治疗过程。

对此，我们建议采取如下测量指标。

针对情绪调节的结果测量指标

- 情绪调节困难量表（DERS）
- 临界症状列表 23（BSL-23）
- 抑郁焦虑压力量表（DASS）
- 诺瓦克易怒性简式量表（NAI-25）
- 饮食失调检查问卷（EDE-Q 6.0）
- 人际关系问题清单（IIP-48）
- 创伤后应激障碍筛查量表（PCL-5）

如果必须从上述列表中选择一项措施，我推荐采用第一项（DERS）。此外需要提醒的是，如果你为未必符合 BPD 标准但存在情绪调节问题（如社交焦虑或恐慌）的患者提供这种治疗，可能还需考虑其他结果测量指标。

针对情绪调节和行为的过程测量指标

- 五方面正念调查问卷（FFMQ）
- 接纳和行动调查问卷（AAQ-II）
- 有价值生活调查问卷（VLQ）
- 认知融合问卷（CFQ）

- 语境自我量度表（SACS）
- 情绪调节困难量表（DERS）⊖
- 思维压抑量表（或白熊抑制量表）（WBSI）
- 正念—注意力—觉知量表（MAAS）
- 针对身体形象的接纳与行动调查问卷（BI-AAQ）
- 针对体重的接纳与行动调查问卷（AAQ-W）

如果你只能选择几个测量指标，我建议采用"认知融合问卷"（CFQ）及"接纳和行动调查问卷"（AAQ-II）对 ACT 流程进行验证。在我们最近开展的一项研究中，初步数据表明，情绪调节方面存在障碍的患者通常还存在严重的认知融合障碍，而对认知融合障碍的测量则要使用作为治疗结果中间载体的"认知融合问卷"。

创造性无望

因为创造性无望（creative hopelessness）让人听起来不舒服，因此，该方法经常被不太熟悉 ACT 的新手所误解。一个学生曾经问我："绝望怎么和创造联系到一起呢？"我的回答非常简单：创造性无望的内涵并不是要在绝望中培育创造力；相反，它是指帮助患者认识到努力无效的过程，从而引导他们最大程度地放弃这些无效的努力。简而言之，"创造性无望"就是全面盘点患者为摆脱极端性个人经历所采取的全部措施，检验这些尝试是否有助于实现他们所追求的价值，并据此确定继续采取这些措施的长期影响。

在我看来，这是整个治疗过程中的一个关键时刻，但或许因为它并不是"心理灵活六边形"中的显性组成部分，因而往往被人们

⊖　DERS 还是一个基于过程的测量标准，它包括如下 6 个子量表构成的情绪调节结构中的组成部分：不接纳情绪反应、难以实施以目标为导向的行为、冲动控制困难、缺乏情绪觉知、情绪调节策略受到限制、缺乏情绪清晰度。

视而不见。但我依旧认为，它是帮助患者从混沌度日转向有目标、有价值的生活的关键。

帮助超级感受者认识到，他们刻意追求解决问题的策略正在给自己带来更多麻烦，从长远看只会让情况更糟，而且很容易导致他们远离自己追求的价值。为适应社会氛围，我们习惯于消除分歧、压制分歧、解决问题、控制我们内心的所有矛盾，从这个角度来看，创造性无望对治疗师和患者而言可能是反直觉的。

对于存在情绪调节问题的患者来说，"创造性无望"方法可以用如下问询开始：

治疗师：我知道你一直在努力摆脱问题，而且很多事情的发生，让我们看到你在被拒绝时产生的内心恐惧。那么，你能开诚布公地介绍你为应对这种恐惧所采取的所有措施吗？

患　者：当然可以。

治疗师：（走到白板前，并在上面写字。）我先列出你在这之前的所有发言：你会喝酒喝到不省人事；在聚会后会打电话给人们，并用玩笑确保你给他们留下了好印象；你曾接受过五年的治疗……还有其他的吗？

（患者继续罗列他为摆脱被拒绝的恐惧而采取的所有策略，治疗师将这些措施写在白板上的一栏中。）

治疗师：现在，我们已经列出你采取的所有措施。我们不妨看看这些措施到底在帮助你接近还是远离你的价值。你愿意进行测试吗？

患　者：当然愿意。

治疗师：（在白板上的每个策略旁边单独书写一列，并根据患者的反应在该列标记"远离"或"接近"。）对于这个策略——喝酒会喝到不省人事——你认为这样的做法是在让你接近还是远离自己追求的价值？

患　者：在当时，我觉得只要喝酒，就会摆脱与世隔绝的感觉。但我知道，真要和人相处，就不能这样一直喝酒，所以说，这样做，其实是在让我远离自己的目标。

（于是，治疗师在喝酒这项策略旁边一列写下"远离"这个词，然后，继续询问其他策略。在对患者列出的各项策略进行逐个审核之后，治疗师继续实施"创造性无望"。）

治疗师：如果你觉得没有问题，那么，我们再看看每种策略的长期效果会怎样？

患　者：没有问题。

治疗师：那我们现在就开始吧。在你担心被拒绝的时候，如果你继续像这样喝酒，而且喝到不省人事，你觉得这种行为的后果是什么？

患　者：嗯，可能是这样，我的肝脏几乎难以承受，我可能会随时晕过去，朋友们还会担心我喝了多少，但关键是在第二天，我会感觉非常糟糕，有时也会对自己的话觉得尴尬。

治疗师：（在白板上写字。）所以说，长期的影响似乎是会让我的肝脏受伤，会随时晕倒，还要回应朋友的担忧，感觉很糟糕，而且会觉得尴尬。

（随后，治疗师继续询问患者为控制被拒绝的恐惧所采取的其他策略的长期影响。在回顾了所有反应之后，治疗师向患者提出如下问题。）

治疗师：针对你处理这种被拒绝的恐惧而采取的每一种方式，我们现在已经进行了逐项分析。现在，你看着白板上的记录，不知道你注意到了什么？

患　者：这有点难以想象啊，居然是这样的……我根本就没有意识到，而且根本就没有这么想过……在我害怕被拒绝时，居然会采取这样的措施，这感觉太糟糕了……而且我还一直在努力，不想放弃……

治疗师：我知道害怕被拒绝是一种什么样的感受，因此，任何人从你的角度出发，都会很自然地像你这样想办法抵御这种感受。这似乎是一种很自然的反应，然而，想想它给你的生活带来的影响，你就会意识到，这些措施似乎正在让你远离自己所追求的价值，而且只能让你付出更多无谓的牺牲。

患　者：是的……我现在明白了……但是要面对这种被拒绝的恐惧确实很艰难……那种感觉太难受了。

治疗师：确实如此。这肯定会让你觉得糟糕透顶，你已经竭尽所能去抵御种被拒绝的恐惧。但是，当你为摆脱这种恐惧而采取这些措施时，只能让你进一步丧失与他人的联系，那么，你是否愿意尝试其他方法呢？既然无论你怎样尝试，都无法控制这种情绪是否出现或是在何时出现，那么，你是不是应该学着接受这种恐惧呢？

上述对话就是一个采用创造性无望方法的例子，当然，还有其他的隐喻在治疗中也非常有效，比如人和空洞的类比（Harris，2019）、与怪物拔河以及在流沙中挣扎的类比。

在采取创造性无望并帮助患者认识到克制各种不愉快情绪所带来的影响之后，简要概述 ACT 的内涵是非常有必要的。

ACT 简介

尽管我们可以采取多种方法向患者介绍 ACT 方案的内涵，但我最推崇的方法是：越少越好，越简单越好。

传统的首字母缩略语就是我喜欢的向患者介绍 ACT 的方式之一。实际上，要完成这项任务本来就这么简单：

A ＝接受你的想法和感受，让自己置于当下。

C ＝选择一种有价值的人生方向。

T ＝采取行动。

此外，我还会向患者传达这样一种思维：ACT 是一种经过长期研究和试验的方案，而且长期实践表明，它是一种适用于诸多临床和非临床人群的有效治疗方案；因此，我们当然迫切希望推广这种方案！

下面，我们希望和所有患者分享这种治疗方案的每个细节。

治疗方案的详细解释

在向患者介绍 ACT 方案之后，我们需要在总体上了解治疗群体的详细情况，包括每个疗程的频率和持续长度、疗程的数量、对每个模块的简要说明以及群体规则（如适用性）。

下面，我们以简单明了的方式逐一介绍这些模块：

- 模块 1：情绪觉知（5 个疗程）：如何处理各种类型的情绪。
- 模块 2：思维觉知（3 个疗程）：如何处理因情绪而造成的非正常思维。
- 模块 3：躯体觉知（2 个疗程）：如何处理在经历强烈情绪时的身体反应。
- 模块 4：人际觉知（4 个疗程）：如何处理因极端情绪造成的人际关系问题。
- 模块 5：完全的觉知（1 个疗程）：如何处理情绪控制不佳造成的状况。

此外，这也是向患者介绍治疗过程中两个常用核心隐喻的绝佳机会：情绪机器和超级感受者。需要强调的是，这种治疗方案是针对那些随时随地会打开情绪开关的人，他们缺乏情绪调节能力，因而感觉过于敏锐和匆促，且容易操之过急。

集体规则（可选）

如果你决定以集体方式实施这种治疗方案，我建议采取如下方式。

对任何集体治疗方式，应遵循如下的总体规则，包括：

- 对群体涉及的个人姓名和信息进行保密。
- 同意不会实施攻击性行为。

- 同意不采取以酒精或其他任何或瘾性物质为诱因的疗法。
- 按时参加集体疗程。
- 同意在各疗程之间按时完成练习。

针对具体的群体参与者制定的其他群体规则可能还包括：

- 在谈论饮食失调、滥用药物、创伤、自杀或准自杀行为时应采取适当体贴的方式，因为这些话题可能会刺激到其他人。
- 在治疗期间，如因集体疗程以外的话题感到受到误解或伤害时，同意与集体协调员进行讨论。
- 承诺参加全部 16 个疗程（每周两次或一次）。
- 接受在全部治疗过程中只允许缺席三次的要求，如缺席次数超过三次，将被取消参与资格。（但如果只准备提供情绪觉知和思维觉知这两个模块的治疗，建议将缺席次数控制在一次以内。）

到此为止，我们已经了解了预处理过程的基本内容以及需要关注的临床注意事项。当然，我们也掌握了完成这个过程所需的四个步骤：（1）如何从小组中筛选出会受益于 ACT 的患者；（2）如何实施创造性无望方法；（3）如何向患者介绍 ACT；（4）如何向患者详细介绍这种治疗方法的细节。

当然，在筛选患者时，我们会遇到无数的可能性。但是，我们所关注的应该是大多数人经常遇到的情况、根据患者具体临床要求采取治疗措施的特定决策以及治疗所涉及的具体环境。

下面，我们再看看治疗方案的结构问题。

治疗结构

全部治疗方案由 16 个疗程构成，我们把这些疗程划分为五个模块：

- 模块 1：情绪觉知（5 个疗程）
- 模块 2：思维觉知（3 个疗程）
- 模块 3：躯体觉知（2 个疗程）
- 模块 4：人际觉知（4 个疗程）
- 模块 5：觉知意识（1 个疗程）

读者或许已经注意到，上面列表只包括了 15 个疗程。因为最后一个疗程，即第 16 个疗程被设计为一次 ACT 实验疗程。在这个疗程中，参与者使用在治疗过程中掌握的 ACT 技能，讨论他们在日常生活中的真实情况。

在每个疗程中，患者都将掌握五项核心 ACT 技能：

1. 关注
2. 命名
3. 检查应急行动的有效性
4. 检验自己的价值取向
5. 选择一种以价值为导向的行为

在选择以价值为导向的行为时，患者可以使用治疗过程中掌握的内在或外在技能（类似于私人技能与公开技能）。

这些核心 ACT 能力共同构成一幅行为蓝图，对应于患者的思想、记忆、意象、感觉、情绪和冲动等所有类型的内在体验。为最大限度地提高患者的学习效果，临床治疗师需要反复强调这些技能，并在整个治疗过程中把它们与每个疗程的内容联系起来。

各疗程采取的方式

每个疗程持续两个小时，且均包括如下部分：

1. 即时练习（5 到 10 分钟）

每个疗程均以当时正在进行的活动为起点，旨在鼓励参与者刻意关注当下。这些活动形形色色——从反思到互动，从关注外部刺激（如物体或声音）到内部体验（如情绪、思想或冲动）。

如果你想知道为什么我不把这个部分称为"正念"，完全是因为"正念"这个词的内涵过于宽泛，要给出全面解释显然需要耗费太多的时间。因此，我们不妨把这些练习称为"即时练习"。

2. 每周练习简介

在完成即时练习之后，再用 10 到 15 分钟时间复习两个核心工作表，然后，开始介绍课程的新材料。

- 超级感受者的 ACT 路线图

在临床上，这个路线图就是一个功能评估工作表，只不过没有使用专业学术用语。该路线图旨在帮助患者关注诱因、行为与后果之间的联系；将无效行为和基于价值的行为区分开；并引导他们认识到自己无法控制的事情（尽管他们还是无望地试图改变这些事情）。

在完成该路线图后，患者就会意识到他们在日常生活中的问题，把挑战性情境分解为不同部分，并思考如何利用某个模板实施这种治疗方案的核心 ACT 技能。少即是多，对吧？

- 行动的价值

该工作表旨在推动患者定期参与基于价值的行为，并为他们再次提供机会练习疗程所涵盖的技能，从而帮助他们采取措施解决核心问题。

在整个治疗过程中，我们必须强烈鼓励患者完成这两个工作表，帮助他们解开并摆脱日常生活中的情境枷锁，并把它们作为将 ACT 技能付诸实践的一个机会。

3. 教学要点

所有教学要点都包含了需要我们与参与者反复分享和探讨的基本思想，并在根本上指出我们需要向患者讲解的核心观点。

当然，我们不必逐字逐句地阅读这部分内容，或是采取完全机械的方式认识这些观点。这样做毫无意义。你必须以自己的方式理解和消化！

我们可以随意使用自己的语言，让内容成为我们自己的内容，并找到最适合自己的风格，还可以添加自己设计的类比，尽自己的能力向患者传授这些核心观点！无论你以前在 ACT 方面接受过何种水平的培训，这些教学要点足以让你为随后的学习和治疗构成做好准备。当然，不需要你阅读额外书籍或在线搜索更多的资料。一切准备就绪，现在，我们即可向患者讲授 ACT。

4. ACT 实践

"ACT 实践"练习是指把教学要点诉诸实践的具体活动。本质上，这些实践是体验式的，具体可以采用一对一组合、小组讨论和肢体化等不同形式。它们是向患者展示如何落实教学要点所介绍的各项 ACT 技能的"操作方法"。

在完成每项练习后，需确保对患者可能做出的各种反应进行简要记录、回顾和讨论。与其通过一项活动囫囵吞枣地学习教学要点，不如在一两个患者的身上亲身体验。

5. 提示要点

在复习教学要点、价值活动或与之相关的问题时，上述部分会提醒我们可能遇到的某些难点，这样，一旦遭遇这些困难，我们就不会感到意外。当然，我没有可以占卜未来的水晶球，无法预料在提供这种治疗过程中可能遇到的无数种可能，但我至少希望把自己临床实践中遇到的常见情况与各位分享。

6. 综合建议

在每个疗程结束时，你都会看到一个小表格，列出我们在本疗程所学到的全部内在技能和外在技能。需要澄清的是，将这些技能划分为内部技能和外部技能仅用于教学目的。

这里的基本观点是：有些技能是只有参与练习的人才能拥有的非私人技能——接触、融合并接受一种感受，我把这种技能称为"内在技能"。此外，还有其他一些能力是可以观察到的，譬如共情行为和拒绝能力等，因此，我把这样的能力称为"外在技能"。同样，这种划分仅用于教学目的，帮助患者以便捷可见的方式对正在学习的内容进行组织，从而让他在面对生活困难时随时想到这些能力。

需要提醒的是，在整个治疗过程中，患者都在学习相同的核心技能——关注、命名、检验应急行动的有效性、检验价值以及选择符合价值的行为。这些技能可应用于所有类型的个人和公开体验。因此，在每个疗程中向患者强调这些能力都会让他们受益匪浅。

我对此的建议是，在每个疗程结束时，我们都有必要回顾向患者讲授的各项技能以及讨论的关键思想，让患者知道应如何把它们应用到自己的日常生活中。

7. 每周练习

最后，在每个疗程结束时，都需要鼓励患者在日常生活中反复练习 ACT 技能，让他们对 ACT 和自己的生活永葆好奇心！

有一点需要澄清。从以往的情况来看，坊间对行为治疗师始终有种种质疑，认为他们之所以为患者布置每周练习，仅仅是因为他们喜欢文字游戏。我当然不能代表其他任何人，但我对这种批评有自己的见解：患者的生活并不是发生在诊室围墙内的，而我们的工作唯一能真正影响到的，就是他们的生活方式，而不是他们的生活！因此，鼓励课后练习是让超级感受者把 ACT 技能运用到生活中的关键。否则，我们的疗程只能停留于精彩和兴奋的口头语，毫无现实意义！

在疗程的这个部分，我们需要把治疗采用的两个核心工作表交给患者："超级感受者的 ACT 路线图"和"行动的价值"工作表。通过"每周练习概述"部分，我们已经熟悉了这两个工作表。

因此，我希望各位尽最大努力，帮助患者以功能性语境的视角来看待其行为，并学会用语言来解决对他们最重要的事情；而核心工作表则会让他们加速这个学习过程。

现在，我们已经熟悉了 ACT 治疗方案的各个环节。

　　不管你是 ACT 领域的新人还是经验丰富的 ACT 临床医生，对情绪调节知之甚少还是拥有多年与超级感受者的合作经验，我都会强烈建议各位在实施治疗前认真阅读本书的前四章。当然，我并不是想要给大家增加学习负担，但这些章节确实有助于我们理解 ACT 所依赖的基础科学，掌握 ACT 如何进行情绪调节的基础操作。尽管这种 ACT 治疗方案需要延续 16 周，而且按模块疗程依次进行，但它不会改变 ACT 模型的灵活性、适应性以及科学上的严谨性。因此，请做好准备工作，充分发挥 ACT 的作用，让它真正成为我们的得力助手！

　　在每个疗程结束时，我们都会看到我个人在撰写本书时最喜欢的一个部分：书呆子的心得。

书呆子的心得

　　"书呆子的心得"简要总结了各部分与治疗方案相关的核心观点，譬如针对情感神经科学、行为主义、ACT 研究、RFT 发现、决策制定等方面的信息，帮助我们快速了解相关研究领域的最新进展和成果，这样，即便是在躺在床上准备睡觉时，看看这些内容，也会让你茅塞顿开！

　　不要略过这部分，相信我，它们很有意思，肯定不会让你睡着！要了解这些很酷的最新研究成果或理论，完全不需要你成为一名研究人员或是真的把自己变成书呆子。我向你保证，"书呆子的心得"完全与 ACT 以及这种治疗方案有关，有些内容甚至可能会让你大吃一惊。正是开放性和好奇心，才让我们人类走得更远！

本章小结

　　作为本章的起点，我们提出 ACT 治疗方案在本质上具有高度的灵活性，并指出这种灵活性体现于治疗方式、模块化方法、受益人群以及可以提供这种治疗的环境等方面。

此外，我们还介绍了预处理疗程的内容以及实施该疗程的四个具体步骤，并提出为确保这种治疗对复杂的情绪调节问题的适当性和有效性所需考虑的全部必要因素。

完成上述所有步骤将为我们和患者的下一步工作奠定基调，而且这注定有助于患者对治疗方案的认可及配合！

最后，在开始治疗之前，我们必须强调的是，这种治疗的独特性是基于如下要素：

- 循序渐进地为临床医生提供解决情绪调节问题的 ACT 方案各疗程。
- 正确认识情绪调节问题并不是非此即彼的二元体，而是一个连续体，它覆盖了形形色色的情绪状态。
- 只要我们还在呼吸，就需要持续不断地调节我们对情绪做出的反应，这些反应有时是显性的，有时是偶发的，有时是适应性的，有时则是非适应性的。任何人都不可能摆脱情绪调节反应。
- 让治疗方案完全依从患者的价值取向，并对极端性情绪采取无效反应，会妨碍他们过上自己追求的生活方式。
- 对于存在情绪调节问题（高度的经验性回避、高度融合和无效行为）的患者，应直接针对造成这些心理障碍的"驱动因素"，而不是单纯以技能替代其行为，从而导致患者依旧无法面对他们试图规避的痛苦。
- 在每个疗程中积极推动针对极端情绪状态的接纳练习，从而在情绪暴露和肢体练习的基础上培养、练习这种技能，并最终把这些接纳技能用于日常生活。

最后，我想对各位说的一句话：你已经成功了一半！

第 5 章
模块1：情绪觉知

考虑到这是 ACT 治疗方案的第一个模块，因此，我们不妨简单介绍一下该模块的基本内容。

该模块的主要目的，就是通过学习情绪觉知技能，并在任何情况或地点经历高度情绪唤醒时应用这些技能，帮助超级感受者体验他们希望创造的生活。

情绪觉知是一种生活技能，该模块强调引导患者学会分解情绪体验的不同构成要素，并以好奇和开放的心态看待它们，在任何时刻都能最大程度地容纳和接受这些不愉快情绪，关注他们为此而刻意采取的行动，审视他们的价值，并合理选择行为。情绪觉知模块有助于患者从功能角度认识自己的情绪，承认日常生活中诱因、行为和后果之间的必然联系。

回想一下，情绪调节的主要问题不在于情绪本身，而是在于患者如何尽快摆脱痛苦的情绪，并根据当下情绪迅速采取行动，或者花费一定时间全身心地对情绪进行管理。

要帮助超级感受者学会从情绪驱动行为过渡到根据价值选择行为，就需要帮助他们学会放慢生活的脚步，平心静气地理解生活，并认识到各层面的情绪体验共同构成了一个自然的过程，而不是某种需要人为修复的东西。

帮助患者改善体验不良情绪的能力，或者像我贴心的朋友格奥尔·艾费特（Georg Eifert，查普曼大学心理学教授，国际知名情绪障碍治疗专家及 ACT 疗法实践者）经常说的那样"敞开心扉"，就能让患者更有能力去追求和实现自己的价值。换句话说，让患者学会更好地感受，就能让他们学会更好地选择生活！

下面，我们开始正式进入 ACT 的世界。

第 1 疗程　基础知识

本疗程的主题

这是 ACT 治疗方案的第一个疗程，因此，针对我们与患者的第一次会面，我在这里提出几点建议。

尽可能地做到全神贯注，关注当下，并始终牢记，你正在经历的是建模、教学和强化过程，而不只是讲述和学习某种技术；当然，向参与者讲解内容也需要技能，但如果针对的治疗对象是群体，那么，务必要提醒自己，在讲授 ACT 技能的时候，不要只顾着匆匆忙忙地浏览材料，而要放慢速度，有所侧重。一定要找到适合自己和患者的节奏。你有两个小时的时间完成每个疗程，而且每个疗程的材料都是为适应这个时长专门设计的。

请记住，从本质上说，ACT 是一种具有高度灵活性的模型，每个 ACT 治疗师都会有自己的特有风格。因此，在对群体开展训练时，强烈建议采用最适合自己的治疗版本（而不是要一味效仿在视频或 ACT 训练营中所看到或是面对的那些 ACT 治疗师；那些版本可能只适合他们自己）。因此，本课程的目的就是要求我们讲授技能，但临床医生可能会质疑讲授技能是否符合 ACT 的宗旨。如果各位有这种质疑，我会这样回答：讲授技能与 ACT 之间不存在任何矛盾，在讲授技能时采取指导性姿态没有任何错误；这和 ACT 是一致的。假如你正在开展一次 ACT 集体训练，那么，只需将其视为在不同情境下对 ACT 的一次演练即可。对超级感受者而言，还需要以练习、体验和手把手的方式讲授其他技能，并保持 ACT 所固有的灵活性和基于过程的治疗方案。

准备好开始了吗？我们不妨回顾一下第一疗程的具体细节。

本疗程旨在让参与者初步了解情绪调节问题；概述超级感受者之所以成为超级感受者的诱因、情绪调节反应何以成为问题、受情绪波动左右的生活与有选择生活之间的区别。此外，这个部分还首次提出拥有情绪机器的比喻，即可以打开和关闭的情绪开关。

在这里，我们通过三项简单的价值探索（values-exploration）活动，帮助参与者在治疗开始时明确影响自己的重要因素；其中，最后一项活动强调的是，他们越是逃避、否认或忽略这些痛苦的感觉，他们就会越严重地偏离有价值的生活。

疗程的结尾是通过"靶心"（Bull's Eye）练习，引导患者从价值探索活动向承诺行动过渡。这项活动对"超级感受者的 ACT 路线图"做出了精辟的介绍（也是一种非临床版本的功能评估）。

"超级感受者的 ACT 路线图"是核心技能的重要视觉呈现方式，通过在整个治疗过程中呈现这些技能，帮助患者学会运用他们所学习和练习的如下五项核心技能：（1）关注；（2）命名；（3）检验应急行动（go-to action）的有效性；（4）检验自己的价值；（5）选择以价值为导向的行为。这些核心技能简单易记，而且适用于所有类型的个人体验。

在第一个疗程中，一个核心信息就是超级感受者既没有崩溃，也不孤独；他们只是拥有一台情绪机器，只要开启，就会让他们胡思乱想，感觉得太多而且太快，并急于采取行动。

内容概述

1. 即时练习

2. 教学要点：情绪调节的基础

3. 教学要点：价值澄清

4. 教学要点：承诺行动——言出必行

5. 综合建议

6. 每周练习

练习材料

- 每两个参与者收费 1 美元
- 单个参与者收费 25 美分

练习工作表

- 讲义：靶心练习
- 讲义：超级感受者的 ACT 路线图
- 讲义：行动中的价值
- 讲义：情绪调节基础（仅提供在线版本）

下载上述工作表，请登录网站 http://www. newharbinger. com/41771。（注册后下载。）

在疗程中，需要拿出一点时间进行总体性介绍：用温和的语气向患者介绍这种治疗方案的主动性和体验性，并阐述生活中的价值驱动行为是该群体的主要目标。此外，还要把握这个机会，向患者简要陈述我们对这个过程的承诺，并阐述这与我们个人职业及价值的一致性。随后，我们需要继续告知患者，每个疗程的起点都是一次简短的练习，帮助所有人回归当下治疗群体，让他们通过当天的全部活动掌握并体验 ACT 技能。

即时练习

由于我们的任务是在整个治疗过程中推动患者接触当下活动，因此，我的基本建议是：提前阅读这些内容，以便你了解活动的基本内容；在开始之前，为患者提供一份简单的预览，帮助他们初步了解活动内容（比如，这是一项体育活动、闭眼练习或想象练习）；向他们确认是否愿意尝试并接受活动结果。在每次疗程开始及实施过程中，以好奇和开放的心态在每一次体验中学习，这一点非常重要。

在进行下一步之前，我的最后一项建议就是务必牢记：即使我们在每个疗程中都能找到"脚本"或"指引"这两个词，但还是要尽可能按自己的风格、语调以及对 ACT 的认知方式进行调整。每天结束时，我们都要完善这种疗法，而本书只是它的指南而已（当然，它带来的一个额外好处就是提供一套有组织、易于实施的方案）。

以下是针对第一次即时练习的指导：

看看在接下来的几分钟内，你是否会在房间中找到三件能引起你注意的不同物品。仔细看着它们，在心里默默描述它们的特征（如颜色、大小、形状、新旧或是否洁净）。

给患者大约 5 分钟的参与时间，然后请他们说出自己的体验。在这里，要简单总结这个练习需要回答两个关键问题：首先，在专注这几件物品时，他们注意到了什么？其次，他们关注某个具体物品的哪些方面？

在通过这个简短的即时活动了解参与者的体验后，向他们分发"情绪调节的基础"的讲义（可在 http://www. newhar binger. com/41771 下载），该讲义概括了第一疗程的全部教学要点。

教学要点：情绪调节的基础

以下是有关这个话题的四种核心观点。提前阅读这部分内容，可以帮助我们更好地理解这些话题，从而在向参与者展示之前提前熟悉相关内容。当然，这是我们第一次向患者介绍情绪机器、超级感受者及情感开关的概念，它们也是贯穿整个治疗过程的几个核心概念。

本教学要点的目的，就是理解情绪调节性反应性质和功能的传统内涵，并了解导致这些反应出现问题的根源。首先需要向患者解释，这个教学要点可能有一定的教育意义，将为他们的未来工作奠定基础，而且我强烈建议在练习过程中持续收集患者的看法。（如果想了解有关这些主题的更多信息，请参阅第 2 章，针对这个话题获得更详细的解释。）

什么是情绪

我们需要让患者清楚，情绪这个概念看似简单，但其实并没有那么简单；情绪隶属于一个庞大的系统——我们的情绪机器（emotional machinery）。情绪机器是一个复杂的系统，在这个系统中，生理学、神经学和心理学共同作用、相互影响；在打开这台机器的开关时，我们身体内部的不同层次（如交感神经、副交感神经、内分泌和神经系统）就会与各种各样的微反应协调一致，这些微反应把我们所关注的事物、所记忆的事物、我们的面部表情和行为等诸多方面组织起来。

因此，我们需要澄清以下两个方面：首先，"情绪"（emotion）和"感觉"（feeling）这两个术语将在整个治疗过程中互换使用；其次，感觉并不同于心态（mood）——心态是一种持久的状态，而情绪或感觉则是一种我们在生理上经历的暂时性体验。

什么是情绪调节

这是一个需要向患者解释的关键概念：情绪调节（emotion regulation）是指我们为管理情绪而在情绪方面采取的所有尝试；有的时候，我们可以进行适应性调节，但有些调节可能是我们不愿面对的。

我们可以把下面的例子分享给患者：在看电影时，如果一个人看到宠物受到伤害，他可能会闭上眼睛，或是把目光移向屏幕边缘，这就是情绪调节的一种方式。我们还可以用另一个例子说明情绪调节：在工作了一整天之后，如果我们感到压力巨大，那么，我们可能会选择洗个澡，作为这一天劳作的犒劳，这是另一种形式的情绪调节活动。同样，我们需要向患者传达这样的信息：我们始终在调整对情绪做出的反应。（这是一个向患者收集简单示例、了解他们如何管理情绪的绝佳机会。）

情绪调节在什么情况下会成为问题

需要澄清的是，如果我们总是对某种感觉或情绪机器产生的任何感觉立即采取行动，却不考虑这些行为是否有效或是与我们真正关心的问题是否相关，而且我们会在不同环境下不断重复这样的做法，那么情绪调节就会成为问题。

在进入下一步之前，通过这些例子，能帮助患者认识到情绪驱动行为给他们的生活带来的长期不良行为。这里需要提醒的是：我们不仅鼓励患者参与，更希望提醒他们在分享个人问题时能考虑到其他的问题诱因。

最后需要向患者澄清的是，情绪调节问题包括两种类型：单一性情绪调节问题和广泛性情绪调节问题。其中，单一性情绪调节问题的一个典型例子就是社交焦虑，若人在社交环境中会出现焦虑问题或是畏惧尴尬的局面，那么，他们就有可能避免参加社交集会和约会，或是随身携带抗焦虑与镇定药物，尽可能减少焦虑情绪。对存在广泛性情绪调节问题的人，不管他们处于哪种情绪状态（不仅仅是焦虑或悲伤），都会产生太多的感觉，而且这种感觉来得太快，并使他们过早地采取行动。如果某个人在广泛性情绪调节问题上存在障碍，我们就把这些人称为"超级感受者"（super-feeler）。

超级感受者是什么人

超级感受者是指情绪开关出现问题的人，以至于他们的情绪随时会开启和关闭。比如说，在感到内疚时，超级感受者会因为内疚而产生挫败感；在感到焦虑时，他们会被焦虑感所压垮；而在感到悲伤时，他们会感到难以克制的压抑。超级感受者能瞬间体验到所有强烈的感受——这种情绪的量度会在瞬间从 0 上升到 100；而在情绪的最高峰，他们会不加怀疑地坚信，他们脑海中的每一个想法，都是绝对的真理，而且在那一刻，他们会做这种感觉告诉他们可以做的任何事情。但事后，他们可能会对自己的行为感到后悔，因为这些行为要么伤害了自己，要么伤害了他们在乎的人。

我们中的绝大多数人都会在某一时刻产生不可抗拒、压抑或极度强烈的情绪，并根据这些情绪采取行动；但对超级感受者来说，情绪会始终左右他们的行为。要让患者意识到这些，可以请他们简要分享情绪开关迅速开启的例子及其造成的后果。

在完成这个教学要点后，不妨暂时停下来，回答患者针对材料可能提出的任何问题。有些患者可能会说，"如果我没有这么多的感受，或是没有任何不舒服的情绪，那该多好啊。"请记住，作为一名 ACT 治疗师，你根本就无需反驳、挑战或是质疑这样的陈述。相反，你可以把这些质疑作为机会，了解患者面对强烈情绪时出现的问题，并向他们传达这样的信息：这个集体的目标，就是要学会接受这些难以忍受的情绪，而不是让我们的生活受制于这些情绪。

ACT 实践：不要屈服于你的情绪

将参与者组织为二人组，并给每个二人组一张 1 美元的钞票。接下来，只要不影响这张钞票的价值，每个二人组可以对 1 美元钞票采取任何措施。他们可以折叠钞票，扔在地上踩踏等。每个二人组有两分钟时间完成这项练习。

在活动进行过程中，请患者向治疗群体中的其他人介绍他们对钞票采取的做法。在听完每个人的描述后，向他们提出问题：这张钞票还是 1 美元钞票吗？参与者肯定会认识到，1 美元的钞票还是 1 美元的钞票，它仍具有 1 美元钞票的价值。这个练习的基本思想是：一旦情绪机器被激活，超级感受者就像是这张钞票。他们可能会感到疲倦、乏力和无精打采，但情绪只是他们的某种表象，而不是他们的本质。

在完成上述 ACT 实践练习之后，请参与者回到他们在房间内的初始位置，并开始对练习进行简单总结。随着治疗的进行，我们会在每次 ACT 实践活动中进行数百次这样的总结，因此，我对此提出几点建议。利用疗程中的这个机会，通过某些一般性问题推进学习，譬如：你在这项练习中学到了什么？哪些是你在练习中没有做到的？它对你有什么启发？我们越鼓励超级感受者关注其内在体验，他们从练习中学到的东西就越多，而需要修复、改变或消除的东西就越少。

提示要点

在回顾第一个教学要点并完成"ACT 实践"活动时，关键就是要澄清和传达这样一个信息：情绪调节是所有人的本能反应，它本身并无对错之分。

尽管听起来有点愚蠢，但超级感受者、情绪机器和情绪开关这些比喻确实有助于理解感受的复杂性，认识超级感受者处理情绪体验的困难性。

此外，相比于其他类型的患者（功能失调、操纵欲、需求欲、高度情绪化或情绪敏感等）或其他临床诊断（如边缘型人格障碍或强迫型人格障碍），"超级感受者"一词所体现的病态化程度并不强烈。

在厘清基本概念之后，我们可以进入价值澄清阶段。

教学要点：价值澄清

在疗程的这个节点引入价值概念，让参与者确定对他们真正重要的事情。

在这个阶段，我们需要向参与者简单说明，ACT 预期我们所有人选择生活中真正重要的事情，而且即便情绪机器已经开启，我们依然要采取措施沿着这个方向前进。价值是他们在生活中所追求的最深层次的品质。价值是他们做事情的"原因"，而不是他们"所做的事情"。它们不同于目标，因为目标是已经完成并依据一系列标准加以检验的行动，而价值则是我们始终追求的生活原则（正因为这样，它们在 ACT 方案中体现为动词，如"行善"或"关爱"等）。

ACT 实践：价值的确认

这个由三部分构成的活动是以集体形式进行的，旨在对价值予以澄清。这项练习尤其适合那些难以厘清对他们最重要的事物或是把感受与价值混为一谈的参与者使用。这些价值探索活动最终总会告诉我们，接受痛苦的情绪、不愉快的想法和可怕的感觉，就像是在守卫我们所追求的价值。在这里，我有一个建议：价值赋予我们生命力，因此，作为临床医生，在我们向患者说明这个要点时，一定要反复强调我们正在推行的东西——是探索价值的技术，还是寻找目标、意义和人生动力的过程？

第一部分：想象性练习

为参与者读如下说明："在接下来的一段短暂时间里，不妨想象一下：假设你收到消息称，你将在 24 小时后离开人世，而且除了过好这 24 小时以外，你对死亡无能为力。那么，你希望自己会因为哪些品质而被后人牢记呢？你希望别人会怎样评价你的生活呢？（在这里应稍稍停顿。）花点时间，认真思考，再回答这些问题，因为这些问题对你来说确实非常重要。"

给患者留大约 5 分钟的时间思考这些问题，之后，让他们在整个小组面前简单分享自己对这个练习的反应。在 5 分钟左右的讨论之后，继续进行下一个价值探索练习。

第二部分：在伤口上撒盐

指导：这个练习的主要内容，就是盘点目前让你感到纠结和痛苦的所有问题。在练习中，患者需要在这种问题中选择一个问题予以关注。用几分钟的时间，以温和的方式强调这个特殊问题，关注相关情境带来的痛苦，然后再看看你能否为自己回答如下问题：它为什么会让我感到如此痛苦？它为什么会让我觉得难以摆脱？静下心来，重新审视自己的回答。你之所以会感到痛苦，是因为有些事情对你而言确实非常重要，对你来说真的非常有意义。在你关注自己的伤痛时，你完全可以像翻过一枚硬币那样，把痛苦翻到你看不见的那一面，这样，你就可以看到你所希望得到的东西。

给参与者留出对练习进行思考的时间，然后请他们与集体分享自己的感受。可以通过如下几个关键问题指导参与者进行思考：患者感到的痛处在哪？隐藏在伤害背后的价值是什么？（或者说，让他们把这些伤害翻到看不见的那一面，他们现在看到的，或者说他们希望得到的价值是什么？）简短讨论后，即可进入价值探索活动的最后一部分。

第三部分：逃避痛苦就等于远离价值

指导：首先，给每个患者分发一枚 25 美分的硬币；然后，请一名志愿者向整个小组的参与者描述硬币的正面。接下来，请另一位志愿者向小组描述硬币的背后。然后，让参与者用一只手握住这枚硬币，硬币的正面向上，然后想象：硬币的正面包含了所有会让他们感到束缚的情绪、痛苦、不愉快的想法，甚至是参与者的恐惧。接下来，让他们翻过握在手掌中的硬币，并想象硬币的背面包含了他们最希望得到、对他们最重要的价值。随即，让他们确定在受伤和情绪机器启动时（如注意力分散、酗酒或想到自杀）最常见的反应。在参与者讲述各自的想法之后，可以通过如下方式进行总结：所有这些回答都是合情合理的，因为没有任何人喜欢受到伤害；这些反应是自然而然的回避性反应。

此时，请参与者伸直手臂，同时用手指夹住这枚硬币。然后，让参与者回答如下问题：当你一遍又一遍地刻意规避这些情绪时，会发生什么呢？你还在避免哪些因伤害而带来的情绪？（这项练习可以帮助参与者认识到，不断规避这些极端情绪，无异于远离他们最希望得到、对他们最有价值的东西。)

这里的关键点在于：虽然这种回避是自发产生的，但不断规避伤害并拒绝接受，就是在不断远离对他们最有价值的事情。参与者越是逃避伤害，他们就越没有机会创造重要的生活。

邀请参与者参与集体讨论，分享他们在这项练习中做出的反应，并让他们认识到，在 ACT 中，价值就是为我们的生活指明价值和目标的指南针。

我们对患者的最后一个建议是，选择对自己最有价值、最重要的事情并践行自己的价值，不可避免地会遭遇极端不舒服的情绪、想法和感觉以及情绪机器可能生成的所有噪声。这里有一个来自一位患者的示例：一位父亲始终不被他的女儿所接受，但他依旧非常看重与女儿的联系，这样，他会每天给女儿发短信。即使女儿根本就不回复，但他一如既往。他可能会感到失望、受伤或沮丧，但他始终坚持"联系"的价值。

提示要点

在主持这些价值探索练习时，归根到底，就是要关注参与者是否将"情绪状态"或"感觉"与价值或行为混为一谈。因此，我强烈建议各位不断以具体实例帮助患者认识自己的具体情况，从而通过这项治疗真正帮助他们过上有意义的生活。

此外还需要提醒的是，选择根据某一种价值生活，并不是要选择我们希望如何看待自己或避免压抑情绪，尤其是对超级感受者而言，因为他们更倾向于控制和压抑情绪，或是根据情绪的诱惑采取行动。我们或许会听到这样的回答，例如，"如果我没那么生气，那么，我很容易就能按照自己追求的价值去生活"。同样，在治疗的这个节点上，关键就是要为患者构造接纳问题的模型，让他们把困难视为生活中的常态化事件，并帮助他们彻底认识到，这些极端情绪如何让他们难以兑现自己追求的价值。因此，需要提醒他们，这个小组会循序渐进地帮助他们接纳这些情绪，并沿着他们自己希望的方向前进。

如第 2 章所述，在讨论心理灵活性模型时，以及每次与患者讨论价值时，我们都会转而实施承诺行动。

教学要点：承诺行动——言出必行

这是一个针对承诺行动的简单教学要点，在不使用任何专业术语的情况，向患者阐述如下要点：

- 践行价值要通过动作和行动，而不是纸上谈兵或是只停留在豪言壮语上；即使我们的情绪开关已经打开，我们也必须这样行动。
- 践行价值并不在于这些行动有多么的迅捷或是多么的完美无缺，相反，它的内涵就是要不断选择践行价值的方式，即使情绪机器推动我们南辕北辙，诱惑我们走向远离价值的方向。

此外，我们还要利用这个大好时机，在无须借助更多描述的情况下，简单介绍有效性（workability）的概念。在这里，我们只需告诉患者，在整个治疗过程中，我们会不断向他们核实，某种行为是在帮助他们接近还是远离自己所追求的价值。

在向患者核实他们是否对价值或有效性存在疑问或意见之后，我们即可进入传统的 ACT 实践：靶心练习。

ACT 实践：靶心练习

把"靶心练习"的讲义分发给每个参与者，对讲义确定的四个区域进行区分，然后，请他们根据迄今为止在各区域内践行价值的一致或不一致程度，在相应位置做标记。标记越接近靶心，个人在该区域的行为就越趋近于该区域所对应的价值（图 5 - 1）。给患者留出一定时间完成这项活动。

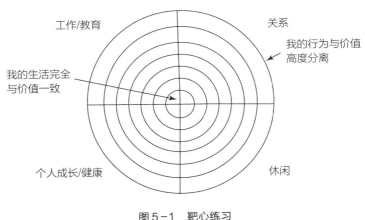

图 5-1　靶心练习

　　在完成上述练习后，请患者与小组分享自己的反应和反思。这是开启小组讨论的一个关键问题：他们关注的是什么？他们是否在所有领域都过着自己想过的生活？

　　在这里，需要向患者解释的是，在整个治疗过程中，每周都会邀请他们选择基于价值的行为，并具体说明他们实施这些活动的时间、地点和时长。

提示要点

　　在开展这项活动时，你有时会听到这样的反应："我知道自己想要的是什么，什么对我是重要的，但我做不到，因为总会有其他事情让我分心。"或是："我也尝试过这么做，但没有任何效果。"实际上，这都是参与者自我安慰、给自己找借口。这样的思维自然让他们深陷恶习，导致他们远离有价值的生活。考虑到这毕竟是第一个疗程，因此，理解患者的问题，在解读这些陈述时主要强调其反应的有效性，或许更有利于患者的接受。因此，我通常会说这样的话："我能看到，在实践中追求价值确实非常困难，尽管你尽力而为，却没有得到自己希望得到的东西。在这一刻，有自己的想法，并大胆地和所有人分享这个想法，那会是什么感觉呢？这个感觉的背后是不是存在某种情绪？你是否会注意到，这些想法、情绪、感觉和知觉如何推动你去做某件事情？当然会的。但我们现在需要做的，是看看能否学着去关注这些想法、情绪、感觉和知觉从何而来。"

在所有疗程中，尽管其他人的行为或患者遭遇问题的情景不会变化，但我们都要讨论在生活中践行价值的不同方式。这也是价值发挥作用的最基本方面之一：在生活条件远非理想时（如贫困、刚刚经历损失或自然灾害），我们应如何践行自己的价值。在 ACT 中，践行价值不仅仅是只有身处和谐理想的环境中才会做的事情，而是不管当下环境如何，都要想办法去实现目标。尽管这并非易事，但这恰恰是这种疗法的价值所在。

综合建议

在练习接近尾声时，让参与者知道，在每个疗程结束时，我们都会重新审视整个小组所覆盖的各项技能，以帮助患者牢记这些技能。

此外，我们还要向患者群体解释的是，这些技能分为两类：内在技能和外在技能。内在技能是个人的私下技能，而外在技能则是公开的技能。注意到一种感觉、命名这种感觉并对据此准备采取的行动进行审查，就是内在技能的示例；练习共情行为以及通过相互接触练习自我关怀则属于外在技能的示例。内在技能与外在技能的区别并不严格，它只是一种教学方法，旨在帮助患者区分私下行为和公开行为，并充分发挥他们自身的选择能力。

需要记住的是，在整个治疗过程中，患者都要学习五项最核心的 ACT 技能：关注、命名、检验应急行动的有效性、检验自己的价值以及选择以价值为导向的行为（例如，是解决融合问题还是基于价值的问题）。

在每个疗程结束时，可以利用该疗程所涉及的内在技能和外在技能的列表，指导参与者完成贯穿整个治疗过程的两个核心工作表："超级感受者的 ACT 路线图"和"行动中的价值"工作表。

每周练习

在第一个疗程结束时，我们需要向参与者解释，在生活中践行这些 ACT 技能是一个积极、动态和持续的过程，参加小组练习只是其中的一个步骤，因此，我们必须鼓励参与者在每个疗程中反复练习他们所掌握的每一项技能。

必须让他们非常迫切地期待，在每个疗程结束时，他们都将在即时练习后进行每周一次的练习，这样，他们就可以比对其他参与者在生活中使用 ACT 技能的情况，并取得其他参与者的支持。

在第一个疗程结束时，让患者把他们关心的某个人的照片带入下一个疗程。在每个疗程中，我们都要向参与者分发两个核心工作表。工作表可从如下网址下载：http://www.newharbinger.com/41771。

超级感受者的 ACT 路线图

在这个工作表中，邀请参与者排除自己试图摆脱的困难情境。

路线图需要自下而上顺序完成，以帮助患者掌握应对挑战的六个具体步骤：（1）识别给他们造成问题的情境；（2）检验他们的个人价值；（3）关注正在发作的情绪机器；（4）检验潜在的价值行为及其有效性；（5）选择基于价值的行为；（6）选择他们即将用于该具体行为的内在技能或外在技能。

完成该工作表在本质上是完成一次功能评估，它的内涵就是按 ACT 方案关注诱因、行为及后果的基础原理。

行动中的价值

"行动中的价值"工作表旨在推动患者在日常生活中采取基于价值的行为。从治疗开始，就要求患者选择他们所重视和追求的个人价值，并为当周选择一种基于价值的具体行为。在完成疗程后，他们即可在工作表中填写他们观察到的行为结果。

尽管这只是第一次治疗，但 ACT 方案始终认为，每个人都会有自己关心的事情，虽然治疗的对象是情绪调节问题，但指导患者学习这些技能，也能帮助他们找到方向、目的和生命的意义，而不管他们此时此刻身在何处。

在介绍"行动中的价值"工作表时，我们需要提醒患者，接下来的 15 个疗程都是为了帮助他们寻找人生的指南针，并引导他们采取措施不断靠近这个方向。

其他工作表可根据实际需要适时介绍。我们可以从以下网址下载各表格：http://www. newharbinger. com/41771。

需要提醒的是，尽管听起来似乎有点无聊，但相关研究不断证明：完成这些训练、每周练习以及各疗程后的作业，会让患者取得更好的治疗效果。让我们尽可能地帮助这些超级感受者吧！

书呆子的心得

在这里，我们将推出"书呆子的心得"！现在，我们可以快速浏览一下启发我创作本书的部分理论和研究成果。我们先看看书呆子的第一份心得吧！

按照 ACT 的基本观点，人们在面对极端情绪时，会试图压抑、摆脱或逃避不良感觉（经验性回避）或是依据当下想法（融合和无效行为）而采取行动，但没有考虑到我们所处的环境（语境）时，情绪调节就会成为问题。

对于超级感受者，当个体存在如下情况时，情绪调节策略就会成为障碍：（1）没有意识到而且拒绝接受情绪机器产生的感觉；（2）迅速采取行动（冲动行为）；（3）没有从自己的价值出发选择有效的行为；（4）在任何情况下都不加区分地采取行为（基于规则的行为）。

表5-1　工作表：超级感受者的ACT路线图

选择：我选择的价值行为是什么？

_____

选择：我可以使用哪些内在技能和外在技能？

_____

检验：我的价值行为方案是什么？这些方案的有效性如何？写下一个行为方案，并在标注有效性的横线上设置标记"x"，表明该方案是接近还是远离你追求的价值。

方案1：_____

_____

　　　　　接近　　　　　　价值　　　　　　远离

方案2：_____

_____

　　　　　接近　　　　　　价值　　　　　　远离

检验：我的情绪机器在说什么？关注并命名我正在展现出的情绪、记忆、意象、想法、感觉及冲动。

_____

检验：这种情况下对我而言真正有意义的是什么？

_____

我目前处于何种环境？（尽可能具体地进行描述。）

_____

哪些是我无法控制的事情？

_____

表 5-2　每周练习工作表: 行动中的价值

个人价值: _____

我追求的价值是否为个人价值, 抑或只是在试图改变个人或个人行为?

_____

_____

在检验我的价值后, 我选择采取的具体行动是什么? (何时、何地以及会
持续多久。)

_____

_____

在采取特定行动时, 我的情绪机器可能会产生不舒服的感觉, 例如:

_____

我对这种感觉的耐受力如何? (选择一个 0~10 之间的数字, 其中0 = 耐
受力最低, 10 = 耐受力最高。)

0　　1　　2　　3　　4　　5　　6　　7　　8　　9　　10

在采取基于价值的行动时, 可能会让我感到难以接受的感觉是什么?

_____

采取基于价值的行动时, 我会产生哪些想法?

_____

在采取基于价值的行动后, 结果是什么?

_____

价值践行度: 按照相应程度选择一个数字:

远离　　　　　　　　　　　　　　　　　　　　　　　接近

0　　1　　2　　3　　4　　5　　6　　7　　8　　9　　10

第 2 疗程　情绪觉知

本疗程的主题

　　在第一个疗程中，我们介绍情绪调节问题的内涵、哪些人属于超级感受者并就患者的价值进行了探讨，在第二个疗程中，我们将为患者介绍情绪的目的是什么，并着重介绍两种内在技能：关注（noticing）和命名（naming）。

　　我们将通过演练关注和命名这两项技能，揭示各种情感体验的相关构成要素，并阐述其复杂性。为此，我们将采用图片和电影剪辑等不同的刺激手段。

　　任何情绪体验都是我们在内心通过精心策划产生的反应，在这个过程中，我们会动用自己的生理体验、评价或想法以及有组织的行为等诸多方面；通过不断重复相同的行为反应，无效行为不断得到强化，并最终形成一种长期性模式。以适应性的方式管理情绪体验对所有人来说都是不可或缺的生活技能，尤其是对超级感受者，因为他们更习惯于从当下情绪和已拥有的学习历史出发，不自觉地迅速陷入困境。

　　最后，由于超级感受者已通过明确或隐含的方式接受了针对情感的不同信念，而且这些信念已在社会和文化层面得到了数百次的强化，因此，本疗程将在结束时详细回顾患者最常见的想法、观点和信念。

内容概述

1. 即时练习
2. 每周练习概述
3. 教学要点：情绪有什么意义？
4. 教学要点：对一种情绪进行命名

5. 教学要点：区分情绪

6. 教学要点：关于情绪的思考

7. 综合建议

8. 每周练习

练习材料

要求全体参与者对练习过程拍一张照片，然后观看一段浪漫、恐怖或喜剧电影的两分钟剪辑；一定要选择能唤起他们产生特定情绪的场景。

练习工作表

讲义：情绪词库

讲义：关于情绪的观点

登录 http://www.newharbinger.com/41771 下载工作表。

即时练习

当你开始本疗程时，请参与者拿出他们关心的某个人的照片（这也是上个模块中每周练习作业布置的一项作业）。如果有人忘记携带照片，只要求他们想想自己最关心的某个人即可。接下来，让他们专心观看这张照片 30 秒，然后，邀请他们描述自己和这个人在一起的美好回忆；再给患者几分钟的时间，聚精会神地思考这段记忆，然后鼓励他们关注在这个练习中出现的任何想法、情绪和感觉。

给参与者两分钟的时间巩固这段记忆，之后，邀请他们在小组中分享自己对这个练习的反应。请记住，每次干预都是一次试验，因此，在对这些练习进行汇总时，应重点模拟对患者体验的好奇心（而不是寄希望于听到某个具体结果）。我们建议提出的常见问题包括：他们注意到什么？情绪机器此时此刻作何反应？他们是否身处这种体验当中，或者此刻是否有某种想法、情绪或感觉开始左右他们的行为？

和往常一样，在了解患者的体验之后，进入每周练习部分：每周练习概述。

每周练习概述

请一位志愿者回顾上周介绍的每周练习工作表。回忆一下第一疗程的内容，通过一些核心工作表，参与者可以温习并强化通过小组学习材料掌握的内容。

考虑到这项练习也是整个治疗过程中各疗程都要进行的部分，因此，我们可以创建一个框架来学习这些工作表。如果你正在负责一个治疗小组，那么，不妨邀请三名志愿者，其中，一个人负责核对"超级感受者的 ACT 路线图"工作表，第二个人负责核对"行动中的价值"工作表，而第三个人则负责核对上个疗程推荐采用的其他工作表。

我经常听到有些临床医生说，让所有患者参与每周练习概述，会让他们有些顾虑。对此，我不妨谈谈自己的建议：关键不是数量，而是质量。因为我们是在帮助患者打破无效的行为模式，因此，只要我们不断挖掘和揭示情感体验的各个层面，就能更好地推进持久性的行为变化（这就是做行为工作的美妙之处）。因此，我们最好模拟出检查情绪体验的过程、触发这种情绪的诱因和后果、审慎践行我们的价值而非匆忙背离这种价值的过程。

如下是我对如何完成工作表提出的建议：

1. 在完成"超级感受者的 ACT 路线图"时，应帮助参与者关注如下几个要素之间的关联：触发情境、他们在这种情境下所追求的个人价值、情绪机器产生的多层次体验以及他们所采取的各种行动。要帮助他们检验每一个行为的有效性，并核对他们最终选择了哪些基于价值的行为。考虑到这个过程可能耗时较长，因此不要急于求成，最好指定一名志愿者专门完成这项任务，这样，整个小组都可以从这个过程中得到收获。

2. 在完成"行动中的价值"工作表时，我们针对如何与患者进行内容充实的讨论总结了几个窍门：

- 关注患者是不是正在接近他们所追求的个人价值，是不是对改变个人行为提出了有价值的观点，抑或只是一厢情愿的想法（譬如，因为我想被善待或我想得到尊重，对很多超级感受者来说，这恰恰是他们遭遇困境的常见情况）；至于工作表上的其余问题，答案应该不言自明。

- 大多数患者会询问工作表中的意愿项目。如下是我经常对患者说的话："做真正有意义的事情并不容易，你的情绪机器可能会产生各种类型的体验，有舒适的，有不舒服的，这很自然，我自己也不例外。但练习如何关注、接受、接触并忍受这些紧张情绪显然是一项需要培养的技能。正如我们在第一个疗程中所看到的那样，我们越是逃避某种情绪，这种情绪就会越发强烈地控制我们，而不是鼓励我们学会理性地接受这种情绪。因此，如果没有意见，我们不妨回想某一个特殊的时刻：当时，你正在采取基于价值的某种具体行动。这个时刻会给你带来哪些不舒服的情绪？（等待患者回答。）你是否介意重新回顾一下你接受这种情绪的程度？比如说，用 1 到 10 的数字来描述这个程度，其中 1 代表最低，10 代表最高，你认为自己会选择哪个数字呢？"

- 在讨论了工作表中的全部项目（包括价值计量表）后，与志愿者共同回顾他们把价值付诸实践的过程。

通常会有部分参与者不能完成每周练习，但这并无大碍；相反，我们只需承认，要采取任何新的行为并向其他人征询这些行为的看法，显然并非易事。因此，即使没有完成练习，通过观察那些已完成练习的参与者，他们依旧可以取得收获。

完成每周练习后，我们将进入本疗程的正式部分。

教学要点：情绪有什么意义

大多数患者都会承认，情绪在我们的日常生活中是有意义的。因此，在我们介绍这个话题时，为了把情绪的功能置于具体的语境中，我们可以和患者分享一个有趣的科学故事：安东尼奥·达马西奥（Antonio Damasio）是南加州大学神经科学、心理学和哲学教授，他最早通过一个临床示例对思维的力量提出了质疑：一位经历脑部手术后的患者在所有智力测试中的得分均达到平均水平，但依旧无法完成日常生活中的基本任务（如在餐厅点菜、选裤子或是在杂货店购物等）。达马西奥始终坚持一个假设：这个患者之所以不能完成这些基本任务，是因为他丧失了识别自身感受的能力；没有这种能力，他当然也就没有足够的数据做出合理决定。达马西奥的观点从根本上表明，没有情绪，我们的思想不足以在生活中发挥正常作用。

这个故事告诉我们，所有的情绪（包括不舒服、烦恼和痛苦的情绪）在我们的生活中均有不同的目的。情绪是我们的朋友、伙伴、盟友。情绪可以帮助我们与他人有效地进行沟通和联系，了解我们自身正在经历的事情，引领我们度过危险时期；此外，情绪还会激励我们沿着正确的方向不断前进。

为了让这个教学要点栩栩如生，可以要求参与者单独思考达马西奥讲述的故事和观点，并与小组其他成员分享情绪在生活中实现这些功能的不同情境。留出一点时间，让他们探讨一下情绪在生活中的真正价值。

　　在取得参与者的回答之后，是我们开始练习的最好时机：这项练习的目的，就是说明如何在整个治疗过程中使用关注和命名的技巧。

ACT 实践：关注你的情绪机器

　　考虑到超级感受者经常会深陷自己的情绪体验而不能自拔，因此，本练习的目的并不是为了激发极端情绪状态，而是引导参与者进入温和平静的情绪当中。

　　为此，我们需要向参与者解释，这项活动旨在关注出现在我们内心世界中的事物；让他们知道，你将播放摘自不同电影的两分钟剪辑，并要求他们在看完每个影片片段之后，记录在身体内部可能产生的任何反应、涌现出的情绪、闪现的想法、记忆或情景；甚至是受此刺激而采取的行动或冲动。

　　首先，我们需要播放一部电影中带有浪漫场景的两分钟片段；在计时器启动时，请参与者全神贯注地观看，让他们关注自己内心的体验，并把这些体验写下来。然后再观看一部恐怖电影和一部喜剧的两分钟剪辑，请参与者按同样要求进行操作。通过观看这些不同类型的电影，为参与者提供了关注不同情绪状态的素材，从而帮助他们学习关注处于启动状态的情绪机器。

　　在观看了全部三个电影片段之后，针对每个片段向患者提出如下问题：

　　你注意到自己的身体产生了哪些反应？出现了哪些特别的感觉吗？这种感觉是静止的，还是在持续变化？

- 伴随这种反应而来的情绪是什么？你能用词汇命名这些情绪吗？
- 你是否因难忘这些感觉和情绪而形成某种想法、意象或记忆？

- 在你产生这些想法、意象或记忆时，你感觉自己想做什么？
- 你是否试图改变、压制、摆脱或逃避因这个练习而引发的任何情绪？

上述问题可以帮助患者关注到，随着某种情绪的出现，它们通常会带来某种形式的体验、行为和生理反应。换句话说，只要有感觉，我们就会思考，就会在身体上做出反应，而后诉诸行动。在学习下一个教学要点之前，我们需要向患者强调，关注其实就是一种技能，学会关注就是要关注与描述他们的真实体验。

提示要点

如果阅读了其他讨论 ACT 的书籍，我们就有可能注意到，不同的作者会对这项技能采取不同的术语，例如描述、关注和命名等。为达到因繁就简、更好地帮助患者掌握核心 ACT 技能，我们用"关注"指观察或描述患者的内在与外在世界。

下面，我们继续探讨下一项核心 ACT 技能：命名。

教学要点：对一种情绪进行命名

教会患者如何命名自己的情绪、感受和感觉，听起来像是一项再简单不过、几乎无关紧要的技能。但如果把这些信息与目前的情绪调节研究结合起来，情况就会有所不同：情绪觉知会强化我们在特定情境中对情绪做出反应的能力。简单地说，我们识别和命名自身感受或感觉的能力越强，就会有越大的空间去选择如何回应这种感受或感觉。（为更好地了解这个话题，不妨参考本疗程结尾的"书呆子的心得"部分，了解有关这个话题的最新研究成果。）下面的练习将有助于患者从体验出发，学习如何命名自己的情绪。

ACT 实践：练习关注与命名

将计时器设置为 1 分钟，并要求参与者利用这段时间查看他们带到疗程中的照片。（虽然照片之前是用于即时练习，但在这里则是为了唤起另一种不同的感觉。）同样，如果没有照片，只需他们想象一个自己最关心的人。计时结束后，让患者回忆他们和这个人共同经历的一次困难遭遇，并要求他们尽可能地关注这段回忆，关注这些经历的细节。然后，将计时器设置为两分钟。

在计时结束时，让参与者向其他成员描述自己在专注这个困难记忆时所作出的反应；向他们分发"情绪词库"工作表，帮助他们识别他们所感受到的情绪。

在这个练习中，当参与者学会关注和命名自己的情绪时，鼓励他们花点时间，关注其情绪机器的所有细微组成部分。

提问："你能否关注到头脑中出现了哪些类型的想法、记忆或意象？你的身体是不是正在制造噪声？是否存在一种占据主导的感觉？你是否想在那个特定时刻做点什么？"

为完成这个教学要点，询问参与者，他们是否会因为感受到的某种情绪而采取行动，或是产生实施某种行为的冲动。向患者核实：怎样才能在产生某种情绪的情况下不采取任何行动？向他们传递这样的信息：不管一种情绪多令人痛苦，接受这种情绪都并不意味着要据此采取行动。

在继续练习之前，向患者解释，关注和命名是相伴相随的两种ACT 技能，并鼓励他们尽可能地练习这两种技能。

随后，询问患者，他们是否能想象出一个根据情绪采取行动或措施的情境，以及他们是否能回忆起这些行动带来的后果。

在参与者描述他们的经历时，需要向他们提出两个关键问题，供整个小组进行集体讨论：根据这种特定情绪采取的行动在长短期内带来的后果或回报是什么？提出这些问题的目的，是帮助患者关注某种感受与基于这种情绪状态采取的行动之间的联系，以及这种联系会带来怎样的后果；至于检验行动有效性的技能，则是我们将在后面介绍的内容。

提示要点

如果一名患者在查阅"情绪词库"后依旧无法识别某种情绪的名称，那么，我们就应该帮助这位患者区分这些感觉；千万不要根据面部表情推断患者的感受。我经常听到学生甚至是训练有素的临床医生说"你看起来很生气"，似乎我们这些临床医生真的了解患者的体验，而患者却回答"我一点不生气"。对治疗师来说，灵活的反应力非常关键！

目前情感科学领域的研究成果表明，情感是因文化而异的结构，相同情感在不同文化中有相似面部表情的观点不足为信，这也是本疗程"书呆子的心得"中的一个部分。

教学要点：区分情绪

向患者解释，超级感受者的最大问题就是感觉得太多、太快，而且情绪一旦爆发便难以自制，进而导致他们难以分辨情绪体验的不同组成部分，难以培养情绪觉知，而且难以选择在特定情况下对情绪机器做出的反应。这个问题在他们感觉不佳时尤为突出。我经常向他们提到一位患者说过的话："感觉所有这一切都不期而至。"

因此，我们需要告诉患者，学会区分他们所经历的不同感受，是另一种需要练习才能获取的技能，而且这也是培养情绪觉知的一个过程。

针对区分情绪的 ACT 实践

这部分 ACT 实践由两个部分构成，旨在帮助患者描述他们自发经历的不同感受，并认识到在不同情绪状态发生时对它们做出区分的好处。

对第一部分，我们需要向患者澄清，在这项活动中，他们需要在足够长的时间内观看一张照片，以至于会关注到情绪机器带来的任何变化。在这个过程中，要求他们保持耐心并对自己的体验保持好奇。

首先，让所有参与者回忆一个他们与另一人交往时遭遇困难的情境，并要求他们在几分钟内尽可能详细地复盘这个场景；如果他们愿意的话，也可以闭上眼睛，静思冥想（大约两分钟）。然后，提示他们默默地关注细节——他们所表现出来的情绪及其每个微观成分：身体中的感觉；他们会如何命名可能出现的情感、思想、记忆或意象；他们的任何冲动以及在感受到这种情绪时采取的行动。（停顿大约两分钟。）在患者手中拿着这张照片的同时，让患者关注是否会出现其他任何情绪，并再次提醒他们关注此时此刻的感觉、想法和行动。（停顿两分钟。）在短暂停顿之后，再次让患者关注是否会出现另一种不同的情绪，并鼓励他们关注构成这种情绪体验的不同元素。（停顿两分钟。）

对第一项活动进行简单汇报：要求一位志愿者在整个小组分享自己在完成这项活动的过程中观察到的情况；作为主持人，在这位志愿者分享自己的体验时，我们的任务是尽最大努力，帮助患者在这种情况下学会运用关注和命名技巧，并突出强调从一种情绪到另一种情绪的自然转化或变动。

随后进入第二项简短的活动：向患者解释，他们需要根据治疗师提供的示例，使用不同语言对小组进行口头陈述，并关注这些示例之间的任何相似或不同之处。

1. 首先，采用概括性语言，譬如："发生了很多事情；这是一次强烈的情感体验；我们有很多需要学习的东西"。接下来，请患者大声进行类似的陈述。在部分志愿者参与之后，开始进入下一类型的陈述。

2. 现在，进行更具体的陈述，譬如："我注意到胸口有一种刺痛感，那是因为恐惧。我思考过怎样才能让这个人出去，心里有一种想尖叫的强烈冲动。"像以前一样，邀请患者自愿进行类似陈述。

在患者面对小组大声完成这两种类型的陈述后，询问他们，是否注意到两者之间有什么区别；然后，向患者解释，第一段陈述是概括性的，第二段陈述是具体性的。到现在为止，我们和患者可能都想知道，在这项活动中，哪个部分与情绪调节有关；因为我们的任务是通过发现而推进患者的学习，所以，我们可以询问患者：他们认为哪些陈述更有助于学会如何选择行为？

搜集患者的部分回应，并向他们澄清，概括性陈述会削弱我们在特定情况下选择行为反应的能力；而在出现极端情绪时，这种情况自然会更严重。这些过程被称为情绪分化（emotion differentiation）和情绪粒度（emotion granularity），也是情感科学的一个重要研究分支——我们将在"书呆子的心得"中进行更多的介绍。

提示要点

对于这个教学要点，需要记住如下两个注意事项：

1. 考虑到这是治疗的起点，有些患者难以区分情绪体验的各个组成部分，因此，临床医生需要温馨提示，并帮助他们识别这些细微组成部分。

2. 在演示情绪分化的技巧时，有些患者会怀疑区分情绪对他们到底有多大的帮助（或许你也会对此持怀疑态度），但是需要记住的是，作为一名 ACT 治疗师，我们没有必要去挑战、说服或是证明什么。我们的唯一任务，就是推动学习，并为学习创造理性的语境，而不是把学习强加于人。因此，在遇到这种情况的时候，我们不妨这样回应患者的疑惑："我现在很清楚你的想法：'只要命名不同的感受，我就能更好地处理事情，这怎么可能呢？'这是新事物，而且对你来说没有什么意义，但这恰恰就是我要问你的问题：

你愿意尝试一下吗？看看在你关注并命名你经历的不同情绪时会发生什么，这或许会让你成就自己的梦想。"

请注意，上述回应并不是在质疑或判断患者的话，而是关注他们尝试一种新行为的意愿；它具有解离的成分，鼓励患者采取基于价值的生活方式。你可能会想到数百种回复，但对一名治疗师而言，最关键的信息就是要鼓励患者去尝试。

现在，我们再看看这个疗程中最长，同时也是最后一个教学要点：关于情绪的思考。

教学要点：关于情绪的思考

在这个教学要点中，我们将与患者共同讨论我们以直接或间接方式掌握的有关情绪的常见观点，这是我们学习内容中的一个重要部分。该要点的目标，就是帮助超级感受者完成三项任务：（1）确定他们通过以往学习对情绪获得的全部认识（而不是情绪的好与坏、对与错、正确或不正确）；（2）分享对情绪进行语境化的最新情感科学研究成果；（3）了解患者根据这些想法采取措施的有效性。

针对"关于情绪的思考"讲义所涵盖的各种情绪观点，我们进行了归纳。因此，强烈建议读者提前阅读这些观点，以便于在"ACT 实践"活动期间与患者进行共同学习。

观点：情绪会出人意料地凭空而至。

尽管我们往往不会注意到我们的情绪是如何发生的，但它们绝非空穴来风。它们是由内部或外部体验引发、触动或激发而来——比如说，回想起我们的一次旅行，朋友告诉我们不想出去喝酒而让我们觉得失望，看到电影中的某个角色死去，或是其他让我们情绪激动的刺激性示例。

观点：只要我能感觉到它，那么，它就应该是真的。

当情绪机器活跃起来且全速运转时，我们就很难把此刻真实发生的事情与情绪机器告诉我们正在发生的事情区分开；如同当下感觉决定了现实。例如，当一个急性焦虑症患者在街上行走时，他突然意识到自己呼吸急促，于是，因为担心惊恐发作，他马上决定避开某一家餐厅。

观点：不舒服的感觉会一直延续下去。

虽然我们体验到的每种感觉都有自己的来龙去脉，但感觉通常只持续一会儿，而后消散，直至出现新的感觉；任何一轮情绪的周期平均时长仅为 90 秒，即便是最令人痛苦的情绪也不例外。但极端性的情绪状态持续时间会被大幅延长，就像抻橡皮筋一样——因为我们通常会对这种情绪进行评估或解读，然后采取能延长初始情绪状态的行为，比如说，反复思考当时的情境，沉迷于这种情境而无法自拔，回想起当时情境下难过的感受而觉得更加难过，或者试图立刻焕发出积极的情绪。但遗憾的是，所有这些反应只会进一步延长不愉快的感觉，它们占有了大脑的更多资源，并进一步放大最初（或是主导性）的情绪。

观点：情绪有好坏之分。

我们中的大多数人对情绪采取非此即彼的看法，把全部情绪一分为二，要么是好情绪，要么是坏情绪；焦虑、悲伤或怀旧被视为坏的情绪，而幸福或快乐则被视为好的情绪，这种两极分化的认识并不少见。ACT 方案也承认，我们天生就能感受到所有类型的感觉，因为感觉也是我们人类生存状况的一部分，而情绪，即使是不舒服的情绪，也只是我们所拥有、经历和蕴含的生活体验而已。

观点：别人的行为也会影响到我的感受。

其他人的行为当然会触发我们产生强烈的感受，然而，每个人的具体情况都会有自己的与众不同之处，正因为如此，即使在完全相同的情况下，不同的人也会有不同的感受。比如说，观看同一部恐怖电影，甚至是同一部电影中的同一场景，不同的人也会产生不同的反应；有些人会大吃一惊，另一些人则会表现出强烈的恐惧。

观点：回想强烈感觉是有益的。

了解一种情绪试图向我们传达的内涵，和反复思考同一种情绪是完全不同的事情。无休止地关注我们的感受，只会放大这种感受的强度和持续时间。这种情况适用于所有感觉，而最经典的例子就是愤怒，你想得越多，怒气就越盛。

观点：痛苦的情绪会给我指明必须做的事情。

虽然情绪的总体目标是向我们传达某种信息，但除非处于危险境地，否则，把某种强烈情绪作为我们规划行为的唯一变量，往往没有任何益处。

这也是超级感受者面对的最大障碍，因为他们往往会感觉得太多，而且感觉来得太快。但并非所有强烈的感受或长期维持的情绪都表明某些事情必须改变，或是有人在伤害我们。对强烈的情绪迅速采取行动——毫不犹豫、丝毫没有妥协，也不分析具体情况并判断重要事项，在现实中只会给我们造成伤害。

观点：所有不愉快的情绪都是糟糕的。

痛苦的情绪既不受欢迎，也难以接受，有时可能会让人觉得像遭受了三度烧伤。但就像所有情绪一样，它们也是我们的盟友，只要我们给予认真关注，这些痛苦情绪有时也会带来益处；痛苦、伤害的感觉会传达某些重要信息，揭示特定情况下对我们重要的事物。

观点：我应该能控制自己的情绪。

在讨论这个观点时，我们不妨考虑进行如下这个小练习：让参与者告诉自己他们正感到筋疲力尽（停顿）、失望（停顿），最后是厌恶（停顿）。然后，让他们关注随后发生的事情。他们是否控制了自己的情绪状态呢？很可能不会。有些患者可能会向你露出与其中某种情绪状态相关的面部表情，但如果让他们重新思考，他们根本就没有感受到这种特定情绪。尽管我们很想控制自己的感觉，尤其是那些不愉快的感觉，但我们对感觉根本就没有任何控制力；我们只能控制自己对某种感觉做出的行为反应。要想让我们的感情停下脚步，无异于想得到一张去"幻想岛"的票；我们根本就无法控制自己的感受——我们只能体味自己的感受。

观点：我有感觉，并因此而行动。

超级感受者难以把自己对感受的想法与其行为区分开来，因为他们往往把想法和行为混为一谈。在情绪机器运转时，我们会感受到自己的感觉，而我们内在的声音自然会对特定情况下应该采取的行为形成观点。于是，我们会毫不犹豫地立即采取行动。似乎无论我们有什么感觉，都会义无反顾地采取行动，即使这么做没有任何意义。

观点：好的感觉都很奇怪。

对某些超级感受者来说，体验舒缓、愉悦或享受的情绪似乎有点陌生，对这些情绪状态的陌生感会让他们产生不安情绪。情绪不过是一种被感受到的情绪而已。

向全体参与者询问，针对他们熟悉的情绪，是否还有其他尚未讨论的观点。

考虑到我们已经阅读了本教学要点的主要观点，在与参与者共同完成"ACT 实践"练习时，我们将再次复习这些观点。

ACT 实践：关注有关情绪的观点

向患者发放"关于情绪的观点"讲义，并向全体成员说明，我们将针对本教学要点逐一探讨这些关于情绪的观点。

在讨论每一个观点时，我都鼓励各位尽最大努力，促使这次讨论成为一种体验活动，而不只是一种教学。如下是我对这项练习的建议：（1）询问患者对这个观点的反应；（2）列举一个发生在你个人生活中的示例；（3）让患者列举一个示例，并询问他们在把这个观点视为绝对真理时会采取怎样的行动；（4）询问患者，如果按他们关于情感的观点采取行动，会接近还是远离他们所追求的价值。

一再重复这些确实觉得有点抱歉，但我确实认为上述建议非常重要，因为通过这种方式，我们可以反复检验因各类内部体验而产生的行为是否有效；在这种情况下，行为源于关于情绪的观点。切记，在 ACT 方案中，判断有效性的标准始终取决于个人的价值！

提示要点

在与小组参与者开展讨论时，必须把这些关于情绪的观点纳入到特定的语境中，把它们作为学习历史的一部分，而不是讨论这些观点是否真实，或是试图说服他们放弃这些观点。患者有时会问："我是否应该不这么想呢？"按照 ACT 方案的逻辑，我们需要澄清，这些观点还会在不同条件下重复出现。我们无法控制这些想法，因此，我们的唯一任务，就是在出现这些想法时选择自身的行为，不要试图去改变或影响想法，相反，我们只能按照自己追求的价值选择自身行为。

综合建议

我们可以利用这个机会，总结这轮练习所讲授的技能。表 5 - 3 简洁明了地总结了患者需要的能力！我们可以把这个图表绘制在白板或一张纸上——当然，这完全取决于你的意愿。我强烈建议采取视觉辅助手段，这有助于患者对内在技能和外在技能进行区分；毕竟，在鼓励患者走出情绪风暴并选择基于价值的行为时，我们会反复接触这些技能。视觉辅助工具是非常有效的！

表5-3 内在/外在技能

内在技能	外在技能
◇ 对情绪进行关注和命名 ◇ 检验个人的价值	

在这个疗程中，我们介绍的内容涉及情绪的功能、区分不同感受的重要性以及超级感受者有时会发生融合等观点，但我们介绍的核心技能依旧是关注和命名（内在技能）。从第一个疗程开始，我们就提出患者需要不断检验自己的价值。

因此，我们需要向患者解释，在每个疗程中，都会增加新的内在技能和外在技能，以便于他们在课外练习这些新的技能。（如果你担心需要掌握的技能太多，不妨记住，你实际上只向患者传授了五项核心ACT技能：关注、命名、检验应急行动的有效性、检验自己的价值以及选择以价值为导向的行为。）

每周练习

将本周的核心工作表分发给患者："超级感受者的ACT路线图"和"行动中的价值"，并鼓励他们完成这些工作表。

选读

我曾为超级感受者撰写了一本自助性的书籍，名为《逃避情绪过山车：适用于高度情绪敏感者的ACT》（*Escaping the Emotional Roller Coaster: ACT for the Highly Emotionally Sensitive*）。我认为本书

是 ACT 治疗方案的绝佳伴侣，也希望各位可以和患者分享本书的内容。

书呆子的心得

为什么指导患者区分不同的情绪状态（情绪分化）这么重要呢？

原因如下：肖恩·P.巴雷特（Sean P. Barrett）和萨曼莎·格罗斯（Samantha Gross）在 2001 年进行的一项研究中，要求实验对象对两周内最强烈的情绪进行记录。此外，还要求他们记录这两周前后为调节情绪而采取的措施。他们的研究结果表明，能区分负面情绪并以不同方式命名这种情绪的实验对象，也会拥有类似的情绪调节能力；从根本上说，区分情绪并识别这种情绪的内涵，有助于采取更有适应性的情绪调节反应。

另一次实验出自马修·利伯曼（Matthew Lieberman）及其同事之手：让参与者观看显示极端情绪的面部表情照片，与此同时，利用磁共振成像机器监视他们的大脑活动。在观看这些照片时，实验对象大脑内的杏仁核被激活；但是在要求他们标注自己感受到的情绪时，杏仁核的活动会减弱，而前额叶皮层的活动则会加强。该实验的最终结论是，标注或命名情绪状态会减弱杏仁核的活动，因为这项活动需要动用大脑中的前额叶皮层，它负责根据身体接收的各种类型的数据组织、规划及指导我们的行为。

命名一种情绪就像是在高速公路上开车时踩刹车一样：汽车会戛然停下。在这种情况下，它会迅速关闭杏仁核的快速运转。

表5-4 讲义：情绪词库

成功	悲伤	快乐
苦涩	批判性	富于洞察力
平和	强大	宁静
郁闷	愤怒	害怕
轻松	活泼	不值得
好奇	安全	不知所措
平静	绝望	喜爱
骄傲	赞赏	惊讶
麻木	值得	冷酷
无足轻重	背叛	羞辱
感激	惊愕	脆弱
缺乏信心	重视	无奈
无聊	疲惫	创意
没有条理	空虚	活跃
开放	有保障	安稳
有想象力	敌对	困惑
考虑周到	敏感	恼怒
大胆	安静	怨恨
迷茫	无望	精力充沛
压抑	兴高采烈	发火
刺激	有希望	温和
容易	伤害	尊重
震惊	善解人意	失意
自信	助长	羞愧
放纵	感性	艺术
厌恶	乐观	公认

表 5-5　讲义：关于情绪的观点

　　本讲义介绍了有关情绪的常见观点；请根据自己的理解对每个观点进行评价或解释。

关于情绪的观点	评论
观点：情绪会出人意料地凭空而至。	
观点：只要我能感觉到它，那么，它就应该是真的。	
观点：不舒服的感觉会一直延续下去。	
观点：情绪有好坏之分。	
观点：痛苦的情绪是糟糕的。	
观点：别人的行为也会影响到我的感受。	
观点：回想强烈感觉是有益的。	
观点：痛苦的情绪会给我指明必须做的事情。	
观点：所有不愉快的情绪都是糟糕的。	
观点：我应该能控制自己的情绪。	
观点：我有感觉，并因此而行动。	
观点：好的感觉都很奇怪。	
观点：_____	

第 3 疗程　情绪觉知

本疗程的主题

　　请记住，本治疗的总体目标就是指导超级感受者掌握情绪觉知技能，从而把价值付诸实践。本疗程着重关注如下四个重要过程：（1）在情绪机器启动时，关注快速反应、强烈冲动和直觉性反应的有效性；（2）培养接受不愉快情绪状态的意愿；（3）识别在特定感觉情况下因过度学习而采取的权宜对策或反应；（4）区分情绪噪声与传递重要信息的正常情绪，这也是我们与患者开展深入讨论的主要话题。

　　在整个治疗过程中，确定事件（由外部或内部因素触发）及其情绪反应或应答以及后果（功能分析）之间的关联性，始终进行情绪模拟以改善应对能力。

　　在这项练习中，我们将详细分析控制情绪的幻想以及推动、抑制和摆脱情绪带来的影响。此外，我们还将为超级感受者介绍一项最核心的内在技能：感受的选择。这项练习的目的，就是让超级感受者学会去体验他们必须面对的感受，尤其是令人厌恶的情绪状态，而不是去对抗或压制这些情绪。此时，他们也在训练自己的大脑，学会静观其变，学会退避三舍。这样，他们才有机会从既定情境出发，做出符合其价值取向的反应。

　　下面，我们开始练习！

内容概述

1. 即时练习

2. 每周练习概述

3. 教学要点：直觉反应

4. 教学要点：快速反应

5. 教学要点：认识到对不愉快情绪的抵触

6. 教学要点：选择去感受

7. 教学要点：对感受的需求、宽容和意愿

8. 综合建议

9. 每周练习

练习材料

- 教学卡
- 骰子（每三人小组拥有一个骰子）

练习工作表

- 不适用

即时练习

作为这个疗程的起点，我们请参与者以最舒适的姿态坐在椅子，阅读下面这个脚本：

笔直坐好，双脚放在地板上，背部挺直并放松。保持双臂和双腿自然放下，不要交叉，双手放在膝盖上。轻轻闭上眼睛，轻轻地深呼吸几次，让你的身心在这一刻得到充分的放松。在吸气和呼气时，关注呼吸的声音和感觉。

现在，转移注意力，充分感受此时此地身处这个房间的存在感。关注房间内外的任何声音。关注你坐在椅子上的感觉是怎样的，关注身体接触椅子和地板的部位以及它们本身。你甚至可以关注衣服与身体接触的部位。你注意到自己的身体还有哪些感觉吗？全神贯注地关注这些事物和感受，并承认它们的存在。此外，请关注这些感觉自身是如何不断变化或转换的。不要试图刻意去影响这些感觉。如果你此时此刻有任何的想法或冲动，让它们顺其自然地出现。不要试图与它们进行互动或是规避这些感觉。你只需静静地

关注，悄然无声地关注任何变化，然后，再把注意力转向你身体内的感觉。

　　在准备就绪后，开始把注意力的范围扩大到整个房间的声音。做几次深呼吸，让你的身心充分沉浸在这个房间中。此时，你可能需要轻轻扭动一下手指和脚趾，让你的身体重新恢复活力。在完全准备好之后，睁开眼睛，和小组成员分享你带给身体的意识。

　　询问患者他们对这个练习做出的任何反应，并对此进行简短的总结；考虑到这是第一次要求患者长时间关注他们其内在体验，因此，请尽可能关注他们的不同体验，承认并接受这些不同的体验，需要提醒的是，不要尝试着去解释或解决这些差异！（因为它注定会出现——我们是人，人的固有思维自然地会把我们带入某种模式。）

每周练习概述

　　在完成即时练习后，请小组中一名志愿者总结上周的每周练习内容："超级感受者的 ACT 路线图"和"行动中的价值"。和以前一样，最好让不同参与者分别负责每一项练习。

　　请原谅我在这里还要重复之前说过的话，但不可否认的是，在复习这些练习时，确实有必要强化之前课程涵盖的两项内在技能——关注和命名，并继续使用情绪机器、情绪转换和情感开关等比喻，以最大程度改善参与者的学习效果。下面，我们将开始介绍本疗程的新内容；我们可能会注意到，在这里，我们并不是直接进入下一个教学要点，而是通过一个简短的活动作为本教学要点的序幕，从而体现出它们在教学目的上的细微差别。

ACT 实践：关注情绪机器

　　本练习的目的旨在帮助超级感受者关注构成情绪体验的一个新要素，从而强化其情绪觉知技能：我们所有人都会根据情绪而采取行动。在这个练习中，我们将为每个小组分发一个骰子和六张教学卡。每张教学卡上都写着如下语句：

- 教学卡 1：你不喜欢的情绪
- 教学卡 2：你讨厌的情绪
- 教学卡 3：你喜欢体验的情绪
- 教学卡 4：你想感受的情绪
- 教学卡 5：不舒服但可以控制的情绪
- 教学卡 6：极端性情绪

根据所在小组的参与者人数，将全体参与者组织为三人一组或两人一组。接下来，向每位参与者解释，每个人都需要掷一次骰子，并将面朝上的数字与教学卡上的序号进行匹配。在掷完骰子后，参与者大声朗读同序号教学卡的问题，然后回答这个问题。此时，他们需要解释三件事情：这种情绪的名称、他们身体产生的感觉以及他们按这种情绪最经常采取的三种行动。

参与者首先在各自分组内分享自己的反应，时间约为 5 分钟；然后，每个人还要在整个小组内分享活动的收获。在进行总结时，继续督促参与者讲述情感体验的不同元素，并着重强调这些反应带来的自发行为。此外，还要向他们说明，这种行为动机不过是另一种感觉而已：它们既不是定义我们的条件，也不是招致行为的根源（对超级感受者来说，这是一个很难掌握的概念，因此也没有必要过度解释；每个疗程都包括一系列促进这种学习的体验性练习）。

在下个教学要点中，我们将介绍直觉反应（gut reaction）或快速反应（quick response），因为这也是患者最常见的反应之一。

教学要点：直觉反应

本教学要点的开始通常是和患者进行有趣的对话。如下是我们在患者讨论之前需要考虑的主要想法。

超级感受者在一整天里会产生各种类型的感觉。这些感觉的强度和持续时间各不相同，而且通常会伴随多层次的思想、记忆、感觉和冲动；大多数超级感受者会被这些感觉所迷惑，并很快把它们当作采取行动的原因（比如说，我觉得这个人有点奇怪，所以，我决定不坐在她旁边）。当然，我们每个人都会经历各种各样的反应，但这并不是说我们必须对所有反应采取措施。毕竟，并非每一种感觉都是有意义的；有的时候，我们的身体只是发出了无关紧要的噪声。但问题在于，直觉反应很容易和本能或情感智慧相混淆，而且这些概念在很多文化中已根深蒂固。对超级感受者而言，这些信息可以强化与"我感觉所以我行动"这一观点的融合。

在开启这个教学要点时，我们可以请参与者与整个小组分享他们对直觉、直觉反应、预感或本能这些概念的任何想法。在了解患者对这些概念的认识之后，我们再用自己的语言介绍对上述内容的主要观点。

如果患者对这项练习持怀疑态度，那么，不妨告诉他们，组织心理学中的决策研究已经表明，除非一个人在某个方面确有专长，否则，他根据直觉做出的决策也不能保证一定会取得理想的结果。从根本上说，只有在直觉与专长共存时，直觉反应才能带来超乎寻常的价值。有关这方面的更多研究，请查看本疗程结尾的"书呆子的心得"。

这里有两个可以分享的例子：（1）第一次见到某人时感到一见如故，觉得对方就是那个你希望能与之共度余生的人，因此，根本就无须花时间去了解对方；（2）在美国次贷危机之后，记者曾对一些受危机影响的人进行了采访，有些被采访者针对如何决定购买房产回答了记者提出的具体问题。他们说，如果在来到售楼处时有宾至如归的感受，他们就会决定立即购买。有些人从来没有认真地阅读过合同，或是根据自己的收入考虑是否能负担得起抵押贷款。在某些情况下，他们的决策完全是根据感觉做出的，根本就不考虑个人预算、利率、装修维护费用或是搬家成本等其他变量。

　　这里有一个妙招，可以帮助超级感受者区分直觉反应和真正的情绪觉知：直觉往往会伴随着我们身体内的某种感觉（比如你肚子里的蝴蝶）、强烈的判断性思维或是立即解决问题的想法。真正的情绪觉知则具有不同的特征。它不会促使人们立即采取行动，而是以柔和的声音为我们指向真正重要的事情。

　　要对超级感受者说清楚这一点很复杂。在这里，我们可以用一个比喻来说明问题，直觉就像在我们耳边响起的音乐，它时刻催促我们立即行动，就像是一种不可抵挡的冲动。而真正的情绪觉知更像是柔和曼妙的背景音乐——轻柔而细腻，虽然有时也会指引我们采取行动，但是在大多数情况下，它会为我们指明真正有意义的方向——值得我们追求的价值。

ACT 实践：直觉反应与情绪觉知

　　作为改善讨论效果的辅助手段，请患者思考他们能对直觉反应与情绪觉知做出区分的不同情境。在讨论过程中，提醒患者将与每一种经历相关的行为（直觉反应和情绪觉知）与他们的个人价值联系起来。

提示要点

　　对超级感受者来说，这是一个非常敏感的话题，因为他们也和所有人一样，会以显性或隐性方式受到社会的影响和塑造，让他们听从于自己的感受、预感和直觉反应，似乎它们都是绝对的真理——比如说，它们会暗示即将发生的事情。这种情况在某些文化中体现得尤为突出，并给某些临床治疗造成极大的挑战。比如说，我们不妨想象一个患有强迫症的人，因此，对这个人而言，躯体或身体意识就是解释（合理化）其冲动行为的触发因素；只要这个人产生了某种躯体觉知或情绪，就意味着他一定要做点什么，就好像每一种情绪都意味着他缺失了什么，或是有什么事情出了问题。想象一下，如果所有情绪都有意义，而且要对每一种情绪采取行动，会是怎样的情形！我们都会有这样的经历：对某个人形成某种"感应"，并且认为"这个人肯定不易相处"，但随着时间的推移，你发现这个人居然成了你的好朋友！这就是超级感受者需要培养的技能，希望这项练习成为他们学习的起点。

捷径：格奥尔·艾费特（Georg Eifert）是我的朋友，在担任ACT编辑委员会委员时，他曾阅读本书的手稿。他当时就指出，在阐述这个主题时，最重要的就是要向患者澄清，情绪觉知或直觉反应不是我们的敌人，也不是情绪机器的天然缺陷，它只是情感链中的一个自然组成部分而已，而且是我们每个人都要学会拥有的一个情绪要素。因此，不能把它们升格为针对直觉反应的某种观点。

要过上与价值保持一致的生活，完全不需要超级感受者改变他们的感觉方式。实际上，他们只需要学会以新的方式面对内部和外部世界。而且这完全是有效的！

教学要点：快速反应

我们需要向患者解释，在情绪机器处于激活状态，有时会产生极端毁灭性的情绪。因此，我们当然要尽皆全力去管理这种情绪，避免它们因过于激烈而失控。有的时候，我们的情绪管理策略会不断重复，从而出现我们所说的快速反应（quick respons）或应急行动（quick fix）。此时，我们倾向于不加思考、毫不费力地去依赖它们，而不去分析它们是否有助于我们的生活。（行为上，这些快速反应是经过强化和一般化的过度学习反应。）

这种根深蒂固、过度学习的特殊类型的反应往往会即时作用，但这种作用不会长久，也无助于引导我们追求个人价值。

在因情绪而产生的快速反应中，最典型的例子包括：激烈抨击、避免与人接触、暴饮暴食、过度节食、拒绝上学、酗酒、滥用药物、强迫性行为、过度购物、自残行为甚至是主动考虑自杀。

在下一项练习中，我们旨在帮助患者关注最常见的快速反应，这些反应无一不会阻挠他们实现自己追求的生活。

ACT 实践：快速反应

我们可以这样询问患者："你是否经历了太多的情感折磨，以至于只想着消除这些痛苦情绪？"在聆听他们回答时，还要继续帮助他们练习关注和命名技能，具体可以通过如下问题，提醒他们关注情感体验的不同组成部分："你注意到自己身体有什么情况吗？这种状况引起了哪些感觉？你内在的声音在说什么？"在听完患者给出的几个回应之后，我们需要告诉这些患者，在感到不知所措时，无论是试图压制情绪还是采取行动，都属于自然的反应；此外，还需要结合患者自身的价值检验这些行动的有效性。

提醒患者回忆在童年、少年、青年及最近使用应急行动的情景。在搜集答案时，将他们在生活中使用应急行动的短期及长期结果记在白板上。

因为这些快速反应是过度学习性反应，因此，我们应帮助患者关注既往经历对生活的影响。

提示要点

因为某些快速反应很容易会独立成型，而且还会引发其他类型的心理障碍，如抑郁、完美主义、饮食失调、身体形象问题、药物滥用或慢性自杀，考虑到某些应急行动（如自残）还有可能会触发其他问题，因此，我们应关注患者在这个话题上开展的讨论。如果患者向小组讲述自己自残的行为，那么，我们可以委婉地打断他们，并请患者重新考虑他自己分享的内容，因为这种意图可能会触发其他患者产生类似倾向。

需要提醒的是，我们不能硬性规定不允许患者谈论自杀或任何类似想法，因为在这种治疗过程当中，总体目的是练习体验和提高心理灵活性。但是在治疗之外，患者会听到并参与各种类型的对话；除非向患者发放有关禁用词的手册，否则，就应该帮助他们练习如何保持现状，避免因他人观点而激活自己的情绪机器。

教学要点：认识到对不愉快情绪的抵触

我们需要告诉患者，所有教学要点都指出，在情绪开关打开时，我们会体验到各种类型的情绪，包括极度痛苦或烦躁的情绪；很自然，我们肯定想尽快地排斥、阻断或终止这些情绪。而超级感受者只会在更多情况下更频繁地这么做。

向患者说明，下个练习是一次主动性练习，旨在帮助他们意识到，在情绪不佳时，人们会自然而然地做出抵触反应，并以此引导他们进入与该教学要点对应的"ACT 实践"。

ACT 实践：可以逃避情绪的练习

向每位患者发放一张教学卡，让他们写下让自己难以接受的感觉——他们希望关注的任何感觉都适合这个练习。随后，让患者两两配对，相互面对面地站着，用双手握住自己的教学卡，伸出手臂，触摸到对方的手，确保教学卡在两个人的手掌之间；然后，让他们轻轻地把自己的卡片推到对方的手上，就像推开自己的情绪一样。

稍作停息，让参与者停止推卡片的动作；然后，把卡片放在他们的双手中，手掌朝上，并保持片刻。

询问参与者他们在这个练习中产生的任何反应或想法。为便于小组讨论，我们可以向小组提出如下两个关键问题：（1）他们是否注意到，推开他们的情绪和紧紧握住这些情绪之间有什么区别？（2）在他们尝试这些逃避情绪的策略时，他们的情绪会发生什么变化？（通常是感觉会再次袭来。）

此时，不妨与患者分享一个有启发性的比喻——让他们想象这些不愉快的情绪就像水龙头流出的水那样，顺其自然，不刻意去回避。你可以这样问他们，如果用手堵住正在流水的水龙头，会发生什么？他们是否做过这样的事情呢？你甚至可以请患者回到家里试试这么做，看看会发生什么：我们越想阻止水流出来，它反倒会更猛烈地飞溅出来。同样的道理，我们越是想阻止、克制或是对抗一种情绪，它就会变得越强烈。

因此，不妨用简练的语言提醒患者：在 ACT 中，我们不能保证不会出现任何糟糕的情绪，但我们应该学会用直接、开放的方式去面对这些情绪，而不是去扭曲自己的感受，这同样是一项核心技能。

提示要点

在讨论这个话题时，应提醒患者重温一下，规避极端情绪或是因这种情绪采取行动带来的长短期后果。请记住，大多数刻意逃避情绪的做法在短期内会带来回报（比如说，在生气时，如果你对某个人大喊大叫，或是在感到焦虑时避免参加面试，可能会让你感觉好点），但是从长远看，我们可能会发现，这种做法会限制我们的生活。

教学要点：选择去感受

最后一个教学要点旨在帮助患者认识到，对情绪体验进行控制的做法是无效的，而且在现实中只会带来更多的限制性行为。借助这个教学要点，我们将进入 ACT 的另一个核心过程：接纳。

在这里，我们需要简单地告诉患者：尽管希望如此，但我们根本就不能控制情绪机器在特定时刻产生的感觉。我们可能向参与者提出如下问题："你能告诉自己要快乐起来吗？你在这一刻会难过吗？或者说，你能让自己生气吗？"最后，我们可以问参与者："它是怎么发生的呢?"尽管有些患者可能会表现出快乐或悲伤的面部表情,但需要向他们解释,这些都属于外在行为,不一定是他们可以控制的情绪状态。

这里有一个可以和患者分享的现实:我们可以感觉自己的感受,而学会接受情感机器产生的短暂、极端和不愉快的感觉,则需要一种特殊的技能——选择去主动感受。在把价值付诸行动的过程中,这是一种应对情绪状态的核心内在技能。

ACT 实践:在关键时刻主动选择去感受

这个练习展示了参与者如何选择静心端坐、敞开心扉并主动去接触一种任何感觉的体验。请参与者选择一个舒适的姿势坐下,而且要让自己尽可能地放松身心。当然,如果他们喜欢站着,觉得这样更放松,这当然是他们的自由。随后,让他们阅读如下脚本:

在接下来的几分钟里,我将邀请各位将目光集中在房间中的某一个点上,或是闭上眼睛,缓慢地把注意力集中在自己的呼吸上。(停顿两三分钟。)

接下来,请你回想在上周经历的稍微有点令人不安的记忆,然后,用几分钟的时间去关注你身体里发生的变化。注意你在脑海中保留这段记忆时出现的感觉。看看你能否说出随之而来的感受。关注这种感受的强度、出现在你脑海中的想法甚至是你准备采取的行动。你想做什么?你是否一直压制或逃避这种感觉的冲动?如果是这样的话,看看能否在你的大脑里给这种感觉腾出点空间,让它静静地蛰伏在那里。看看你是否能注意到这种情绪的生命——它怎样自然地发生变化,以及另一种新的感觉如何产生。

收集参与者的想法,接受和理解他们的想法,并尽最大努力让患者意识到,采取应急行动、回避反应和迅速做出直觉反应都是正常的做法。这就像他们要学会去选择接受某种情绪,尽管不舒服,但绝对有必要。当然，ACT 并不是要强迫患者去寻找不适感（这是所谓的自我折磨），而是要学会在必要的情况下去面对和接受痛苦的感觉！

提示要点

接纳就是正念——这无疑是另一个让人感到沉重的话题，毕竟，患者要面对不计其数的关联和消息。我个人绝对不会在临床工作中采用这种方法。（好吧……我现在是不是就会遇到麻烦？）在研究和实施接纳练习工作时，我通常会采用诸如关注、坐到一起、与之相伴、保持不变或顺其自然之类的词语，而且我始终是在符合患者价值的语境中设计这个过程。

有必要澄清的是，学会接受所有感受的内涵，并不是要喜欢它们或是假设很容易面对这些情绪；其实，它只是要求我们学会接受，而不予抵制；让我们关注情绪机器何时处于活跃状态，并选择去感受随之而来的情绪，而不是逃避并迅速采取行动。

因此，我们的最后一个教学要点就是增强患者在必要情况下选择去感受的能力：意愿。

教学要点：对感受的需求、宽容和意愿

在我们即将结束第三个疗程之前，还要向患者提到，选择去感受并不是一个很容易就能掌握的技能，尤其是在践行价值的时候。我们的情绪机器会表现出畏难和抵制。但没有人能为患者决定该如何面对这些感受，唯有他们自己。仅仅为了感受便去感受不愉快的情绪，当然是不值得的。（谁会因为寻找感觉而去感受不愉快呢？）但为重要的目的而去感受不悦则完全不同。在 ACT 方案以及整个治疗过程中，我们都需要请患者主动去选择支持其价值的行动，而这就要求他们审视自己的意愿。

当然，我们没必要在意愿这个话题上长篇大论，相反，我们只

需告诉患者，我们将在下一个活动中诠释意愿的内涵。

ACT 实践

让练习小组想象一下：假如有人给了他们半个柠檬，让他们尝一尝味道。当他们把这半个柠檬塞进嘴里时，他们的脸上会露出什么表情？他们是否会想要把这个柠檬彻底嚼碎？想象一下，他们的眼睛、嘴巴和脸会是什么样子？

请一名志愿者描述一下自己的反应（考虑到时间限制，最好只询问一名志愿者）。然后，让其他参与者想象：如果每个人都得到半个柠檬，并被要求品尝这个柠檬，他们的脸上会有什么表情。这一次，如果他们注意到面部表情开始紧张，那么，请他们放松片刻。

之后，让小组参与者描述他们在面部紧张和放松时的感觉。在聆听他们回答时，还要向他们强调，愿意接受某种感觉或愿意选择去感受这种感觉，不是为了通过感觉而获得动力——就像他们在挤压和绷紧面部时那样，而是为了关注问题，并在那一刻尽可能地用好奇心和开放思维去感受。

简单地向他们了解：是否存在某个时刻，他们愿意为一种感觉腾出空间，并去做有意义的事情。譬如，假设患者在上周完成了每周例行的"行动中的价值"工作表，并在这个过程中体验到这种意愿。如果没有人给出示例，我们可以讲述自己在个人生活中遇到的类似示例。

比如说，我在创作这本书的过程中就伴随着各种感觉（兴奋、疲倦、沮丧、恐惧和喜悦等）、判断性观点（我不是一个好作家。我在做什么？没有人会读这本书！），而且有强烈的动机给出版商打电话："我做不了这件事，我们干脆放弃吧。"但是，积极宣传以ACT治疗特定临床问题的目标，最终促使我毫无保留地接受这些感受，而不是抵制它们，或是无谓地浪费时间去分析它们。我可以保证，在创作这一部分的时候，我注意到这些感觉始终萦绕在我的眼前，但我还是选择以好奇的眼光去关注它们，并对它们予以命名，审视它们对实现个人价值的有效性。

提示要点

在向患者讲述意愿这个概念时，我通常会得到这样的回答：它就是"想得到"或是情绪状态的同义词。但需要澄清的是，在 ACT 中，接受内在体验的意愿是一种行为，而且它和其他任何行为一样，是可以塑造的，而不是被视为患者拥有的某种感觉或情绪状态。因此，在必要的时刻选择去感受和愿意去感受，这两者是相辅相成的。

在 ACT 方案中，意愿和接纳均被视为治疗中的主动过程，而非被动行为或惰性过程；因为在放弃抵制时，我们就不会浪费宝贵的资源，并利用我们的能量去创造新的开端、做出新的选择并实施新的行为。

综合建议

以表 5 - 6 对本疗程介绍的内在技能和外在技能进行了总结：

表 5 - 6　内在/外在技能

内在技能	外在技能
◇ 关注直觉反应 ◇ 关注真正的情绪觉知 ◇ 关注采取应急行动的冲动 ◇ 选择去感受一种情绪 ◇ 检验应急行动的有效性	

每周练习

要求患者完成核心工作表："超级感受者的 ACT 路线图"和"行动中的价值"。

书呆子的心得

　　在和朋友及同事讨论这种治疗方法时，直觉反应和情绪觉知的话题始终是发人深省的，于是，我决定针对这个话题专门写一篇"书呆子的心得"。问题的背景很简单：多年来，我曾目睹过，超级感受者会不自觉地受制于当下情绪和他们对自身感受、处境或他人的内在评价；于是，几乎在一瞬间，他们的内心世界被某种情感体验所吞噬。在和他们交谈的过程中，无数人在这种情景下会发出这样的声音："我有这种感觉；我感觉到了，所以，我知道了，所以，我就这样做了。"他们的反应引起了我的关注。

　　有趣的是，在组织行为学和社会心理学领域，人们已经对这种基于直觉进行决策的现象进行了大量研究。两位曾获得诺贝尔奖的经济学家对此做出了精辟的总结：丹尼尔·卡尼曼（Daniel Kahneman）和阿莫斯·特沃斯基（Amos Tversky）最感兴趣的主题就是启发式和偏见（heuristics and biases）。他们好奇的是人们是如何犯错的。在对复杂认知过程进行分析之后，他们归纳出两类理解大脑运作方式的系统："系统1"的特征是轻松、快速、自发且具有关联性；"系统2"则具有受控性、耗费精力、合乎逻辑且自动服从规则。按照他们的观点，直觉是构成"系统1"的一个组成部分，而且和其他所有认知过程一样，只看到它希望和预期看到的东西。从根本上说，从之前的关联性出发，任何不符合预期的新数据对大脑而言都是模棱两可的，而且很快会受到大脑的排斥，进而促使我们相信我们"已经知道这个"，而且可能会削弱我们通过体验或深入检验进行学习的机会。我们的大脑不喜欢模棱两可，相反，它更喜欢像呆板的白痴一样固守已有的观念。这听起来有点危言耸听，是吧？

丹尼尔·卡尼曼的观点已被广泛用于组织心理学，尤其是对决策过程的解释。大量研究表明，除非一个人在特定主题方面确有专业知识，否则，他们基于坚信直觉而做出的有效决策与决策结果之间并无关系，或者说，即使他们做出了有效决策，也未必能得到理想的结果。从根本上说，只有当这种专业知识与直觉相辅相成时，直觉反应才会成为人类有益的帮手。我们可以从中有所体会，对吧？

第 4 疗程　情绪觉知

本疗程的主题

前面几个疗程侧重于介绍情感体验的不同层次，通过练习，患者已逐步在关注、命名和检验应急行动的有效性等方面掌握了相应技能。在本疗程中，我们将集中讨论日常生活中的某些极端情绪及痛苦，即焦虑、恐惧、愤怒和内疚等超级感受者经常面对的问题。在本疗程中，我们强调的是痛苦感受会如何迅速触发一个情绪链：一种行为反应引发的情绪，会转而成为触发另一种行为反应的导火索，依次类推，从而为超级感受者提供无数实施过度学习和狭隘行为的可能性。

虽然本疗程探讨了不同的情绪状态，但需要提醒的是，所有情绪状态在本质上都是动态的。我们将从主动觉知练习开始，结合体育锻炼和基于即兴创作的体验式练习，为参与者实施行为选择提供理论基础，让参与者学会活在当下，而不是深陷极端情绪而不能自拔。

对超级感受者来说，本疗程再次向他们传递了这样一个重要信息：要践行价值，并不一定需要他们改变或调整情绪。

内容概述

1. 即时练习

2. 每周练习概述

3. 教学要点：焦虑、恐惧和担心

4. 教学要点：内疚和悔恨的感觉

5. 教学要点：忧郁、沮丧、悲伤的情绪

6. 教学要点：愤怒、暴躁、易怒的情绪

7. 教学要点：情绪链

8. 教学要点：接地

9. 综合建议

10. 每周练习

练习材料

● 一个中等大小的球

练习工作表

● 不适用

即时练习

在开始这个疗程时，我们首先请患者站起来，沿任何方向在房间内随意走动。在走路的时候，让他们有意识地放慢步伐，这样，他们就可以关注脚接触地面的感觉，然后，感受脚的每个部位，从脚后跟接触地面的那一点，到脚趾弯曲的位置——每走出每一步，都要让他们重复这些感觉式练习。提醒参与者，在双脚移动时，关注身体的平衡；尤其要告诉他们，参与这个练习的方式完全没有对错之分。只需让他们全神贯注地体验这项活动的唯一内容：步行。如果他们的脑海中出现一系列关于如何走路的想法、记忆或意象以及其他任何类型的想法，请参与者默念这些想法、情绪或感觉，把注意力重新集中于步行这个动作上。

当参与者在走路时，提醒他们通过感官关注周围的环境，注意声音、气味、温度、引起他们关注的颜色以及构成环境组成部分的物体形状等。

在这项活动进行大约 5 分钟后，让参与者以小组形式，总结他们在关注步行动作时产生的任何反应。

每周练习概述

到目前为止，我们已经熟悉了如何进行每周练习概述，如果还有疑问，请回到前面介绍的几个疗程，对本疗程的这个部分予以澄清。

之后，我们需要告诉患者，本疗程的重点是了解极端情绪给日常生活造成的影响。

教学要点：焦虑、恐惧和担心

我们需要向患者解释，恐惧、焦虑和担忧都是常见的情绪，因此，区分各种情绪非常重要：恐惧是关于现在，而焦虑和担忧则是关于未来。在这里，分享个人经历的事件会很有帮助，这样，患者就可以练习如何对它们进行区分。（如果我在新闻中听到可能要发生地震的消息，那么，我会担心、焦虑还是恐惧呢？在此时此刻，如果我们听到车祸的消息，我们的感觉是担心还是恐惧呢？）

接下来，向患者解释，担心是很多焦虑问题的固有组成部分。它通常与假设式想法相伴出现，而且很容易与问题的解决方式相混淆。比如说，在收到参加聚会的邀请时，有社交焦虑障碍的人可能会担心难以与他人适当相处；存在广泛性焦虑障碍的人经常会担心出事；而受到恐慌症煎熬的人可能会刻意避免走进杂货店，因为他们担心会在那里出现惊恐发作。

作为一名治疗师，我们应该认识到，在 ACT 方案中，应该把担心和焦虑视为某种形式的经验性回避（认知性回避），因为人们在担心时，大多会出现"如果……会怎样"的想法。因此，他们会从规避负面影响的角度出发应对棘手的情感话题。

在回答患者可能提出的各种问题后，我们即可进入与本教学要点对应的"ACT 实践"。

ACT 实践：观察恐惧和担忧情绪的有效性

通过这项练习以及本疗程中的其他练习，我们可以帮助患者研究某种特定的触发情境，学习运用关注、命名以及检验应急行动的有效性等技能。这项"ACT 实践"练习包括两个部分：第一部分是针对担忧情绪的角色扮演，第二部分是以工作表为辅助工具的小组对话。

第一部分

邀请一名志愿者参与练习，并提前向他解释：他的唯一任务，就是在自己可以接受的前提下，与其他小组成员分享本人在过去一周内出现轻微担忧心情的一个具体示例。让患者稍微思考一下，在与小组分享这个触发事件后，让他在房间里随意走动。通过大声、不加约束地讨论各种"假设"情景和错误，引导他进入担忧的感觉，精准指出他在肩膀等部位出现的紧张感……与此同时，始终让患者随心所欲地在房间内四处走动。

在取得患者的总结性反应之后，让全体小组成员进行集体练习。

第二部分

让参与者回想他们在过去一个月内经历的生活，找出让他们感到担忧的时刻，看看他们能否回答如下问题：

- 让你担忧的情境是什么？
- 你的身体内有什么感觉？
- 你想做什么？
- 这种行为是否符合你的个人价值？有效性如何？

如果患者觉得可以接受，那么，他们可以向小组成员阐述自己的回答。需要提醒参与者的是，在整个 ACT 疗程中，我们需要不断关注自身行为的有效性。这项练习也是一项白板练习，因此，为完成活动，需要请参与者举例说明：如果他们对焦虑和担忧做出反应，那么，这些反应在哪些情况下是有效的，在哪些情况下是无效的。比如说，如果你曾被一只蜜蜂蜇到，那么，你在下次远足时，就会穿上长袖上衣和长裤，而且看到蜜蜂，就会让你感到焦虑。

提示要点

只要患者对某种类型的情绪状态做出反应并据此采取行动，我们就需要检验这些行动的有效性，这或许会让大家觉得烦琐；但需要提醒的是，我们正在传授技能，而患者的不断练习和重复显然有助于提高学习效果。

教学要点：内疚和悔恨的感觉

我们应该与患者分享一种被称为社交情绪（social emotion）的内疚感，因为它经常会出现在我们的人际关系中，尤其是在相互依赖性更高的文化群体中，这种情绪会出现得更频繁，而且更易于得到社会氛围的强化。但需要澄清的是，内疚通常是指与某些期望不一致的行为，或者是我们在某些场合中犯的错误。如果某些患者提到与羞耻感相关的例子，不妨让他们知道，下个疗程的主题就是羞耻感。

要求整个小组讲述对内疚的理解，并给出一两个例子，然后，我们将进入"ACT 实践"练习。

ACT 实践：内疚感的示例

请参与者回忆他们被内疚感所吞噬的那一刻，让那个画面重新进入自己的脑海。向自己描述此时此刻的感受、想法、身体感觉以及由此引发的行动，提醒患者关注不同层次的情感体验。在稍微停顿片刻之后（1 到 3 分钟），让这些意象在患者的脑海中消失，并请一名志愿者描述自己与小组合作的情境。在征集志愿者的回复时，需要了解他们因内疚感而采取的任何行为，并提出如下这个关键问题：你的行为会让你接近还是背离自己的价值？

提示要点

对某些患者来说，因其他背景（如宗教或文化背景）产生的内疚，经历长时间的沉淀已根深蒂固，甚至可能已经融入他们的具体生活方式中。因此，对这些人来说，关键是不能挑战他们所坚持的宗教或文化信仰体系，而且要继续关注其行为的有效性。虽然人们可以感受自己的感觉，但真正有效的是行为，或者说，这种行为会让人们接近还是背离自己的价值。

教学要点：忧郁、沮丧、悲伤的情绪

这里需要向患者解释的是，在日常生活中，悲伤是每个人都会体验到的一种司空见惯的情感。因为悲伤可能与抑郁症混淆，因此，区分这两者很重要。抑郁症是一个临床术语，它对应的是一组具有相近特征的症状，而其中最典型的症状之一就是感到悲伤，而精神抑郁则是指持续两年以上的慢性抑郁症。相比之下，悲伤是我们在生活中经常会体验到的感觉。因此，需要向他们澄清，感到悲伤并不一定意味着抑郁——这只能说明一个人还活着，而且有感觉。

ACT 实践：回归忧郁、沮丧、悲伤的情绪

请患者讲述悲伤促使他们采取符合价值或是具有自然适应性行为的例子（譬如，当听说一位挚友被诊断患有疾病时，你可能会决定，有必要尽可能多地陪伴他们，因为你追求的价值之一就是友谊）。

接下来，请参与者回忆他们以前经历悲伤情绪的时刻；在选择一个情境之后，给他们一点时间，关注这种情绪出现在生活中不同时刻的不同之处。之后，如果参与者接受的话，可以请他们向整个小组讲述自己关注的回忆，并提醒他们关注悲伤给身体带来的感受以及与之相关的想法和行动。最后，按照之前讨论情绪的方式，询问他们所采取的行动是接近还是背离自己的价值。

需要提醒的是，练习应充分体现出：我们的任务不是要逃避悲伤，而是要学会在经常面对忧郁、沮丧、悲伤情绪的情况下去面对生活，追求我们的价值。

提示要点

作为治疗师，我们需要与感受患者的情绪状态保持协调；很自然，在看到患者感到沮丧、悲伤或压抑时，我们或许会注意到自己的内心在说：不要袖手旁观，做点事情，想办法不要让这个人感到沮丧，给他加油，让他振奋起来，等等。但关键在于，我们要关注为患者构建的模型：对这种情绪构造的模型是造成某种行为的原因吗？在我们模拟情绪低落时，是否并未践行自己的价值？

需要提醒的是，我们始终要理解患者在面对这种情绪时的艰难，但也要当心，不要陷于内容而不能自拔。对临床医生来说，重要的是关注悲伤所致行动的诱因和后果。需要重申的是，这并不是说你的任务就是一味地理解。实际上，我的唯一建议就是，理解患者只是第一步。接下来的问题是："在感到悲伤时，你在做什么？这种悲伤到底有多强烈？你最后采取了什么措施？"

教学要点：愤怒、暴躁、易怒的情绪

尽管愤怒的强度和内涵不尽相同，但它毕竟是一种我们无法规避的情绪，而且是一种极端情绪。它极大地影响了超级感受者的生活，让他们处于紧张状态。一旦被触发，它就会引发人们对事物的本来面貌、我们应如何对待的一系列想法和期望。有些超级感受者试图从始作俑者的角度理解其愤怒反应。这是自然的反应，因为它们毕竟正在伤害自己。

在询问小组他们如何理解和体验愤怒情绪之后，进入本教学要点的"ACT实践"。

ACT实践：愤怒触发要素的示例

本练习分为三个部分：第一个部分介绍了患者关于愤怒情绪可能持有的观点，第二部分是针对练习关注和命名技能开展的一般性活动，第三个部分涉及相关体验。

第一部分：关于愤怒情绪的观点

我们将在下文中逐一介绍准备与患者共同探讨的主要观点。在和患者讨论这些针对愤怒的想法时，请记住，我们只是在模拟心理灵活性，把这些观点与行为的诱因和后果、对愤怒情绪的最新研究以及这种情绪的演化特征等方面联系起来。因此，我们无须说服患者接受这些观点！

想法：我之所以会生气，只是因为别人做了什么或是没有做什么。

很自然，在与他人互动时，对方的言行可能会让我们感到不安，于是，我们的大脑可能会马上做出反应："如果他们没有这样做，我就不会生气"。但如果我们退一步想，就有可能意识到，这个人的行为之所以只会影响我们，而不会影响其他人，完全由于我们个人的喜欢、偏好、期望或价值。比如说，在杂货店里排队结账时，如果有人加塞，可能会让某些人生气，但有些人可能会不以为然。

想法：我在生气的时候，别人千万不能惹我。

在短时间内，发怒确实可以帮助自己获得希望得到的东西，这看起来似乎是有效的，但从长远来看，决不能说这是一种有效的行为，或是一种建立富有成效的持久关系的有效举措。

想法：谈论导致我生气的事情永远是有益的。

当感到生气时，很自然地会想到无数与犯错、不安或失望有关的想法，并且有向很多人去一遍又一遍不断倾诉的冲动。同样可以理解的是，多年来，研究愤怒情绪的学者已经验证，发泄让我们感到沮丧的事情只会导致我们更生气，因为这些想法会放大和推迟愤怒的情绪，而不是让这种感受自生自灭。

想法：愤怒是对自我的压抑。

尽管我不知道这种说法的来源，但它在流行心理学中确实很常见，而且传播甚广。但有一点确实值得深思：虽然抑郁的人可能比其他人更容易发怒，但这并不意味着每次生气都是抑郁引发的。不妨设想一下！我因为找不到钥匙而暴跳如雷，这样的情景会是什么样呢？

在探讨了这些关于愤怒的观点后，了解参与者在这个话题上是否还有其他需要讨论的观点；如果没有，即可进入下一个活动。

第二个练习旨在帮助患者走出愤怒的情境，关注自己的感受，给它们命名，放下与愤怒有关的想法，并检验他们在愤怒驱使下的行为是否有效。鼓励患者从功能上研究自己的愤怒行为，从而帮助他们改善从价值出发采取行动的能力，而不是让愤怒肆意发挥。

第二部分：关注活动并进行命名

此外，我们需要借助一个中等大小的球完成这项活动。请参与者站起来，围成一个圈，并告诉他们：在这个小组中，所有人互相检验对方的愤怒如何表现出来。当然，如果有些人不接受这种感觉，不应该强迫他们参与。

让患者知道，我们将在这项活动中用到一个球，然后，把球扔给其中的一个人。然后，邀请抓到球的人说出导致他愤怒的触发因素之一，讲述他在发怒时的身体感觉以及他在一般情况下对这种触发事件做出的反应。此时，需要提醒参与者的是，触发愤怒的要素不只有重大事件，比如我们在电视上听到的新闻或是有人撞到我们的汽车；导致愤怒的诱因常与日常生活有关，比如说，有人在吃饭时抠牙齿，有人在杂货店排队时看着自己，或者有人将杯子直接放在桌子上而不是杯垫上发出撞击声。

在开始这项活动之后，提醒他们，在分享导致自己愤怒的触发因素时，应使用关注和命名技能。在每个患者至少分享两到三个导致自己不安的情境之后，活动可以结束——因此，活动时间取决于小组的规模。

第三部分：认识愤怒的危害性

在患者回到房间里的常规位置后，让他们在脑海中罗列出那些曾反复让他们发怒的情境，并选择其中的一个具体情境进行这项练习。如下是我们需要向患者讲述的一般说明。可以根据个人喜好修改这段说明，而且可以采用自己的语言，但一定要确保随后提出关键问题。

用几分钟的时间，闭上你的眼睛，或者如果愿意的话，也可以睁着眼睛，尽最大努力将这段不安记忆的画面保留在自己的脑海中，让自己尽可能完整地关注这个画面的细节。（停顿一会。）这可能会让你觉得有点困难，但还是希望你尽最大努力身处这个情境。如果感觉太多或是太困难，可以稍微缓解一下不安情绪……（停顿一会。）你的头脑中可能会出现各种类型的干扰。（停顿一会。）承认这些情绪，并尽最大努力将注意力带回到这些情绪上。给自己一些时间，关注头脑中愤怒情境的每个方面。（停顿两三分钟。）

请患者向小组讲述自己在提出如下关键问题时的任何反应：

- 他们注意到哪些感觉或身体反应？是否存在某种类型的不适？

- 他们出现了哪些愤怒的想法？对自己或涉及该情境的他人有什么判断性观点？哪些期望或规则受到破坏？对未来有

哪些想法？

- 你在那一刻做了什么？
- 这种情境带来了哪些真正的伤害？是什么让他们这么沮丧？

第二个问题很重要，因为当一个人感到心烦意乱时，往往会产生大量的判断性想法、规则（比如"这是不对的"）或是对未来的想法（如"一切都不会改变"）。（我们将在下个模块中介绍不同类型的想法，但可以委婉地把这些说法介绍给参与者。）

为了完成这个"ACT 实践"练习，应帮助患者区分愤怒的情绪和愤怒的行为：生气是很自然的事情，我们不能控制自己的感受，但我们的行为是可控的。感到愤怒并不意味着一定要因愤怒而采取行动。

提示要点

当患者感到愤怒时，他们通常会想如何采取正确的行为方式，或者事情的本来面目应该是怎样的。从 ACT 的角度来看，诱发愤怒情绪的源泉，往往是令人厌恶的事件以及对/错和公平/不公平这一关系框架的融合，两者相互结合，共同激活愤怒的火焰。

我们应充分理解他们的愤怒情绪，但归根到底还是要回到有效性问题：这种愤怒让你付出了什么代价？这种愤怒有什么意义？

对于长期受愤怒困扰的患者，应在他们的正常学习历史背景下考虑愤怒情绪：人们会按下情绪开关并感到生气，是因为他们在学习历史中的某些方面被再次激活。于是，这段历史自然而然地出现在面前，他们对这段历史做出反应。

教学要点：情绪链

治疗进行到这个阶段，参与者通过不同的练习，一直在不断练习关注自己的情绪是如何被激活的。这个教学要点阐述了情绪如何成为激发行为的源泉；某些时候，有些行为会触发另一种情绪，进而带来其他想法、意象、记忆和感觉；然后，我们再次采取行动，而新的行为又成为另一种情绪的触发器，依此类推。于是，"情绪—行为—情绪—行为—情绪—行为"的链条得以继续延长下去。

在这里，我们可以用一个简短的例子解释这个教学要点：假设玛丽莎是一个超级感受者，她在课堂上第一次收到针对其写作的反馈。她为此而感到困惑并想到，从来没有人说过我使用分号的方式是不正确的。于是，她对指导教师说："我得再看一下，让其他人看看这么写是否正确。"指导教师满脸惊讶地看着她，玛丽莎立刻意识到，这样对待教师的意见是不恰当的。但是在当她意识到这一点时，教师已经离开。于是，玛丽莎给教师发了一封电子邮件，表示道歉并希望能再次见面；她盯着电脑屏幕足足等了 30 分钟，但始终未能收到教师的回复，她害怕教师会给她很差的评分，于是，她又发出一封电子邮件，但结果依旧如故：没有收到教师的任何回应。这让玛丽莎更害怕了，随后，她通过电话给教师留言。大约过了 3 个小时后，教师亲自找到玛丽莎，并向她解释了具体原因：她刚才一直在上课。玛丽莎为自己的行为感到尴尬，并再次向讲师道歉。

在分享这个例子后，让患者确认，他们是否注意到了"情绪—行为—情绪—行为—情绪—行为"链条，并继续本教学要点的练习。

ACT 实践：在情感暴发之后了解自己的情绪

这个练习来自即兴创作，虽然貌似有些傻气，但可以帮助患者以不同方式认识到，情绪只是我们的个人体验。因此，不要担心——我们根本就不需要通过额外的即兴表演课程去营造这种体验。

邀请一名志愿者，并提前向他说明，他需要向整个小组简单介绍一个面对困难的情景，以便让其他参与者为练习做好准备。在找到这名志愿者后，请他介绍一个导致情绪开关打开的具体触发情景，并描述他在这个情景下产生的"情绪—行为—情绪—行为—情绪—行为"链条（在这项活动中，理想的情况是情绪链由不超过四种情绪状态构成）。但一定要让这名志愿者说明因每种情绪产生的想法、感觉和行动。

接下来，邀请另外三名小组成员参与，并告诉他们，每个人都要模仿让前一名志愿者难以接受的某种情绪。

现在，我们已经找到了一名志愿者和另外三名参与者，然后，让志愿者模仿让他感到纠结的情景（但不能使用任何语言——只能采用手势）。接下来，提示下一位参与者，模仿第一名志愿者的情绪，并顺序表演：大声说出自己的想法和感觉，同时做出与这种情绪相伴而来的行为。随后，让这个人模仿第二种感觉，并开始模仿相应的情绪，描述自己的想法以及这种情绪给身体带来的感觉，并采取与之对应的行为。让第三个参与者按第三种情绪完成相应的过程，依次类推，直到所有志愿者均模拟过全部四种情绪。

和所有"ACT 实践"练习的结尾一样，在这里，我们同样需要请参与者总结自己关注到的情况；主要志愿者需要回答的一个关键问题是，"情绪—行为—情绪—行为—情绪—行为"这样的链条最终会接近还是背离他的价值。对超级感受者来说，他们应通过反复练习，关注极端感觉如何驱动他们采取具有催化剂性质的行动，从而诱发痛苦情绪与问题行为的无休止循环。

提示要点

尽管这项活动看起来有点傻，但绝对不要低估它的价值，而且还要牢记，我们可以采用不同方法向患者传授 ACT 技能。教学活动的多变性只会强化学习效果。假如读过其他 ACT 方面的书籍，我们很可能会看到"单纯的痛苦和虚拟的疼痛"或是"原发性或继发性疼痛"这些术语；实际上，它们都指代同一个现象："情绪—行为—情绪—行为—情绪—行为"循环。

最后，不管是焦虑、担心、羞耻还是愤怒，任何强烈的情绪都是难以接受的，因此，我们都很容易被这种情绪所压倒。在下一个、同时也是最后一个教学要点中，我们将为患者介绍一项经典技巧：抛锚。

教学要点：接地

向小组中的患者核实，在体验"太多、太快"的情绪时，他们会有何感受。在搜集到一些答案之后，向他们简要地解释一下，陷入极端情绪会占用过多的大脑资源，进而耗尽我们的心智能力，让我们更容易因头脑一时发热而受到情绪的摆布。此时，应学会让自己回到当下，这就是接地；接受这种情绪，不要对这种情绪做出任何反应，这不仅会让我们的脑力更有效率，而且会强化我们从价值出发选择合理行为的能力。

针对这些极端时刻，路斯·哈里斯提出了"抛锚"（dropping the anchor）的概念，它形象比喻了超级感受者应对感觉失控时采用的一种技能。下面，我们开始练习这种技能。

"ACT 实践"练习：抛锚

向患者解释，在他们陷入强烈的感觉并被情绪所控制时，这项技能有助于帮他们回到当下。虽然植根当下不会驱散情绪，但可以让他们找个停下来的时间，集中注意力，审视在那一刻真正有意义的事情。最后，这项技能的目的不是为了逃避和迅速摆脱极端情绪；而是为了学会关注被这些感觉所控制的时刻，放弃与内在体验的对峙，让自己有机会学会面对挑战、践行自己的价值。

把使用抛锚技能的原因、方式和时间置于具体的情境中非常很重要，因此，我们不只是在传授一种技术。从这里开始，我们可以请患者站起来朗诵如下内容：

当出现痛苦和极端性情绪时，有时会因为它们来得过于迅猛而强烈，以至于我们就像是被踢倒、踩踏或是被撞倒在地。自然地，我们会陷入这种情绪而难以自拔，进而忘记了我们拥有这些感觉，而不是被它们所占有。因此，抛锚技能的核心，就是让我们在情绪机器全速运转的那一刻回归当下，脚踏实地。我们不妨练习一下。在接下来的一段时间，尽量用力地把双脚踩在地板上，让自己稳稳地站住，寻找脚踏实地的感觉，与此同时，有意识地放慢呼吸。（停顿几秒钟。）你甚至可以把手放在腹部或胸部，感受呼吸的质量。

在收集到患者的部分回答后，告诉他们：现在，我们将进行抛锚练习，掌握这种在遇到麻烦情况时可以用到的技能。以下是我们对这项活动的基本指导，在练习中，具体风格可根据自己的偏好进行调整：当患者保持站立时，请他们回想上周遇到的挑战性时刻，而且他们的情绪机器当时已进入全速运转状态。选择一种情景之后，请患者想象这次遭遇，关注并命名随之而来的感受和行动。譬如，他们可能会说："我注意到……的感觉。"（停顿片刻。）以轻柔的语言鼓励他们练习抛锚。此时，他们可以用力把脚踩在地板上，放慢呼吸，轻轻地把手放在身体上，或者缓慢地前后调整身体平衡，全神贯注地让自己进入那一刻。接下来，请他们有意识地关注摆在面前的三个不同物体，在继续稳稳站住并放慢呼吸的同时，默默关注呼吸的质量。

完成这个练习后，请患者坐下，然后让他们描述自己的感受。在出现极端感受而且在刻意抵御这种感受的时候，向他们强调把自己带入这种体验的过程，与此同时，让自己回归当下：身在此时此地（而不是开启情绪反应链）。最后，向患者澄清，在练习抛锚时，在放慢呼吸并接受问题之后，他们的任务就是关注外部世界，包括与他们交谈的人、周围的环境或是他们所看到、听到或闻到的任何东西。

提示要点

人们通常把脚踏实地或抛锚视为一种控制或改变感觉的技能，

而且我们当然可以在这个框架内介绍这个概念。在 ACT 方案中，脚踏实地体现为患者为回归当下而做出的选择，它并不是为了摆脱任何感觉，而是为了选择如何回到此时此地，进而选择基于价值的行为。

在这里，我们必须明确的是，ACT 框架的核心就是行为的功能。脚踏实地是一种行为，它可以通过两种方式发挥作用：作为一种控制策略或是可选择采取的行为，让我们能在任何情况下回归当下。在这里，我不得不重复这句话——为了在任何情况下都能回归当下；同样，我还要再次强调的是——在向超级感受者传授这项技能时，关键就在于把使用这项技能的时间和方式纳入具体情境中，因为他们的本性就是逃避情绪。

最后，在回顾这个教学要点时，有些患者会在情绪失衡时要求暂停练习。对这类问题，我们最好应澄清，有的时候，刻意远离触发事件本身就是一种基于价值的行为，并且应鼓励患者在练习时，不仅要考虑自己，还要考虑他们所关心的人，而不是不顾一切地离开触发情景。

综合建议

确保参与者简要概括本课程所涵盖的内在技能和外在技能（表 5 - 7），鼓励患者在疗程中间进行练习。

表5-7　内在/外在技能

内在技能	外在技能
◇ 关注和命名（极端）情绪 ◇ 关注情绪链 ◇ 选择去感受极端情绪 ◇ 抛锚（脚踏实地） ◇ 检验应急行动的有效性 ◇ 检验价值	

应向患者强调如何把在这项治疗中学到的如下五项核心 ACT 技能用于各种类型的内在体验：关注、命名、检验应急行动的有效性、检验自己的价值以及选择以价值为导向的行为。在治疗开始的时候，患者就一直在练习检验他们的价值，并在整个治疗过程中，他们都在学习将价值付诸行动的其他技能。

每周练习

将本周的核心工作表分发给患者："超级感受者的 ACT 路线图"和"行动中的价值"。

书呆子的心得

在整个治疗过程中，每个疗程都会在练习中嵌入情绪的接纳，而且因为关注情绪已非易事，因此，临床医生的脑海中经常会出现怀疑想法，自然不足为奇。（我的一个学生曾在几年前问过，只关注情绪而不采取任何措施真的有用吗？）如果你的脑海中突然冒出这种想法，不妨看看我们迄今为止对接纳承诺的了解：

我们把时间退回到 2003 年，那一年，格奥尔·艾费特（Georg Eifert）和米歇尔·赫夫纳（Michelle Heffner）进行了一项开创性研究，对焦虑症易患者的接纳和控制效应进行了研究。在这项研究中，他们要求参与者呼吸二氧化碳浓度略高的空气。全体参与者被随机分配为两个小组：第一组按指令练习呼吸技巧，第二组则根据指导进行接纳练习。需要提醒的是，两个组的参与者基本上都在呼吸富含二氧化碳的空气，这自然会引起自发的、无法控制和不舒服的生理感觉。

这项研究的结果非常有趣。首先，所有参与者都称出现出汗、心跳加速、呼吸不畅等生理反应，这和惊恐发作的症状非常接近。近一半依赖呼吸技术的参与者退出了研究，并出现情绪失控。但那些没有选择对抗而是主动接纳生理反应的参与者则指出，他们不太害怕这种生理感觉，而且也很少对其影响产生太过负面的见解。

随着基于接纳过程的研究不断推进，学者们为这项研究增加了一个新变量：患者在体验各类不适体验时所采用的心理框架。玛利亚·卡莱克拉（Maria Karekla）和约翰·福西斯（John Forsyth）在 2004 年开展了另一项开创性研究。他们比较了被诊断为恐慌症患者的流失率，并随机对这些患者采取如下两种治疗之一：ACT 增强型认知行为治疗或认知行为治疗（CBT）。在这项研究中，所有参与者均完成了内感受暴露（interoceptive exposure）练习，但有趣的是，在接受 CBT 治疗的患者中，有五人中止治疗；但是在接受 ACT 增强型 CBT 治疗方案的患者中，只有一人停止治疗。

多年来，这些研究成果已被多次重复。接纳结构最初确实有离经背道的意味，毕竟，它与之前所有针对控制性反应的研究的结论均背道而驰。但是现在，鉴于第三波疗法采用的各项研究，讨论基于接纳的过程已成为常态。坚持"要更好地生活，我们就必须想更美好的事情、感受更好的感觉"，这样的治疗依据已经过时；反之，在治疗中"始终全面坚持以价值为导向的生活"始终效果明显。

当然，你的脑海里可能会闪出这样的想法：接纳令人讨厌的经历就会让人们更幸福吗？当这种情况发生时，我邀请各位欣然接受这种想法，因为越来越多的研究表明，事实的确如此。

第 5 疗程　情绪觉知

本疗程的主题

恭喜各位！今天，我们将讲授情绪觉知模块的最后一个疗程。

本疗程只有四个教学要点，因此，我们有机会在最后的复习模块中对所有技能进行总结。上一疗程侧重于生活中常见的极端经历，而本疗程关注的是对超级感受者更有打击性，更有可能让他们萎靡不振、情绪低落的感觉。在这种情况下，他们往往会对自己产生强烈的怀疑，比如说，他们可能会说"我已经崩溃了""我彻底懵了""我太愚蠢了""我已经完蛋了"或是以其他任何形式告诉自己："我确实不够好。"在本疗程中，我们首先讨论了针对羞耻感的体验式练习，随后，请超级感受者描述这些毁灭性感受如何出现在生活中的不同时刻。在 ACT 实践中，我们会看到乔·达尔（Joan Dahl）"生命线练习"的改编版。由此，我们将会看到，针对这些情绪产生的融合反应或规避性反应具有重复性和持久性。在最后一个教学要点中，我们将着重探讨愤怒如何掩盖某种慢性情绪，要求患者学习在受到伤害时剥开愤怒的表象，并逐渐掌握这种技能。

最后，本疗程将继续专注于帮助超级感受者面对和接受任何类型的情感体验，帮助他们把接纳过程视为一种可在生活中培养的积极行为，这样，他们就无须投入宝贵的时间、精力和努力去控制自己的情绪机器。

内容概述

1. 即时练习

2. 每周练习概述

3. 教学要点：羞耻感

4. 教学要点：当愤怒掩盖慢性情绪时

5. 教学要点：识别慢性情绪

6. 教学要点：描绘慢性情绪

7. 综合建议

8. 每周练习

练习材料

- 一条围巾
- 为每个参与者提供一个记事本和一支笔
- 空白纸张

练习工作表

- 不适用

即时练习

这项练习的内容就是拉伸动作！阅读如下指南性说明，具体可按自己的风格随意修改，让它成为你自己的东西！

说明：请参与者站起来，双脚分开，与臀部同宽，放松膝盖并保持平行，有意识地关注每一次完整的吸气和呼气过程（两分钟）。然后，让他们扭动脚趾，关注脚和鞋子接触时的感觉；在他们继续专注呼吸的同时，请他们缓缓地向上举起双臂，伸向空中，并保持双臂平行。在保持这种姿势的时候，让他们关注这种姿势带来的感觉。如果有人对此觉得难以接受，可以让他们放缓工作，让身体轻松一点，不必强迫或推动他们采用这个姿态。在患者保持这个姿势大约两分钟后，让他们慢慢地放下手臂，自然悬垂在身体两侧，并维持这个姿势几分钟，然后，让患者回到各自的座位上。

花一点时间，和患者一起思考这个练习，提醒他们不要纠缠于怎样才能采用"正确方法"或是"更好的方法"；作为一名治疗师，我们需要在每次干预中保护患者的好奇心，这项练习也不例外。

每周练习概述

采取前几个疗程相同的做法。

教学要点：羞耻感

在这个疗程中，我们将关注某些可能更令人痛苦的其他类型情绪，因为这些情绪往往会导致人们做出悲观的自我认定。首先，我们指导整个小组对羞耻感展开讨论。

有些患者经常把内疚与羞耻混为一谈，因此，我们首先应询问他们，如何理解这两种情绪。之后，我们应澄清如下问题：

- 内疚是指一种针对特定行为产生的情绪。比如说，如果某个人丢失一块手表，而手表是一位朋友送给自己的，为此，这个人可能觉得应对此负责。
- 羞耻是指一个人对自己作为个体所产生的感觉——它不仅仅是指某一种具体行为，而是一种实质性问题。在感到羞耻时，一个人的脑海中会立刻出现对自己的各种负面定义：我已经崩溃了、我太反常了、我很愚蠢、我在情感上太脆弱了……诸如此类。

因此，我们应该把耻辱感纳入社会进化的语境中，并以此作为参考框架。为此，我们可以这样说：

尽管耻辱感会让人感到不舒服，但它确实帮助我们的祖先克服困难，涉险过关，因为它有助于群体建立如何相处的规范。比如说，偷窃、撒谎或背叛等均属于不被群体接受的行为，因此，任何采取这些行为的个人都会被群体其他成员所拒绝，让这些人产生羞耻感，进而给他们造成被排斥感或是背离该群体理想价值的感觉。

对大多数人而言，当我们有别于团队中的其他成员、没有达到该群体的道德规范或是基本预期的时候，就会让我们产生羞耻感。

ACT 实践：认识耻辱性行为的有效性

虽然我们可以针对羞耻感进行很多练习，但这个疗程中，我们将采用针对其他任何情绪的相同方式，并结合这种心理特征的具体特点。

本练习由两个部分组成。第一部分强调的是把羞耻描述为一种感觉的体验性练习，第二部分是组织小组讨论，了解患者在生活中对羞耻感采取行动的后果。

在讨论中，我们可以使用如下脚本，或是进行适当修改，使之更适合自己：

找个舒适的姿势，可以坐下来，也可以站着，但一定要保证让你的身体充分放松。闭上眼睛，慢慢地把觉知引导到呼吸上。在吸气和呼气时，关注自己的每一次呼吸。每次吸气和呼气时，尽可能地让自己体会当下这一刻，同时，全神贯注地感觉呼吸。现在，想象一下，你受到非常严重的伤害，以至于你想逃避任何人。你想离开所有人的视野，从他们的眼前彻底消失，远远地离开所有人。如果感觉太强烈或是太艰难，可以对自己温柔一点。（停顿一会。）看看你是否会让某些记忆的细节进入脑海：内在的声音不断发出各种自我批评的想法，比如"这是你的错""你出了问题""你崩溃了"。看看你能不能让这些情景尽可能生动地重现于脑海，然后，再尽可能地去体验这些情景，就像它们就发生在此时此地。请关注伴随这个情景的各种不同类型的词汇和语句，并在它们出现时叫出它们的名字，这就是"思想"。缓缓地、轻轻地把注意力从这些想法转移到身体的感觉上。看看你是否能从上到下慢慢扫描自己的身体，并关注任何因这段记忆而出现不适或其他任何反应的部位；按照对待想法的处理方式，在感觉出现时对它们进行命名："这是一种……

感觉。"接下来，慢慢地开始注意此时出现的其他任何情绪，并把自己的觉知带入这些感受。同样，按照处理感觉和想法的方式，默默念出它们的名字，并为这些感觉一一命名。给自己一个机会，让这些情绪存在于当下；给它们留出存在的空间；任它们自由存在。关注任何抵抗、摆脱这些感觉或是试图对它们视而不见的冲动。舒缓地呼吸，用轻松的心情去关注和命名此时出现的想法、感觉和冲动。关注羞耻情绪。你甚至可以想象：退后一步，用旁观者的心态平静地看着这些感觉来来去去。在你这样做的时候，记得调整呼吸。最后，深呼吸几次，慢慢让自己的思绪回到你身处的这个房间。

收集患者在这个练习中做出的反应，然后，让患者讨论他们在感到羞耻时最常见采取的行动。接下来，帮助他们检验这些行动的有效性。

提示要点

在高度敏感者的世界中，羞耻感是一种富于诱发力的情绪，一旦被激活，它往往会引发一系列其他情绪——从孤独感到隔离感以及介于两者之间的诸多情绪。但最重要的是，要帮助参与者关注触发羞耻感的个人线索，并练习以旁观者身份去面对这种情绪。

与其他所有情绪一样，羞耻感也有它的目的，而且只有在特定情境下才能理解它在患者生活中的有效性，而不是孤立地去认识。归根结底，羞耻感和其他任何极端情绪一样，是我们人类这个物种得以生存的一种手段。因此，体验羞耻感绝非性格缺陷或不足。

但是，因为羞耻可能采取一种非常安静的表现方式，因此，人们很容易把它与愤怒相混淆。

教学要点：当愤怒掩盖慢性情绪时

我们需要向超级感受者解释，在当他们怒火中烧时，愤怒的背后可能还隐藏着痛苦和伤害。本教学要点就是要学会剥开愤怒的反应，这样，他们就可以消除愤怒的火焰，去考虑符合其价值的行为。

把剥开愤怒表象培育成一种技能，需要我们反复思考为什么有些事情会带来如此严重的伤害，检验是否存在与此相关的慢性情绪和故事被激活。在简短练习之后，即可进入 ACT 实践环节。

ACT 实践：释放愤怒

阅读如下脚本，了解它的内容，在使用时可以按自己的风格进行适当调整。确保在完成每个说明之后短暂停顿，消化吸收。

1. 想想你最近一次生气时的情景。尽可能还原这个场景的每个细节，并在几分钟内回忆当时的感受。

2. 在脑海中继续关注这个让你不安的情景，关注你对这个情景、你自己或相关者产生的任何想法。

3. 观察你的身体在这一刻做出的反应，关注可能出现的任何感觉，让你的身体处于完全放松状态。

4. 关注任何试图推动或改变情绪、感受或解决问题的想法。尽可能关注它们所包含的每个要素。

5. 接下来，回答给自己提出的问题：这种情景带来的真正伤害是什么？它为什么会造成如此严重的伤害？给自己留一点时间，思考这个问题。如果你的脑海里很快就产生了反应，那么，看看你是否能有意识地停下来，轻轻地克制这个反应，然后再重新检验一次。

6. 停顿片刻之后，看看你发现了什么。

取得患者对这项练习的总体反应，看看他们如何认识特定情况下出现的愤怒。检验他们当中是否有人注意到，愤怒如何掩盖了另一种伤害——羞耻、耻辱或孤独等感觉。对某些参与者来说可能会出现这种情况，但对其他参与者而言则未必。当某些患者注意到愤怒会掩盖不同类型的伤害时，向他们核对这种情况，从而发现这种被掩盖的感觉。

在获得患者的体验之后，给他们如下提示，以了解愤怒的背后是否还存在另一种伤害；在他们发现自己心烦意乱时——反复思考某种情景，比如人们冤枉自己的情境，产生一系列抱怨性想法，或是有证明自己的观点或为自己辩护的强烈冲动，此时，他们需要平息怒火，寻找隐藏在愤怒表象下面的其他情感。

提示要点

在学习这个教学要点时，可能会出现两种潜在的情景。

在第一种情景中，有些患者可能觉得这个教学要点就是在说他们的愤怒反应不合理、不适当或者无效。在这种情况下，必须委婉地告诉他们，这个练习不是说他们的体验不合理或者不准确；相反，他们的感觉是真实的，是任何人都无法反驳的。但事实就是这样，愤怒是一种难以抗拒的强大情绪。有的时候，如果我们不考虑伤害（这会削弱我们的耐受力）、行动的有效性以及对我们最重要的价值并据此选择行动，那么，我们会马上被这种情绪所控制。

在第二种情景中，你或许会遇到这样的患者，他们坚持认为对其他人发怒是合情合理的，而且不愿意思考愤怒是否隐藏了他们某些个性上的弱点。在这种情况下，希望各位要克制一下试图说服或推动患者同意自己的任何冲动；相反，我们应努力理解患者面对的问题，态度温和地和他们探讨这些愤怒情绪在生活中的有效性。归根到底，有效性是这种治疗方案的根本标准！

教学要点：识别慢性情绪

我们需要向患者解释，本节后续教学要点关注的是一些在感觉质量上略有不同的情绪类型：它们更尖锐，更锋利，伤害性更大，并以独特的方式引起我们的关注。这些慢性情绪的独特性在于，它们（1）往往伴随着我们对自己的判断性描述，比如"我崩溃了""我完全懵了""我简直是太糟糕了""我太一团糟了""我永远只能靠自己了"之类；（2）在生活中的不同领域（如友谊、工作关系或家庭关系）被触发激活；（3）在生命的不同时期（如青年时期）被触发激活；（4）伴随着难以忍受的情感伤害（如羞耻和拒绝）。

在归纳了这些慢性情绪的特征后，我们再询问参与者，他们的脑海中是否出现某种情绪或者这些"欠佳"难题的其他任何形式。随后，我们的练习转到 ACT 实践模块。

ACT 实践：识别慢性感觉

这项活动的目标是了解这些慢性情绪以及相关故事，它们是给高度敏感者带来心理障碍的主要根源。

在练习开始时，请患者准备一张纸和一支笔；在练习过程中，我们会要求患者进行适当的记录。

如下是我们在进行体验式练习时推荐采用的脚本：

为自己找一个舒适的姿势，如果可以的话，请闭上眼睛；如果觉得不舒服，只需把注意力集中在房间中的某个点上。慢慢地将注意力集中在呼吸上，关注吸气和呼气的时间。在脑海中回想一个受到严重伤害的时刻：这可能源自其他人看待你的方式，这种方式让你感到恐惧，并引发你的否定性自我定义。让受到伤害的那一刻进入你的脑海。

你甚至可能马上识别出这种感觉，因为它通常会伴随着一种熟悉的感觉。而且相同的叙述可能在不同时间、不同条件和不同情境下一遍又一遍地重复。此时会出现针对自己的哪些描述？

让这个情景在头脑中停留片刻。关注这个情景的细节，让它出现在你的眼前，并尽可能地让自己进入这个情景中。用一点时间去琢磨这种感觉，以及从个体和普通人的角度形成的自我描述。慢慢地、轻轻地睁开眼睛。让这个形象从你的脑海中消失，并记下你的反应。写下你对自己的想法、身体感觉和反应以及这段记忆带来的感受。

然后，再次闭上眼睛。让意识重新关注于呼吸，关注空气在吸气和呼气时的流动感，看看你是否能回忆起另一个记忆：同样的慢性情绪和针对自我身份的类似叙述再次被情绪机器所激活。按照对待第一个记忆的同样做法，尽可能清楚地想象这个情景，并在感受的过程中，关注你体验到的感受、冲动和身体感觉。

走出这个记忆，慢慢地睁开眼睛，写下你的反应。

最后一次闭上眼睛。让双脚用力踩在地板上，就好像它们是一棵树的树干一样，然后，再慢慢地把注意力转移到你的呼吸上。让自己回归这一刻。在一段时间内保持你的呼吸节奏，然后看看，在练习的这个最后一部分中，你能否回忆另一个再次经历这些痛苦感觉的情景；按照针对其他记忆采取的做法，尽最大努力让这个情景生动逼真地进入你的脑海，并保持片刻。缓缓地，在关注这个影像的同时，看看能否注意到此刻出现在你内心深处的东西，以及它如何让你认识自己。

最后看看自己的反应，缓慢地进行深呼吸，走出这段记忆，睁开眼睛，写下你在练习最后一部分中出现的反应。

在总结过程中，提醒患者关注并命名他们从这些慢性感受中获得的不同情绪体验要素。

提示要点

在主持这项练习时，有些患者说："但事实就是这样，我做的事情确实让自己……（各种认为自己不够好的描述），我觉得自己太丢人了。"虽然难于接受这样的表述，而且应该理解这些长期情绪带来的问题及其相关故事，但最重要的是，不要试图证明这些故事是错误的，或是要求患者以其他方式看待自己。否则，我们和患者都容易被内容所控制，使得我们无法抗拒我们大脑中的成见。

因此，我们应该关注的是患者在生活中坚持这些故事的有效性。你可能会问：“那些长期性感受和故事到底是在延续还是限制我们的生命？它们是否有助于引导我们走向自己追求的生活？”

需要声明的是，我并不是说患者的过去不重要，或是不应该谈论过去。相反，我只是提醒，不能把强化患者内部体验带来的控制行为视为必须兑现的事情。

教学要点：描绘慢性情绪

本教学要点旨在帮助患者描绘慢性情绪对生活的影响。在这里我们需要向患者说明，关注某种特定慢性情绪是获得情绪觉知的第一步，而下一步则是检验相关行动的有效性，这也是如下活动的目的。

ACT 实践：描绘慢性情绪

如下练习的原型来自乔·达尔；我们需要准备一条围巾和一个记事本。

首先，邀请一名志愿者参加练习。征得对方许可之后，针对其长期存在的慢性情绪提出几个问题，并了解这些问题对生活的影响。找到志愿者后，将围巾放在地板上，邀请志愿者站在围巾的一端。让这个人把围巾想象成这些慢性情绪的时间线。并继续做出如下说明：

1. 站在患者身边，请患者站在围巾上，向团队分享自己的个人价值。

2. 在一张纸上写下这位患者的价值，然后把这张纸放在围巾的另一侧（也可以贴在墙上），而且是参与者和其他人都可以看到的地方。

3. 询问参与者，是什么长期感受（如被遗弃、孤独或拒绝）

造成了他需要持续关注的问题。

4. 请参与者分享自己对这个问题的某一次具体回忆。

5. 要求参与者关注并命名这种感觉，提醒他们回忆与这种感觉伴随出现的思想、情绪、身体感觉、意象、记忆及故事。

6. 询问患者，根据这种感觉，他会在人生的不同时期（童年、青春期或青年时期——或者说，第一次出现这种感觉的任何时候）采取哪些行动。

7. 患者在每次解答人生某个具体时期的特定行为时，把这些行为写在一张纸上。让患者拿着那张纸，检验这些行为是接近还是偏离他的个人价值。

8. 如果患者认为这些行为不符合他的个人价值，那么，请轻轻地将这张纸放在围巾旁边（不是放在围巾的上面，而是放在旁边，可以在左侧，也可以在右侧，以说明该行动是如何让患者偏离其价值的），并让患者站在这张纸上。

9. 向患者询问采取这种特定行动的过程及其果，提醒他们回忆相应的情绪、想法、感觉，甚至是给生活带来的后果。

10. 在一张纸或几张纸上写下这些后果，并把它们放在围巾旁边的第一张便条旁边。

11. 邀请患者回到时间线，回忆发生在青春期或青年时期的一段记忆。重复以上步骤，直到成年。（如果患者的行为与其价值不一致，那么，应该在围巾的一侧放一张纸；因此，在练习结束时，围巾旁边可能有一堆纸张，这显示出患者在生活中按慢性情绪采取行动所带来的影响。）

12. 如果患者的行为符合其价值，那么，应请他描述这种体验。

请这位志愿者描述：对于他在生命不同时刻面对这些慢性感觉做出的反应，他有哪些体会？他的处理方式是相似的还是不同的？

这项活动的一个重要意义就是再次向患者表明，所有情绪，尤其是那些令人沮丧的情绪都会带来强烈的行为冲动。但是，如果不加思考地沉迷于这种模式，而不考虑这些行为在我们生活中的有效性，只会带来更多的问题（比如上述与价值不相符的模式）。

提示要点

让高度敏感的患者识别他们所面对的压抑情绪、关注这些情绪对生活的影响并与他人分享这些问题，这显然并非易事。因为他们的行为习惯过度笼统、高度固化，因此，在完成这项活动时，患者往往会说这样的话："我注意到了自己的慢性情绪问题，但我觉得我无能为力。"

在听到这样的说法时，最重要的是理解患者在当时的体验，因此，我们不妨这么说："这确实是让人难以接受的想法，没有人愿意接受，我觉得这很痛苦。"另一方面，还需要让他们清醒地认识到，所有人都会对自己产生痛苦的感受和想法，这是很自然的事情；但是，要让所有人都接受痛苦并承认他们所受到的伤害，显然是一种难以掌握的技能。最后，如果能理解患者接受这些问题的困难性，并把它们视为生活中不可避免的一部分，那么，我们就可以让患者去审视自己的做法：如果总是不加思考地按这些情绪和自我认识采取行动，他们的生活会发生什么？

当然，你肯定会找到各种各样的说法去回答患者，但重要的是，决不能纠缠于这个想法是不是合理，或是讨论它是不是正确。相反，我们必须不断强调这个想法给患者生活的影响："如果始终以畏惧心态坚持这些情绪和想法，会发生什么呢？这是否有助于我们成为自己期待的那个人呢？"

综合建议

表 5-8 是对本疗程所述相关技能的总结。

表 5-8　内在/外在技能

内在技能	外在技能
◇ 关注和命名慢性情绪 ◇ 检验应急行动的有效性 ◇ 检验你的价值	◇ 选择基于价值的行为

提醒患者关注本模块所涉及的其他技能：

- 选择像对待行为那样去感受一种情绪
- 区分耐受力和心甘情愿
- 关注应急行动
- 区分直觉反应与真正的情绪智慧
- 关注情绪链
- 抛锚

鼓励患者以好奇心和开放的心态去练习本模块所涵盖的技能，这样，他们就可以了解哪些行为是有效的，哪些是无效的，以及他们在下次可以采取哪些不同的做法。

每周练习

提醒患者完成治疗方案的两个核心工作表。

个人信息

在本模块的最后部分，我想对您在推广以 ACT 技能解决超级感受者情绪调节问题方面的努力表示敬意！我真心地希望各位在这些疗程中找到快乐，而且希望各位有机会体验 ACT 如何以低调、通俗和动态的方式解决情绪调节方面的问题。

在下一个模块中，我们将探讨思维觉知（thought awareness）。对此，我们将为患者介绍大量的解毒方法，因此，请准备好让你的大脑全力以赴。

书呆子的心得

　　我们准备总结一下：到底有多少研究表明，存在慢性情绪问题或多种情绪问题的患者需要更长时间的治疗？

　　这个页面并没有错误。因为相关研究的不存在恰好证明了这个假设。

第 6 章
模块 2：思维觉知

在为超级感受者量身定做的 16 个疗程中，我们即将开启一个全新的模块：思维觉知。

各位或许不相信，这也是让参与者最感到困惑的一个模块，因为 ACT 对思维的理解方式完全不同于我们多年来所接受的教育（至少是西方文化的理解方式）。

对于我们当中的大多数人，已经习惯并接受思维控制感受或观点的理念，而且我们都深信不疑：只要能以不同的方式去思考，我们就能更好地处理问题。我当然也希望事实这么简单；但现实情况是，我们根本就无法控制出现在自己脑海中的内容。不得不承认的是，因为我们的大脑总喜欢联想，因而总是在耍花招。

按照 ACT 的基本原则，思维只是另一种个人体验而已；我们无须喜欢闪现在脑海中的每个想法，但我们可以学会坚持从自己的价值出发，对任意时刻出现在头脑中的思维噪声做出回应。这也是本模块所要解决的问题。

在这个模块中，我们在与患者探讨他们的想法，需要克制去质疑、辩论、证伪、取代或验证这些想法的任何冲动。我认为，融合会引发患者和治疗师同时做出修复和解决问题的反应，并不自觉地以更多的心智内容去回应固有的心智内容，而这就导致他们不能正确认识与思维僵化、与患者生活相融合所带来的影响。

在接下来的三个疗程中，我们进一步深入探讨认知解离问题。

我们需要引导患者如何不再纠结于自己的想法，并学会轻轻地控制它们。此外，我们还将引入"内在声音"这个隐喻，并把它作为情绪机器的另一个组成部分，毕竟，没有思想，就没有情绪，反之亦然。

在开始本模块之前，需要提醒的最后一点是：有效性是检验思维内容的唯一标准！

第 6 疗程　思维觉知

本疗程的主题

融合和解离构成了内在声音（inner voice）中的两个主要过程。多年来，人们从不同程度的特异性出发，对认知解离（或称为缩减本意）给出了很多定义。直到最近，人们才为解离找到了最终定义，即，"人类被正在思考的内容所控制以致所有行为调节来源均被这些内容所支配的倾向"。虽然解离是超级感受者需要掌握的一项重要技能，但需要提醒的是，尽管解离技能简单便捷，但显然不是 ACT 治疗方案的基本目的，相反，它只是一种辅助性过程，旨在帮助患者在生活中采取灵活、符合价值的行为。

我们之所以在这个疗程开始时便引入"内在声音"的比喻，无非是通过这个比喻来说明，我们的思维是一个独立实体，当情绪机器开启时，这个实体就会被激活。在整个 ACT 方案中，我们对思维使用了很多比喻，譬如词汇机器、内容生成器、爆米花机和穴居人大脑等；但我们的最终目毕竟是让参与者记住这种治疗方案的材料，因此，我还是建议在整个课程中采用统一的比喻方式，包括前面提到的情绪机器和情绪开关（而非情绪仪表盘）和这里提到的内在声音。

我们将在本疗程中讨论三种类型的想法：过去的想法、未来的想法以及标签化想法（labeling thought）。在每个教学要点中，患者都需要练习关注和命名技能（或者说，我们把课程的核心 ACT 技能用于想法），并解离出会导致行为背离个人价值的想法。

　　针对标签化想法的教学要点之所以最为详尽，因为它需要更多的机会来掌握描述和语言自然评价属性之间的差异。因此，我们建议利用本疗程的第 1 个小时学习前五个教学要点（从"内在声音"到"过去的想法"），再用 1 个小时学习其他教学要点（反思、标签化想法和未来的想法），可能会取得更好的效果。

内容概述

1. 即时练习
2. 每周练习概述
3. 教学要点：内在声音
4. 教学要点：内在声音的温柔与残暴
5. 教学要点：融合与解离
6. 教学要点：检验想法的有效性
7. 教学要点：过去的想法
8. 教学要点：反思
9. 教学要点：标签化想法
10. 教学要点：未来的想法
11. 综合建议
12. 每周练习

练习材料

- 计时器
- 为每个参与者提供纸张和笔
- 白板或其他大尺寸的书写平面

练习工作表

- 不适用

即时练习

在疗程开始时，我们建议采用如下脚本对参与者进行说明：

在这个练习中，请各位站起来，背靠在墙上，关注空气在你吸气和呼气时的流动感。在你吸气和呼气的时候，随着胸部和腹部的起伏，柔和地让你的意识集中在胸部和腹部。你关注空气进入鼻孔、穿过你的身体并在片刻之后离开的感觉，与此同时，请关注你的呼吸节奏。（停顿一会。）

在这一刻，你可能会发现，各种各样的想法或情景正在分散你的注意力，这是很自然的事情，因为我们的头脑很容易被外界各种事物所诱惑。（停顿。）在这些想法不断出现和消失的过程中，尽可能地关注每一个想法。如果只是一个影像，那么，在每次注意到这个影像时，默默地对自己说出此时的想法，轻轻地为每个想法命名。（停顿一会。）不要试图对这个想法做出反应，或是被它们所控制而不能自拔，让这些想法轻轻飘过，就像在你眼前来来往往的汽车一样，然后，轻轻地把注意力转移到呼吸上。

把注意力再从呼吸转移到你的感受。看看你是否能注意到自己在此时此刻的感受，带着一丝好奇心去关注，这种感觉到底是愉快还是不愉快，舒适还是不舒服？你能说出自己的情绪是怎样的吗？如果你能做到，请默默地在心中对这种情绪进行命名。如果你发现难以为这种情绪命名，那么，就不要纠结。缓缓转移自己的注意力，看看你是否能注意到这种情绪在你的身体中产生的感觉。你能注意到这种感觉存在于身体的哪个部位吗？不妨用"刺痛""让人觉得发痒"或是类似的词语，默默地向自己描述这种感觉。

如果出现另一种情绪或感觉，那么，请按描述前述情绪或感觉的方式去描述，并观察你的情绪状况是如何变化的。用几分钟的时间持续关注每种情绪或感觉的起伏过程；并随着这些想法的来来去去，为它们逐一命名。

关注你的身体在此时此刻的姿势。你甚至可以背靠在墙上，关注后背的感觉。你的背部是笔直的，还是绷紧的？你的腿是弯曲的，还是直立着？

最后，把注意力重新转移到呼吸上，随着一呼一吸的进行，关注每次呼吸的质量，关注每次吸气和呼气的质量，然后，慢慢地停止练习，让自己的思维回到此时此刻。

请患者介绍他们在这项活动中发生的全部反应，然后，继续向他们强调，和其他任何技能一样，让自己回归当下的能力也是习得和培养的。

每周练习概述

请两名志愿者回顾上周的每周练习概述："超级感受者的 ACT 路线图"和"行动中的价值"工作表。让患者知道，在接下来的三个疗程中，练习小组专注的重点是在情绪机器的另一层面上进行思考。

教学要点：内在声音

在本教学要点中，我们把人类的思维比喻为"内在声音"，并着重强调它的四个主要品质。提前阅读这些内容，有助于我们更好地熟悉。

- **内在声音作为"危险探测器"的自然进化**：我们可以向患者解释人类祖先曾经面临的各种威胁和危险情景，如恶劣的天气、难以生存的地域、野生动物或是来自群体内外的敌人。为了生存，他们必须要找到有可能出错的环节，并修复已经出错的环节。因此，在生存压力的推动下，我们的祖先需要不断依靠内在声音告诉自己："小心，那可能很危险；小心，这看起来和你之前经历的危险很相似。"随着时间的推移，内在声音逐渐进化为"危险探测器"，尽管我们已不再生活在史前环境中，但它仍继续发挥以前曾经发挥的作用。

例如，害怕惊恐发作的人可能会不断关注自己身体中发生的任何变化，无论是心跳加快、胃部跳动还是嘴里唾液的减少，都会引起他们的担心；于是，他们的情绪机制自然而然地会集中到恐惧上，而内在声音就会产生这样的想法，"这又是惊恐发作吧？小心，这很可能是惊恐发作的一个信号！"

- **内在声音的天然保护功能**：继续向患者解释，因为我们的祖先始终处于危险之中，因此，他们的内在声音成为了危险探测器，负责保护他们免受各种潜在威胁。如今，我们的内在声音依旧在做同样的事情：保护我们免受伤害。沿用上述惊恐发作患者的例子：他们的思维自然而然地要试图规避不舒服的东西，即使它们并非每次都会带来类似的身体感觉。

- **内在声音产生关联的自然倾向**：向患者解释，从我们出生的那一刻起，这个内在声音就一直在不断学习，并在我们的生活体验基础上不断强大；而且因为语言的出现，它开始根据我们在生活中的无数体验，不断创建形形色色的符号关系。不管我们的年纪如何——这个内在声音始终在创造新的关联。

我们可以让参与者完成如下描述来体现内在声音的这种关联特征："和你的朋友保持密切关系，和你……"。接下来问："你的内在声音是怎么说的？"但患者的回答很可能是："敌人更近了。"不妨看看另一个例子，让他们说："没有一个地方像……"看看参与者会如何回答。他们很可能会说"家"。这些例子说明，我们的内在声音会始终固执地坚持这些习得的关联，尽管这完全不是我们想听到的，或者这些联系完全不符合当时的情景。

● **内在声音的自然持续性活动**：最后，我们还要向患者解释，如果密切关注我们的内在声音，我们就会发现，它始终在我们的脑海中谈论形形色色、各种各样的事情。我们的内在声音永远不会休假。它永远在工作——比较、分析、评估、计划——因此，就像我们无法控制电视屏幕上显示的影像一样，我们根本就无法控制出现在脑海中的内容。

在认识了内在声音的这四个特征之后，我们需要澄清的是，在提到想法的时候，实际上也包括意象和记忆。之后，我们继续进行下面的练习。

ACT 实践：关注内在声音

请患者准备一张纸和一支笔。将计时器设定为 3 分钟，并对患者走出如下说明："在接下来的 3 分钟内，请写下出现在你脑海中的任何事情。如果头脑呈现的是意象或记忆，请标注'……的意象'，然后继续记录，直到我让大家停下来。"

当计时器响起的时候，告诉参与者，在纸上圈出和现在相关的所有语句。在结束这个练习之前，收集患者关注内心活动时做出的全部反应，要求他们命名内在声音产生的内容类型，并重点强调这些内容引发好奇心的本质。

提示要点

在学习这个教学要点时，一位参与者曾问我，接受人类思维始终运转的观点到底有什么意义，毕竟，他们已经意识到了这一点，因为他们中的某些人就一直在思考。

我最初的回应（大家可能会有不同的回应）是感谢这位患者，毕竟，他已经关注到了人类思维的不间断性，认识到这只是我们头脑的正常工作方式。于是，我向他解释，在接下来的教学和疗程中，我们将会看到这些反思性想法是如何影响我们的生活，以及我们怎样才能摆脱它们的操纵。

到此为止，我们或许已经认识到，完全没有必要让患者相信某个练习的具体结果或是过度解释某些事情。归根结底，我们需要通过练习和运用来学习 ACT 技能，而不是纸上谈兵。只要理解患者的体验、问题、疑虑和回应，我们就可以让患者在这项治疗中取得越来越积极的效果。

随着疗程的继续，我们将在下个教学要点中着重探讨语言的优点和劣势。

教学要点：内在声音的温柔与残暴

在这个教学要点中，我们旨在帮助患者认识到内在声音的形形色色的内容——它们无时不在，无处不存，而且完全不是我们可以控制的。

在这里，我们需要向患者解释的是，我们的内在声音有时会很温柔，给我们带来有用的内容——譬如去伦敦度假的规划、对他人的好评、省钱的好方案、改善口味的烹饪办法、鼓励我们遵守高速公路上的安全规则或是给我们所关心之人提出好建议，但有时这个内在声音也会带来让我们不开心的内容，比如其他人是如何冤枉我们的、对我们不喜欢的人实施报复的想法、关于我们看起来不再年轻的观点、将我们的作品与他人进行比较、对我们工作的自我批评，或是未来遭遇严重车祸的念头。这只是我们内在声音残暴属性的一个缩影。

因此，我们必须以常识性思维去面对：我们的内在声音天生就有温柔、善良和美好的一面，但也有残暴、刺耳和强硬的一面。然后，我们就不必过度解释这个教学要点，而是直接进入下一个强调人类思维上述品质的简单练习。

ACT 实践：内在声音的温柔、残暴和控制幻觉

提示：这个活动由两个部分构成。首先询问参与者，是否愿意

分享当天在情绪机器开启时随机产生的三个温柔或残暴的想法、意象或记忆。尽管这听起来很简单，但它可以形象说明上述教学要点：内在声音会带来各种各样的内容，同时也为下一项活动提供了铺垫。

第二个部分，我们需要为患者提供如下指导："不要去想黄色记事本。"（当然，我们还可以使用其他任何物品。）然后，与患者共同检验，在倾听这个指导时，他们的内在声音在做什么。最有可能的结果是，你刚刚说完这句话，大多数患者的脑海中就会浮现出一个黄色记事本的形象。

在了解患者对这项练习做出的反应时，我们需要强调的是，几乎任何人都无法在与内在声音的辩论中成为胜利者。当内在声音让我们体验到残暴时，即使我们每次都能找到强大的想法或理由，但不得不接受的是，我们的辩论对手是一台永不停息的思想机器。此外，我们还要强调，对内在声音进行控制其实只是一种幻觉；因此，当情绪机器运转时，我们需要学会面对由此带来的所有思维噪声，并采取有助于我们实现个人价值的行动——这也是 ACT 以及这种治疗的终极目标。

提示要点

这个教学要点有悖直觉，考虑到对思维力量的各种观点和想法，我们在为患者建模时需要坚持如下原则：在 ACT 中，我们不再把想法评定为好或坏、健康或不健康、美丽或丑陋——它们只是我们的内在声音以及个人体验的自然产物而已。

作为该模块的下一个环节，我们将在随后的教学要点中强调融合与解离。

教学要点：融合与解离

到此为止，患者已经认识到 ACT 是如何理解思维的，因此，我们就在这个教学要点探讨它们的融合与解离。

我们可以阅读如下针对各流程的非学术性简单介绍，并把它们当作与患者开展讨论的指导。

融合： 每当我们完全相信内在声音或是不折不扣地按其要求采取行动时，我们就已完全被这个内在声音所诱惑、融合、捕获或困住了。尽管我们都会融合来自内在声音的所有内容，但如果是在情绪机器开启时沉迷于内在声音带来的一切，那么，我们将面对无休无止的灾难。因此，当情绪开关闭合时，超级感受者会轻易迅速地与内在声音创造的内容融合。当他们感觉到某种事物时，内在声音就会告诉他们，"这是唯一的真理"，而他们会根据此刻的情绪迅速采取行动。

解离： 解离的内涵就是学会关注某些想法、记忆、意象或是一系列词汇：它们反映的是来自内在声音且不需要解决、替换、质疑、反驳或否认的内容。在整个治疗过程中，我们经常以解开、摆脱或分离等不同词汇来指代解离。

提示要点

在我接待的患者中，大多数甚至所有人都学会或是听说过积极思考的力量，认为理性胜于感情，或是在这些框架内接受过治疗（第二波）；在出现不舒服的想法时，他们一定会证明它们是错误的，并找到积极的想法去抵消它们。

如果患者始终把积极思考的力量作为一种融合形式，那么，我建议采取一种强调行为功能的回应方式，比如说，"我理解这一点，考虑到你我以及所有人得到的全部信息，这毫无意义。现在，如果我们暂时退出现在的谈话，并请你自己复核一下，如果不阅读这些消息或是提出积极的想法，你会怎样，你认为会发生什么？"在回答这个问题时，请患者联想其行为的功能；对某些患者来说，这种寻求积极回答的做法可能是一种回避形式（当然不针对所有人）。

教学要点：检验想法的有效性

类似于我们在情绪觉知模块中采取的做法，在这个疗程中，我们依旧要反复提及有效性这个话题。当然，同样需要再次澄清的是，想法的有效性并不是要审查我们的想法是否真实，而是依照它们采取的行动会让我们接近还是远离自己的价值。

需要提醒患者的是，在上个模块中，他们学会了根据情绪检验行为的有效性。现在，他们需要把这项技能用于日常生活中出现的想法、意象和记忆，尤其是在情绪开关处于闭合状态的情况下。

此时，你可以通过如下方式强调这项技能的重要性：告诉患者想象一下，如果完全按内在声音采取行动，而不考虑这些行动是否有效，结果会怎样。我们是否会因为内在声音说夏威夷的天气非常不错，于是就扔下手头的工作，跑到夏威夷去度假？我们是否会因为内在声音说某个音乐小器件价钱很划算，于是就毫不犹豫地掏出数千美元购买一件？用两三分钟的时间讨论患者的反应，然后，继续进行 ACT 实践活动。

ACT 实践：检验想法的有效性

这项活动由两部分构成，旨在与患者讨论融合内在声音产生的思维噪声及其带来的回报。

第 1 部分

在白板的中间画一条垂直线，然后，让参与者举例说明与内在声音融合带来的好处和坏处：在垂直线的左侧记录好处，在右侧记录坏处。然后，向参与者核实他们关注到的事情。尽管这个练习看起来很简单，但它强调的是，我们可以学会观察、研究和检验我们的想法，并把这些想法视为我们所拥有的个人体验，而不是我们行为的主宰。

第 2 部分

提醒患者考虑他们在上周遭遇的不利事件、他们难以接受的想法、与之相关的行为以及这些行为是引领他们接近还是背离自己的价值。

提示要点

在完成这项练习的时候，患者有时可能只关注行为的短期后果，因此，我们还要重点强调长期影响。

到目前为止，我们已经为患者了解 ACT 如何看待思维提供了完整的基础。在随后的章节中，我们将为患者介绍如何解离导致他们在生活中采取僵化、狭隘和不灵活行为的具体因素。我们可能会发现，本模块从非常基础的解离练习开始，而不是迫不及待地搬出一堆练习。如果你想知道为什么，而且急于把自己掌握的各种超酷的解离练习传授给患者，那么，不妨了解一下我们设计本模块的基本原理：一旦面对令人痛苦、不舒服和具有极端性的个人内部体验，超级感受者就会毫不犹豫地进入解决问题和应急行动模式，而且他们很容易会把解离当作另一种控制策略（所有事情都会适得其反——解离也是如此）。这里需要澄清的是，我并不是说患者不应该学习 ACT 提供的所有有价值的解离技巧，相反，我只是想说，在不具备相关学习背景的情况下，传授这些技能时要三思而后行。

教学要点：过去的想法

在这里，我们首先向患者简单介绍一下这个教学要点："我们已讨论了内在声音如何带来各种类型的想法、意象或记忆以及所有类型的思维噪声，在随后的教学要点中，我们将对其中的部分予以关注。我们即将讨论的第一类想法是"过去的想法"。大家或许还记得，为了生存，我们的祖先需要警惕食肉动物、敌人或是天气等。因此，从演化角度来说，尽管我们早已不再生活于穴居人时代，但基于自保的天性，我们的内在声音依旧会一次次地回归本性。现在，我们不妨看看，这些过去的想法如何扩大或是缩小我们的生活领地，尤其是在情绪机器处于开启状态时。"

在下一个体验式练习中，我们将为患者介绍如何通过关注和命名内在声音的内容来实现解离。

ACT 实践：关注和命名过去的想法

在开始练习之前，请阅读如下说明：

找一个舒适的姿势坐下来，将计时器设定为 3 分钟。一边静静地坐着，一边关注脑海里发生的事情，注意你的想法是关乎现在、未来还是过去。如果你发现这是关于过去的想法、记忆或意象，那么，可以把它们命名为"过去"，然后，轻轻敲击桌子或是你的一条腿。这似乎是一个非常愚蠢的练习，但只需关注我们的大脑在这几分钟时间做了什么。你的任务就是集中注意力。（停顿一下。）在接下来的几分钟内，尽可能对出现在脑海中的每个过去的想法、记忆和意象进行标记……如果你注意到自己的思绪开始游荡，那么，请尽最大努力让自己去观察它，并关注可能出现的过去的想法、意象或记忆。（继续这个练习，大约维持 3 分钟。）

当计时器响起时，询问患者在这个练习中的体验。需要向他们强调的是，他们的内在声音会轻松自然地创造出各种类型的内容；而且这个练习的目的，只是让他们有意识地关注过去的想法。

提示要点

有的时候，患者会问，关注过去有什么好处。因此，最好向他们澄清，我们的内在声音会回忆起我们以前的经历、遇到过的人、我们的初吻以及对家庭的回忆等，这一切都取决于我们所处的具体环境；例如，如果是在周日早上喝早茶，我们感觉身心无比轻松，那么，回忆我们在前一天看的电影，这些事件显然不会引发与价值相冲突的行为。但是在其他环境下，我们的内在声音开始反复地回忆过去，并马上采取行动，而不考虑这个行动到底是让我们接近还是背离自己的价值。在下个教学要点中，我们将专门讨论针对这些类型的想法：反思。

教学要点：反思

在这里，我们需要向参与者澄清，沉迷于过去的想法没有任何不当之处，但正如我们在反思中所看到的那样，理解过去的体验并从中学习与一味地沉溺于过去是完全不同的两回事。此时，我们需要向患者解释的是，当反思时，内在声音会（1）反复纠结于过去（一遍又一遍地讲述曾经发生的情况、说过的话或是犯过的错误）；（2）试图解决无法解决的问题（例如，当我们关心的某个人去世时，我们会无休止地重复："我永远不会忘记她叮嘱我要注意身体的时候"）；或（3）沉浸在内疚的表述中不能自拔（例如"如果我马上送她到医院，她就不会心脏病发作了"）。

在下一项 ACT 实践活动中，我们将帮助患者学习如何摆脱反思性想法的纠缠。

ACT 实践：走出反思性想法

请小组中的患者采取尽可能舒适的坐姿，然后给出如下指导：

在这个练习中，大家可以睁开眼睛，也可以闭上眼睛；这是一个非常简短的练习。在脑海中回想自己过去曾经历过的如下情景：你发现自己在一遍又一遍地重温旧事，比如一场让你心烦意乱的对话、你刚刚收到一张金额不菲的电费单或是老板对你做出了不公正的评价。

让这个记忆在脑海中维持几分钟……（停顿一会）在维系这个

记忆的过程中，关注自己的感受……并关注你内在声音……如果可能的话，把针对这段记忆的每个想法命名为"过去的想法"。在命名之后，想象着每个想法从你面前飞过，就像飘浮在空中一样。它们在你面前飘来飘去，看看你是否能注意到这些来自过去的想法是什么样子……关注它们的形状、字体、大小、颜色以及如何从左向右移动直到离开你的视野。（暂停两分钟，让患者有机会练习解离技能。）

在练习的最后一步中，我要请你们放下过去，通过关注自己的呼吸，尽力让自己回到当下；如果你愿意，可以扭动自己的脚趾，只需几分钟即可解决问题。

当向患者征询他们对这个练习的看法时，我们需要明确，他们只是在练习这种治疗方案最经典的核心内在技能——关注和命名；以及在产生反思性想法时，他们应如何从过去的想法中解脱出来的新技能，而不是尝试去做点什么。

在继续练习并为患者提供在日常生活中可以利用的解离技能之前，鼓励他们为自己的主题选择一个名称，从而对其过去的想法进行命名。这未必是一个非常严肃且高度严谨的科学术语，因此，"分手的念头""毛伊岛之旅"或者"抢劫想法"这样的说法，都是不错的选择。当然，如果患者只愿意称之为"过去的想法"，那也未尝不可。

提示要点

这是整个治疗过程中篇幅最长的"提示要点"，因此，我希望各位提起精神，不要打瞌睡。而且千万不要略过这部分，因为在主持治疗的时候，我们很可能会遇到其中的某些情景。

1. 基于过程的反应和基于内容的反应：在患者进行反思时，所有治疗师都会不由自主地去关心这些反思性想法的内容，并提出如下问题——"如果这些想法真的成为现实，会怎样呢？是否可以用其他办法去看待这些想法?"由于这些问题会强化患者对反思性想法的融合,因此,在为患者构建模型时,我们务必要谨小慎微!如果我们正在进行介入治疗或试图理解问题的情景,那么,让患者描述过去的情景当然是有道理的,但是在正常情况下,我们的原则是只提出基于过程的问题,因此,这仍然是一种例外情况。

因此,针对患者的反思性思维,合理的问题应该是这样的:"在你产生这个想法时,会发生什么呢?在这个想法刚刚出现时,你正在做什么?在这个想法出现后,又发生了什么呢?"这些问题无一不集中于语境:诱因和后果。有的时候,临床医生会沉迷于"功能性干预缺乏共情心和关爱心"这样的想法。如果临床医生没有接受过行为治疗方面的培训,我们就会看到这种融合现象。当然,我并不是建议你做一名冷冰冰的"冷疗师",而是建议大家要关注过程,而且反思是一个会加剧抑郁低落、焦虑和愤怒情绪的过程。尽管符合 ACT 原则的反应必定富于爱心,但仍需关注特定过程的功能。

2. 在患者患有创伤史时的情况下解离反思性想法:如果参与者存在创伤史,那么,必须向他们澄清的是,在练习解离过去的经历时,并不是让他们把以往的经历归于不存在或是最小化,而是为了学会更好地面对这些记忆,不至于让它们主宰或是操纵自己的行为。因此,我们可以用这样的方法,让患者试着说"我对……存在记忆",帮助他们练习从这些创伤的联想中解离出来。此外,在患者分享以前经历的故事时,我们可能试图回到基于过程的干预方式,即,首先理解患者对这些创伤记忆的纠结,然后再问他们:"在你面对这些想法、意象或记忆时,会发生什么?你是怎么做的?后果是什么?你会在什么时候产生这些想法?"

归根到底,这并不是针对创伤本身进行的治疗。如果一个人存在典型症状,那么,建议采用 ACT 模式的暴露治疗。由于有创伤史的患者在处理情绪时会经历情绪转变,因此,这种治疗注定会有效果，但肯定无助于解决创伤后应激障碍症状。

3. 过去的想法和"希望忘记它们"：患者有时会说："我不愿意回忆以前发生的事情；我只想忘记这些事，就像它们从来没发生过一样。"实际上，尽管这些人没有创伤史，但依旧在以一种微妙的形式逃避以往不愉快的经历。如果你听到这样的回应或是与此类似的回答，合理的做法是理解患者的困境，然后，再回到患者刻意忘却的做法是否有效这个问题上。（比如说，你可以这样回答："这当然可以理解。如果我是你的话，可能也想做同样的事情，但这么做真的有效吗？你真的有办法控制你的内在声音吗？努力忘记过去的做法真的有用吗？"）

4. 过去的想法和自爱反应：如果患者与过去的想法相互融合，而且难以进入解离练习，那么，我们可以用另一种方式问他们："既然无法控制内在声音产生的这些过去的想法，那么，你需要怎样做才能面对这些想法呢？"你还可以补充说："这个内在声音本来就是在发挥自己的作用——回想过去的所有记忆，保护你免受伤害；但如果你深陷这些想法而不能自拔，它们会给你带来什么回报呢？"

上述只是我在讲授与过去的想法解离时经常遇到的一些情景，我希望这些对各位能有所帮助！

教学要点：标签化想法

我们需要向参与者指出，这个内在声音会对我们思想内外的一切事物进行识别、标记、分类、评价和判断，并给它们贴上便宜、愚蠢、花哨、丑陋、有吸引力、拙劣、聪明等形形色色的标签。在 ACT 治疗方案中，我们将这些类型的想法统称为"标签化想法"。对此，我们不打算过多赘述。下面，我们开始进入解离活动练习。

ACT 实践：关注和命名标签化想法

解离练习可分为三个部分。第一部分和第二部分旨在向患者说明，我们的内在声音如何自发地为各种想法进行标识，并按照这种主观臆断贴上相应的标签。在第三部分中，患者将进行与标签化想法实现解离的练习。

首先，要求参与者准备一张纸和一支笔。然后告诉他们，我们会说一些句子，只需他们用内在的声音复述我们说的话即可。我们可以阅读下列句子：

- 我和（一位朋友的名字）的友谊……
- 我的脚看起来有点……
- 我读的最后一本书或杂志是……
- 这个小组……
- 我的车好像有点……

患者很可能通过自己的内在声音为这些语句快速生成一个标签。如果这样的话，告诉他们，这个过程完全是符合预期的正常过程；并向他们强调，在情绪机器开启时，他们的内在声音很可能会提出各种类型的标签化想法。

在第二部分中，请患者两两组合，每个人在房间中选择一个物品，并以尽可能多的各类标签向对方描述这个物体。然后，让两个患者转换角色，持续两三分钟左右。收集患者在这项标签练习中做出的反应，并再次强调，这是内在声音的自发性活动。

最后，请二人组的每个患者各自选择一种让对方稍感不安的情景：给他们时间选择一个事件，然后，请每个患者使用尽可能多的标签来描述这个令人不安的情景。在每个参与者分享了各自选择的不安情景之后，向他们提出如下指示："我们需要重新描述这个令人不安的事件，但这一次只描述行为；关注使用某个标签的冲动，并描述这个情景或人的行为。"给两人大约 5 分钟的时间重复完成这个练习。

强调与某个标签的融合以及描述行为或情景之间的差别，尤其是它们在情绪机器开启时的区分，因为情绪机器的本能就是对事物进行标识和评价，而且人们有强烈的冲动去兑现情绪机器的指示，尽管这些行为随后很可能会让他们后悔。

记住鼓励患者使用不同名称，提高他们的命名技巧；他们甚至可以用貌似愚蠢的名字，比如"肥皂剧"。

提示要点

我们必要时可以向患者澄清，关注技能也适用于"描述行为或情景"。在此之前命名和关注的对象始终局限于指代个人的内在体验，但实际上，也可以用它们来描述外部情景。（在人际交往模块中，我们将在患者练习关注和命名他人行为时对此做详细介绍。）

教学要点：未来的想法

在这个教学要点中，我们需要向治疗小组解释，我们的内在声音就像是气象频道，有时会预测未来，并针对可能出现的问题产生想法。因此，我们要提醒患者注意，因为生存的压力迫使穴居人的大脑要预见潜在的各种危险，因此，这只是大脑的另一种保护性反应。此外，我们还可以在这一刻提醒患者，让他们关注在情绪觉知模块中学到的关于恐惧与焦虑的区别：恐惧是一种针对当下的情绪，而焦虑是一种面对未来的情绪。

这里需要向参与者解释的是，我们并不是建议他们不考虑未来或是担心出现负面结果。相反，在某些时候，融合针对未来情景的想法不仅是必要的，而且是有效的，譬如在开始新的工作、改变住所或准备退休时。但这不等于沉迷这些想法而不能自拔，完全陷入内在声音以严格、僵化和狭隘的方式产生的一系列未来情景，就像我们在情绪高涨时的那样（比如说，当一个人担心自己被拒绝时，往往会沉迷于这样的想法："他们总是拒绝我""他们永远都不会接受我"）。

ACT 实践：从无效的未来的想法中解离出来

让患者回忆一个思考未来的情景，让他们描述自己在这个情景中的担心、焦虑、不安或忧虑。让这个情景保持在他们的思维中，与此同时，让他们观察内在声音在短暂时间（两分钟）内产生的各种想法。然后，让他们完成如下步骤：

1. 对这些面向未来的想法进行命名：任何名称都是有效的，既可以是很正式的，也可以是非正规甚至是可笑的，但前提是这个名称应该有助于患者识别自己的想法（例如"灾难预测先生""负面结果故事"或是"金星故事"，随心所欲，没有规则）。

2. 让患者把自己想象成新闻频道的一名记者，他们的任务就是把对未来的想法当作新闻那样去播报。请每个患者向小组描述这个新闻的标题（即他们对该想法的命名），并分享内在声音通过这个新闻报道提出的想法。

比如说："我的新闻报道标题是《没人会读这部小说》，新闻内容具体如下：在经历 9 年 3 个月 2 天的创作之后，这本小说最终出现在平面设计师的工作台面上，成为设计师笔记本电脑的垫子。"

此时需要强调的是，对超级感受者来说，在他们的内在声音忙于提出预测性想法的时候，关注能力可以帮助他们回归当下，而不是陷入分析式瘫痪（analysis paralysis）或是不加思考地去解决问题。

最后，我们需要向患者解释解离技能与情绪机制是如何相互关联的，以及它们如何成为日常生活中的一种实用技能。对此，我们不妨这样说："情绪机器和它的专用设备或者说内在声音，永远都在无休止地创造内容；和所有人一样，超级感受者也会马上被这些想法所诱惑，并在瞬息之间采取行动。学会关注和命名这些个人体验（包括感受、情绪、记忆和想法）并不是让自己变得愚蠢，而是让你有机会超然物外，静观其变，去剖析最重要的事情，合理选择自己的反应；而不是让情绪机器去为你选择。"

提示要点

有些参与者可能会提出这样的问题："解决问题和沉迷于未来的想法之间到底有什么区别呢？"在这里，我们不妨用最简短的方式回答这个问题："为某种情景做合理准备，当然不同于为防止所有负面结果而置身于一切潜在想法，后者只会让自己陷入分析瘫痪状态，不加选择地去预测所有潜在的负面情景。"

综合建议

在本疗程即将结束时，我们还要向患者阐明，尽管本模块的主题是思维觉知，但我们在上个模块中掌握的技能——关注、命名、检验应急行动的有效性、检验自己的价值以及选择以价值为导向的行为等，也适用于所有类型的个人体验。这些核心 ACT 技能是贯穿于整个治疗方案的黏合剂，把所有模块的内容连接起来。

表 6-1 汇总了本疗程设计的相关技能。

表6-1　内在/外在技能

内在技能	外在技能
◇ 关注和命名过去、未来和标签化想法 ◇ 从无效的过去、未来和标签化想法中解离出来 ◇ 检验过去、未来和标签化想法的有效性 ◇ 检验你的价值 ◇ 检验应急行动的有效性	◇ 选择以价值为导向的行为

每周练习

大张旗鼓地鼓励患者完成两个核心工作表。

书呆子的心得

我非常愿意与大家分享针对 ACT 模型的一些研究成果，了解它们在理解想法、认知或思维等方面与其他模型的不同之处。

1996 年发表的一项研究中，研究人员对认知行为疗法（包括认知重构和行为激活）、单纯性行为激活疗法以及针对中度至重度抑郁症患者的药物治疗进行了比较。研究结果显示，单纯性行为激活疗法与全套 CBT 组合方案的效果是相同的。后期研究证实，虽然这三种方法均会带来有效的治疗结果，但在程度上有所差别：单纯性行为激活疗法与药物治疗的疗效基本相同，但均优于全套 CBT 组合方案。

这项研究至关重要，因为它促使研究人员开始质疑 CBT 的功效——倒不是因为它没有疗效，而是因为我们根本就不知道到底是哪些干预措施促成的变化。或是用书呆子的话说，我们根本就无从知晓造成变化的中介体或机制。到目前为止，我们始终把 CBT 作为一个整体进行检验，而且只看治疗之前、之后及后续数据。

艾米·文泽尔（Amy Wenzel）对认知重构研究的总结进一步验证了上述结论：改变思维不会改变治疗结果。他对此给出了如下原因：（a）症状的变化出现在中介体化之前；（b）非正常认知的改变并不能预测结果；（c）非正常认知的变化与非 CBT 治疗的变化等效。

综上所述，我们得到的一个关键结论是：1996 年的研究及其他诸多研究都表明，改变思维（基于内容的干预措施）未必是一种改善机制。

第 7 疗程　思维觉知

本疗程的主题

　　本疗程将重点探讨其他类型的想法：主导性、推理性以及内在声音生成的人际关系规则想法。一般来说，大多数存在情绪调节问题的患者都存在与规则的融合，但自己却没有意识到这一点，因而他们经常会发出"事情本应如此""事情就该这样"之类的声明。与规则的高度融合会催生他们采取受规则支配的行为，因而弱化了行为调节能力的使用，并助长了长期性无效行为。对此，ACT 的联合创始人之一柯克·D.斯特罗瑟认为，这些无效行为往往具有"普遍存在性（因为它们已成为人们在面对所有压力时最常见的反应）、持久性（因为它们会随着时间的推移而延续）和抵制性（具有过度学习的本质）"。

　　请记住，语言的内容不会因为质疑（例如引导患者改变思维方式或是采用新的应对性思维）而受到削弱；而单纯指引患者观察这些思想、意象或记忆，只是个人的内在体验。当心，不要过度解释解离这个概念！

内容概述

1. 即时练习
2. 每周练习概述
3. 教学要点：主导性想法
4. 教学要点：人际关系规则
5. 教学要点：推理性想法
6. 教学要点：思而不行
7. 综合建议
8. 每周练习

练习材料

- 让每位参与者准备纸张和笔
- 计时器
- 白板或其他大尺寸的书写面

练习工作表

- 不适用

即时练习

在开始这个觉知练习之前，请患者在身边放一张纸和一支笔，他们需要在整个练习中使用这些工具。接下来，使用如下脚本指导患者朗读。当然，我鼓励而且也希望大家采用适合自己的语言，从而让这个练习完全为我所有、为我所用！

闭上眼睛，让自己休息一下，然后，缓缓地把意识引导到呼吸上。关注自己的每一次吸气和呼气，看看是否在关注呼吸的同时，尽可能地为自己创造一个回归当下的机会。

在接下来的几分钟里，想想与你关系密切而且是你关心的一个人。你在心中默默地选择这个人之后，再回忆一个你亲身体验过的不佳记忆——可以是在最近、几周前甚至几个月前发生的一个不悦经历。尽最大努力选择一个记忆，但不要纠结于这个记忆是否准确。尽可能把这个不佳记忆的画面还原到你的脑海中。尽可能地回忆每一个细节，就好像这件事发生在眼前一样，这样，你就可以在脑海中清晰地看到它。稍等片刻，看看你是否关注到你对这个人的想法；在你重温这个难过的时刻时，你对这个人有哪些想法？在关注到这个想法之后，让这个情景从你的脑海中消失，睁开眼睛，把你在这个悲伤记忆中对这个人产生的想法写下来。

再次闭上你的眼睛，将意识重新集中在呼吸上；当吸气和呼气的时候，关注空气在你身体内流动的感觉。在继续进行这项练习之前，通过关注呼吸而让自己回归当下。

以友善的心态，看看能否回忆起你对这个人生气的一个时刻。不管是发生在最近还是很久以前的事情，这并不重要，只需尽最大努力回忆为进行正念练习而努力的一个时刻。按照对第一个记忆所采取的做法，看看自己能否尽可能生动地想象这个愤怒的记忆，并尽可能关注这个记忆的独有特征。在头脑中继续想象这个愤怒景象的同时，关注你在当时对这个人产生的想法。你的头脑是否会产生批评或是评判性的想法呢？在愤怒的那一刻，你是怎么看待这个人的？在关注浮现在脑海中这个想法后，继续想象这个愤怒的记忆，然后逐渐让自己走出来，慢慢地睁开眼睛，记录头脑中对这个人的想法。

最后一次闭上眼睛。双脚牢牢地踏在地板上，仿佛它们就是一棵大树的树干，再慢慢地把注意力转移到呼吸上，让自己回归当下这一刻。

保持呼吸片刻，然后再看看，在练习的这个最后部分中，你是否能回忆起与这个人共同度过的快乐时刻。就像对待其他记忆一样，让这个快乐时刻尽可能生动地出现在你的脑海中，并尽可能关注这个记忆的独有特征，保持几分钟。然后，在继续专注这个意象的同时，以温和的心态看看你是否注意到，在对这个快乐时刻的记忆中，你对这个人产生了怎样不同的想法。你如何看待这个人？在继续和这个记忆保持联系的时候，你会想到什么？最后再看看自己的想法。然后，深吸一口气，让这个意象缓缓走出你的脑海，睁开眼睛，记录你在这练习的最后部分产生的想法。

在总结患者在这个觉知练习中做出的反应时，应尽可能模拟关注不同类型想法的能力——我们的内在声音会毫不费力、自发地产生这些想法。

每周练习概述

依照惯例。

教学要点：主导性想法

提醒参与者在上周学习的三种类型的想法：过去的想法、未来的想法和标签化想法。在这个疗程中，他们将继续学习其他类型的思维，即，规则性想法或主导性想法。我们需要向患者传达两个基本点：正确对待我们内在声音制定规则的本性，并帮助患者识别这些规则（因为它们很难对付）。

1. 首先，我们应正确认识到，规则是一种来自内在声音的想法，因为我们每个人从出生起就在快速学习，这种学习要么是通过个人的亲身体验，要么是因为有人明确告知针对各种事物的不同规则，比如说"不要把手指伸入插座""一定要在下午6点之前回来""不要偷别人的东西"。遵守这些规则可以确保我们的安全，帮助我们融入团队，并让我们感觉到自己正在做正确的事情。在具体环境中——譬如养育孩子、经营公司或是社交场合，我们都需要遵守规则，只有这样，我们才能在自己参与的具体文化中合理生存：比如家庭、学校、工作和朋友团体等。但问题在于，当情绪机器进入开启状态时，我们会迅速融合其中的某些规则，并据此采取行动，而不会考虑这些行动的有效性，或者这些行动是让我们接近还是远离自己的价值。

2. 如下是如何帮助患者识别主导性想法的一些技巧：要识别主导性想法，最简单一种方法，就是关注"应该、需要、必须、总是、从不"之类的表达方式；但是，针对事物应该是什么、应采用怎样的应对方式等问题，主导性想法也可能表现为僵化的信念、期望或偏好（例如"所有人都应在24小时内回复短信""我更喜欢别人给我打电话，而不是发短信""用手指触摸食物是不合适的""黑色是一种能和所有颜色搭配的中性色彩"等）。但超级感受者还有可能存在其他类型的主导性想法，比如说，在针对情绪的问题上，他们可能会说：我在此时此刻必须要做点事情；在处理痛苦情景问题的能力上，他们会说：我再也不能忍受这种痛苦了。

在融合这些主导性想法时，大多数超级感受者会遇到困难，因为这些想法会促使他们在不同的情景或关系中采取狭隘的行为。当超级感受者学会把这些主导性想法视为其行为的原因时，他们就会把这些主导性想法视为绝对真理，并据此做出反应。（比如说，一个存在社交焦虑问题的患者会融合这样的主导性想法："如果我参加聚会，他们就会评判。"然后，他会避开这场聚会，这就进一步强化了这个主导性想法的可信度。）在讨论了这些要点之后，我们将进入本教学要点的体验部分。

ACT 实践：对主导性想法的关注和命名

这个部分由两项活动构成，旨在帮助患者对关注和命名在成长过程中接触到的常见主导性想法进行练习。

在第一部分，请患者回忆他们所学到的全部用餐规则。在餐桌边就餐时，他们需要遵循哪些礼仪呢？我们可以把其他任何生活情景作为本次讨论的起点，比如说，如何开车，或是下雨时应该穿什么。在患者分享自己熟悉的规则后，需要向他们强调，有些人可能还在日常生活中坚守这些规则。

随后，请患者回忆并对整个小组讲述他们在青春期所掌握的规则的三个不同记忆：比如说，学到如何处理错误、在公共场合时应如何表现或是如何面对失败（当然，我们也可以把这个问题调整为其他任何生活情景，只要不涉及人际规则即可，因为这是我们将在下一个教学要点中探讨的话题）。为此，我们需要提出的关键问题是：

1. 在与这些规则融合时，你会采取哪些行动？
2. 在短期内融合这些规则带来的回报是什么？
3. 在长期内融合这些规则带来的回报是什么？

对那些无助于患者解决重要问题的规则，请患者为它们命名，这样，一旦出现这些规则，马上就会被识别并解离。

提示要点

有的时候，患者可能认为，他们坚持的某些规则是"绝对正确的行为方式"，可以想象，任何临床医生都会有质疑这个想法的冲动，而且会义无反顾地认为："这绝对不是一个有用的想法"。但一个更现实的问题是：你愿意围绕"我正确"这样的想法组织自己的行为，还是按你追求的价值去选择行动呢？如果你坚持的想法是"这才是正确的做事方式"，你会采取怎样的行动呢？如果"我是对的"这个想法会严格限定如何控制自己的手、脚、腿和嘴，会发生什么呢？

在下一个教学要点中，我们将探讨人际关系领域中的一类特定规则，这也是超级感受者急需掌握的一个教学要点，因为在这些患者的日常生活中，最容易受情绪调节问题影响的一个领域，就是他们的人际互动。

教学要点：人际关系规则

我们需要向参与者解释，在这个教学要点中，重点是人际关系规则，因为每个人都在不断与他人互动，我们的内在声音已经提出各种各样的规则——告诉我们应如何与他人相处；其他人应该怎么做；在他们做不安的事情时，应如何回应他们；在他们受到伤害时，哪怕这种可能性微乎其微，我们又该如何回应。

我们可能会提到某些常见规则的示例，比如"当我感到焦虑时，别人就不应该和我说话""他们根本就不必问我如何规划自己的生活，因为这只会让我感到压力""即使你生病了，也不应该拒绝品尝别人为你精心制作的菜肴，这是不礼貌""当其他司机让你先行时，你应该挥手致谢""到晚上 10 点之后，我们不应该再给任何人打电话""如果我给你发短信，你应该给我回短信"等。

征集患者提供的示例，然后进入 ACT 实践活动。

ACT 实践：检验有效性以及与人际关系规则的解离

与本模块中的大多数练习一样，这个练习同样由两个部分构成。在第一部分中，请患者阅读如下这段总体说明：

"想想一段你曾寄予厚望的关系。这种关系可以是友谊、恋情或是与同事之间的关系。在那段关系中，最初一帆风顺，彼此之间相处得和谐友善，但随后发生了某些事情，这让你感到非常失望。尽可能生动地回忆对这个人感到失望的一个时刻。在思维中保持那个情景片刻，关注这个记忆的细节，检查情绪机器做出的任何反应，以及内在声音为阻止你在这段关系或其他关系中受到伤害而产生的所有规则、期望或原则。"

在总结时，请患者与小组分享自己关注到的人际交往规则，并把这些规则写在白板上；经过几分钟的讨论后，用其他两个失望的回忆重复这个练习两次，并把患者关注到的规则添加到白板上。

在白板上写下所有规则后，向小组提出最关键的问题：当他们遵循并坚持这些规则时，他们是在不断接近还是远离自己的价值？

活动的第二部分内容是解离练习：用愚蠢的声音描述和添加内在规则。

请患者独自写下他们经常采纳的三个人际关系规则。之后，向他们解释，在这个练习中，他们将以各种愚蠢的声调相互大声说出这些规则。为他们推荐一些属于愚蠢声音的例子，例如：浓重的拉丁口音（比如我自己）、闷闷的声音、耳语的声音、蝙蝠侠的声音或是"维达大人"（《星球大战》中的人物）的声音。在练习开始时，你可以用柔和的语调对左边的人讲述自己的一条人际交往规则，然后，请那个人模仿这种柔和的语调重复你的规则；之后，让这个人用同样柔和的语调讲述自己的规则。继续练习，直到所有参与者均以柔和的语调讲述了自己的第一条规则。

在第二轮练习中，请这个患者用正式、专业的语言讲述自己的第二条规则，而后，让其他所有人按这样的语调复述各自的第二条规则；最后，从第三条规则开始进行解离练习，让一名患者开始用愚蠢的语调讲述各自的第三条规则，然后让其他人逐一模仿愚蠢的语调。

和前面一样，检验所有参与者的反应。此时，我们已经准备为介绍另一种想法做好了准备：推理性想法。

提示要点

在参加 ACT 工作坊时，我参与了很多体验式练习，这些练习让人情绪激动，也促使我思考了很多问题。但如果没有被纳入解离练习的情境，那么，这些体验式练习可能被解读为嘲笑或蔑视人们持有的信仰或想法，因而被视为廉价的技术。因此，我给你提出的建议是，在以愚蠢的声调进行融合练习时，我们应对患者的问题给予必要的关心和尊重，并向他们澄清，这没有嘲笑任何人的意思，也不是让他们故作愚蠢，而是在练习如何摆脱内在声音带来的无效内容，尤其是避免在受到伤害时盲目逃避。

教学要点：推理性想法

这里需要向患者解释的是，内在声音带来的另一种常见想法就是推理性想法。顾名思义，它是对我们的内在体验如何决定现实生活给出的解释、原因或澄清。推理性想法往往会伴随着这样的语言："我压力太大，我根本就做不到""我醒来时感觉有点不舒服，所以，我就待在床上""我太忙了，没有时间做""这里很安静，所以不会发生任何事情"。这些想法都是我们内在声音的自发产物，因为它需要理解现实以及我们身心内外的所有事情。此外，它们也是内在声音采取的另一种保护形式——万一发生不利，这个内在声音会始终提醒我们谨小慎微（尽管它的预测远不到 100% 准确）。

ACT 实践：对推理性想法的关注、命名和解离

在获得患者许可后，请他们回忆最近的一段经历，在这段记忆中，他们的情绪机器处于开启状态，此时，他们发现很难把注意力集中到正在做的事情上，因为他们的内在声音会产生"因为……所以我不能理会"之类的想法，并为他们找到不予理会的理由。

给患者一点时间选择一个准备面对的情景，请他们关注内在声音给出的不同原因。接下来，让患者用躯体动作简单演示坚持这个想法的过程：比如说，患者可以用一只手做出温柔的手势，好像这个想法就放在他们的手里；然后，感谢他们的内心，放下手中的这个想法；请患者找到可用来练习轻易控制自己想法的其他形体姿态。让患者练习这个解离动作，持续两分钟左右；然后，总结在这项活动中关注或学到的东西。

提示要点

在讲授解离推理性想法时，患者有时会问："难道我一定要做某个事情才会感觉更好吗？但如果解离这个想法，是否会让我感觉更好呢？或者说，这是管理我们思维的有效方式吗？"面对这些问题，我通常会这样回答："我们练习这些能力的目的，都不是为了摆脱自己的感受、情绪、感觉或是我们为实现生存和发展而拥有的其他任何类型个人体验：它们是自然而然的，随时随地都会发生。从网上还买不到一种能消除不舒服的个人噪声的设备。最大的问题在于，在被这些推理性想法控制时，我们不会检验自己的行为到底是在远离还是接近我们看重的东西；尽管这些推理性想法听起来是

真实的，但它们毕竟只是一堆字母的组合，而且归根到底，还需要我们自己去选择何时走出舒适区，去追求自己的价值。"这只是一种回应：而不是唯一回应：你完全可以有不同的答案！

教学要点：思而不行

这里需要向患者解释，因为他们要学习的是面对情绪而不急于采取行动，因此，此时应该让他们练习如何接受想法，而且不会不加思考地采取行动。为便于进行简短的对话，我们可以询问患者，他们在参加这个小组之前是如何处理负面想法的，并在白板上写下自己的回答。（常见的回应就是用积极的想法代替让人不悦的想法，说说积极肯定的话，喊鼓励加油的口号，想象漂亮美好的事物，或列出能证明某些想法不准确的理由。）向患者询问，他们在做出这样的回应时会发生什么。从长远看，这些具体的负面想法会带来什么结果？它们是否会永久消失、再不复现？还是要一次又一次地加以对抗呢？

通过这些常见的反应强调核心问题：它们占用了大脑的太多精力。考虑到对付反应性情绪机器已经很吃力，因此，绞尽脑汁地寻找"针对这些想法的正确反应"，只会延长和放大这种情绪以及克服它的难度。正因为这样，我们才说，学习淡然地接受一种想法而不是急于消灭这种想法，是 ACT 治疗方案的另一个核心技能。

ACT 实践：关注想法而无须采取行动

在这个练习中，我们将计时器定时为 4 分钟，并向参与者做出如下指导："在接下来的 4 分钟里，我们将综合在前两个疗程中学到的不同类型的想法，关注你在内在声音会产生哪种类型的想法。如果头脑中出现的想法是针对过去的，那么，你就可以大声喊'过去'；如果是对未来的想法，你就喊'未来'；如果属于'应该'

'需要'或'必须'之类的想法，那么，你可以喊'主导性'；如果你对这个想法已经有自己的判断或评价，那么，可以大声喊'标签化'。"

需要向参与者澄清的是，他们不必声嘶力竭地大声尖叫，只需大声说出出现在他们脑海中的想法属于何种类型即可。请他们尽可能关注自己的思维，而不是其他参与者在想什么。房间里可能会很吵，不过，这或许就是我们在日常生活中经常遇到的情景。

如果你所在的房间不允许大声喧哗，那么，我们可以采用这个练习的另一个版本："如果你的内在声音产生的是针对过去的想法，请用一只手的手指轻轻敲打另一只手的手掌；如果出现的是关于未来的想法，请用两根手指轻轻敲打。如果是标签化想法，用另一只手的三根手指轻敲；如果这是一个主导性想法，用四根手指敲击。"因此，手指轻敲的规则是：

- 一根手指代表过去的想法
- 两根手指代表未来的想法
- 三根指标代表标签化想法
- 四根手指代表主导性想法

在征询参与者做出的反应时，了解他们在这个过程中如何关注内在声音、面对各种类型的想法，并平静地选择接受。

提示要点

有些患者可能会问，在他们感到情绪失控时，所有类型的想法都会涌入脑海，他们该怎么办呢？对此，我通常会这样做：首先承认他们的问题，并强调他们在治疗中掌握的两项核心技能：关注和命名。然后，我鼓励他们反复练习这两项技能，并检查结果。此外，我还提醒他们回忆在第四疗程中学到的情绪觉知模块，即，如何学会抛锚，让自己回归当下，实际上，这项技能也适于处理令人不安的想法。

你可能会有不同的反应，那当然更好。不过，我还是希望继续把解离模拟为一个过程，而不是一种反击手段或是快捷方法。

因此，我建议继续强调这样一个重要信息：在脑海中开始出现不好的想法、意象或记忆时，你没有什么解决办法。即使你不喜欢或是不愿接受，它们也不是你要解决的问题。接受我们的内在体验，让我们可以自由选择实现生活目标的道路！

综合建议

综上所述，我们在表6-2中列示出本疗程讨论的各项内在技能和外在技能；此外，我们还明确了不同类型的想法，如果不教会患者捕捉内在声音发出的不同类的型思维噪声，他们很容易被不计其数的内容所湮没！因此，最好帮助他们学会分辨，而不是看着他们沉迷于其中！

表6-2　内在/外在技能

内在技能	外在技能
◇ 对推理性想法进行关注和命名 ◇ 对主导性想法进行关注和命名 ◇ 对人际关系规则想法进行关注和命名 ◇ 解离 ◇ 检验主导性想法的有效性 ◇ 检验你的价值 ◇ 检查应急行动的有效性	◇ 选择以价值为导向的行为

每周练习

向参与者分发核心工作表。

书呆子的心得

我们在这里的心得体现在功能和形式上。尽管这个话题可能会让大家心烦意乱，但没有行为原则也就没有 ACT（至少我是这么认为的）。

"解离的内涵就是要打破'常规语言'规则，创造一种以不同方式表达和看待想法的语境，而不是让患者盲目接受这些对现实的简单评论。""创造语境"这个关键词意味着，我们应帮助患者以新的方式对待自己的基于语言的私人体验，不再简单地从字面上理解想法、字母、单词、句子、描述或思维的任何文字产物。这种应对不会消除旧的思维方式，而会增加新的思维方式。我们无法抹去已经掌握的东西——它们以前存在，现在存在，将来依旧存在。

在 ACT 方案中，解离并不是毫不犹豫地兑现诸多 ACT 书籍列出的各种解离练习，它还要关注想法的功能和形式。下面，我们不妨通过一个现实生活中的例子解释这句话。

我从小就喜欢读书，而且多年来一直保持着这个习惯。我喜欢阅读的原因有很多，比如说，可以分散自己的注意力，学习某个具体的主题，了解 ACT 大师的最新成果，欣赏一个好听的故事，或是给自己找点乐趣。我们把"阅读"这个行为称为"行为的形式"；而功能则意味着它对这种行为产生的影响、后果或效果。在 ACT 中，区分功能与形式非常重要，而解离则是促使我们在治疗室中完成这项任务的一个过程。例如，患者在开玩笑时，有时会大笑，但有时或许只会以一种微妙的方式回避。因此，我们只需关注一种行为在患者生活或治疗过程中既定时刻的功能或影响。

第 8 疗程　把想法当作故事

本疗程的主题

虽然这是思维觉知模块的最后一个疗程，但也是本模块中最有影响力的一个疗程。在本疗程中，我们在不断削弱情绪机器控制力的总体目标下，侧重于患者针对事物、其他人以及自己所经历的故事。在最后的教学要点中，我们通过对所谓"情绪偏见"（emotion bias）的简短介绍，说明情绪如何让我们关注特定的刺激、集中注意力并忽略它所发生的背景。

这个疗程的主要目的，就是帮助患者关注"身处故事当中"和"旁观故事"的差别——在身处故事当中的时候，故事会控制他们，让他们按故事的内容去行动，而在"旁观故事"时，患者可以为故事命名，关注故事的内容，观察它是如何进行的，然后选择如何过好自己的生活。

超级感受者总会痴迷于这样那样的故事，根据这些故事的敏感性和历史性质，在指导患者回忆他们所选择的各种"我不够好"的故事时，不妨放慢节奏，认真体验不同的解离练习；在讨论这些故事时，请各位稍作停息，尽可能地多学点东西，把它们与具体的行为联系起来，并强调按这些故事采取行动给患者的生活带来的后果。

准备好开始了吗？

内容概述

1. 即时练习

2. 每周练习概述

3. 教学要点：关于事物的故事

4. 教学要点：关于其他人的故事

5. 教学要点：关于自我的故事

6. 教学要点：基于感受的故事

7. 综合建议

8. 每周练习

练习材料

- 十张书写名词的教学卡，每张卡片上书写一个名称

- 五张书写关联词汇的教学卡，每张卡片上书写一个关联词

- 为每位参与者配备纸张和笔

- 8.5cm×11cm 尺寸的白纸

- 毛线球

练习工作表

- 不适用

即时练习

这个觉知练习是根据即兴表演练习改编的。如果不熟悉即兴表演，这绝对是练习 ACT 核心技能的绝佳机会：关注出现在内心的任何想法和情绪机器正在激活的任何感觉，看看你是否能关注到它们，并给这些体验命名；然后，检查你据此采取的行动和你的价值，并选择自己的行为。

请参与者起立，围成一个圆圈。告诉他们，这个小组需要编制一首曲子，相互之间"扔出"和"接住"一个随机想到的单词。

如下是对患者的基本指导：整个小组创作曲子包括四个步骤，全体参与者以小组方式完成这些步骤。第一步：所有人用双手拍大腿；第二步：大家轻轻地拍拍双手；第三步：所有人用左手的手指打响指；第四步：所有人用右手的手指打响指。

让所有参与者按这个顺序练习两分钟。确保每个人都清楚这些步骤，并一起进行练习。这样，我们就能听到拍腿、拍手和打响指

的节奏。到所有人都熟悉这个节奏之前，再向他们说明，他们需要增加一个步骤：抛出和接住一个词。

前两个步骤如前所述，依旧是双手拍大腿和拍手，但是在第三步中，左手每打出一个打响指时，在头脑中想出随机的词汇，右手每打出一个打响指，把这个词"抛"给右边的邻座（在这种练习中，"抛出"一个词的意思就是说出或重复这个词）。在练习中，我们首先为患者示范，开始进行第一步和第二步：用双手拍在腿上，轻轻地拍手，然后，当用左手打响指时，抛出（说）一个词。你右侧的人在用左手打响指时，接住（重复）你抛出的这个词，在用右手打响指时抛出（说）一个新词，依次类推。在每个人均完成几轮练习之后，请所有人共同进行从第一步到第四步的完整练习，并在第三步和第四步中增加抛出和接住一个词的内容。

在整个小组按这个顺序完成几次练习之后，我们还可以添加新的指令，比如"加快"或"放慢"。几轮过后，让所有人停下来，回到房间里各自原来的位置，总结自己在活动中做出的任何反应。在这里，需要强调的一个关键点，就是要回归当下，这也是患者在这项活动中需要着重练习的技能，和我们在日常生活中一样，我们所处的环境可能非常嘈杂，这就需要我们有意识地选择去这么做。

每周练习概述

按照我们在整个模块中采取的方式，按时对练习进行概括总结。

在下一个教学要点，我们并不是直接从教学部分开始，而是需要提前设计一个介绍性的 ACT 实践活动。

ACT 实践：注意思维的关联能力

在疗程开始之前，在教学卡上写下 10 个名词（比如：笔、椅子、小偷、叔叔、电视等），每张教学卡写一个名词，然后，在其他 5 张教学卡上分别写下一个关联词（如：超过、等于、优于、看似和感觉像），每张卡片写一个。把所有写有名词的教学卡放在一个袋子里，把全部写有关联词的教学卡放在另一个袋子中。

在练习开始时，带上两个袋子，请一名志愿者启动这项练习。请这个志愿者从名词卡片袋中抽出两张教学卡，从关联词卡片袋中抽出一张教学卡。然后，让这名志愿者或整个小组说明，这三个词组合起来为什么是合理的；继续按上述方法抽取三张教学卡，说明原因；直到抽出两个袋子中的全部教学卡为止。

收集患者对这项活动的反应，询问他们是否关注到自己的思维正在做什么。此时，应向他们传达这样的信息：他们的内在声音会毫不费力地发现这些词汇之间的关联性，并把它们连接起来。此时，我们将进入下一个教学要点：内在声音在讲述、联系或创造故事方面的无限潜能。

教学要点：关于事物的故事

在这里，我们需要向患者解释，我们的内在声音始终在不断创造各种类型的关联，而且上述练习也展现出它是如何描述我们在生活中的每一次经历。在 ACT 方案中，我们把故事视为一连串的字母、单词和句子的组合，我们的内在声音把这些字母、单词和句子组合起来，从而帮助我们理解内部和外部现实；从这个部分开始，"故事""传说"和"叙述"这几个词将交替使用。和对内在声音产生的所有类型的内容采取的做法一样，在这个疗程期间，患者也需要检查，在接受这些故事时，他们的生活中发生了什么。

ACT 实践：解答关于事物的故事

向参与者介绍本次活动涉及的三个不同主题：（1）当天的天气情况；（2）台式电脑和笔记本电脑的用户的区别；（3）香菜和欧芹

为什么要一起吃。（随意选择其中的一个主题；当然，建议大家可以采用一些不常见的事情，这样，患者就可以充分体验内在声音的描述能力。）然后，请患者讲述与这个主题有关的一个故事，并与小组分享。

提示要点

最好再次向患者澄清，讲述故事或是沉迷于故事从根本上说并没有错。但问题是，融合每一个故事并义无反顾地按这个故事采取行动，只会让我们远离更有意义的事物。

教学要点：关于其他人的故事

与患者讨论如下话题：除关于事物的故事外，我们的内在声音还会生成关于其他人的描述。询问参与者，他们是否曾经和一位朋友或某个重要的其他人进行过交谈，并且在不知不觉中，内在声音就把他们带入一个无法摆脱的故事中：这个人是谁，或者他们正在经历什么。他们接下来会意识到，他们根本就没有听到这个其他人在说什么。

请患者讲述一个亲身经历的例子，说明一个针对其他人的故事是如何让自己不能自拔的。了解患者用了多长时间回顾这个针对其他人的担忧、愤怒或失望的故事。沉迷于这些故事给他们带来了什么影响？在讲述这些故事时，他们采取的行动是否有效？

对超级感受者来说，当他们的情感机器全速运转时，融合这些故事带来的结果尤其严重，因为这些描述极富感染力，以至于他们已经完全陷入故事中不能自拔，即便这个人就站在面前，他们也不会听从对方说的话。此时此刻，似乎他们的内在声音只能为已经发生的"真相"增添数据，因此，他们很快就会丧失对内在声音对某个人的描述与这个人的真实行为进行区分的能力。

ACT 实践：解离关于其他人的故事

请参与者选择内在声音生成的三个关于其他人的故事，而且这些故事已让他们彻底不能自拔。告诉他们将会学习一种包含可视化方法的新的解离练习。让患者想象，这些描述中的人就像一个尖刻无比的卡通人物，他们总是试图作威作福，对自己施加压力。鼓励患者用几分钟的时间，关注这些卡通人物的外观，并用卡通名字对他们命名，譬如"脾气暴躁的苏珊"或"完美主义者托比"。

在进行几分钟的解离练习后，询问患者做出的反应。他们关注的是什么？最后，向他们介绍其他视觉练习，比如想象这些针对其他人的故事出现在了屏幕上，这样，他们就可以改变这些词汇的字体、颜色和大小，或是把这些故事想象成漂浮在溪流上的树叶、飞过天空的鸟、掉落在传送带上的手提箱或是菜单上的菜品。

提示要点

如果某个人有人际关系创伤、被遗弃或是其他被虐待的历史，那么，他们就有可能对所有技能（如解离）采取敏感和怀疑的态度，考虑到他们的背景——人们"伤害和冤枉了他们"，这完全是可以理解的。在这种情况下，我们首先要理解这些故事带来的情感伤痛，然后，再帮助这些患者分析与故事融合会发生什么、这些行为在生活中的有效性以及他们与被关心的人的关系。因此，我们不妨提出问题："这些故事给你带来了哪些收获？它让你付出了什么代价？"

ACT 方案并没有规定，应如何在理解需要理解的事物的同时强化患者的反应能力（response-ability），通过主动调整摆脱这些关于他人的描述。因此，ACT 治疗师的作用不是说服或是告诫患者应做什么，而是要开诚布公地指出，这些描述会带来无效的行为。这就需要关注患者的行为。在这方面，创造性无望和有效性是非常有效的 ACT 干预措施。

如果患者难以从关于其他人的故事中解离出来，那么，不妨看看融合这些故事会如何掩盖价值冲突。例如，多年前，我的一个患者曾因医疗人员的误诊而遭遇流产。在随后的 8 年时间里，这位患者一直在不停地投诉医院，屡屡诉诸司法程序，而且经常会花几个小时给知名女演员和政府机构写信，对任何质疑这些经历的人，她都会大喊大叫。在体验这些令人煎熬的过程并沉浸于"医生如何如何伤害了她"的故事时，她只关注一个价值——"做正确的事"，但却忽略了培训计划的价值，也放弃了成为一名医生的愿望。

教学要点：关于自我的故事

告诉参与者，内在声音会毫不费力地编造出关于"我们是谁"的故事。有些关于自己的故事确属事实（比如我们的出生地、年龄或眼睛的颜色），但不能说所有这样的故事都精确无误。通常，我们在思维中编写的故事往往与事实相去甚远。让患者想象一下，他们的脑海在一整天里出现的全部想法、记忆或意象是否全都是真实的？当然不可能。

还有些关于我们到底是谁的故事，会让我们感到痛苦和无法接受（例如，我把事情搞得一团糟；因为家庭发生的事情，让我一事无成；或者说，我是个失败者）。让参与者简单说明，某些故事是否比其他故事更显而易见，并把这些故事视为常态。然后，进入这项活动的体验部分。

ACT 实践：捕捉关于自我的故事

这个"ACT 实践"包括两个部分。第一项活动侧重于关注患者为摆脱自我故事而进行的控制，第二项活动侧重于练习 ACT 的各项核心技能，即，关注和命名，解离会带来无效行为的自我故事。我鼓励各位在主持活动之前阅读全部说明。

第一部分：打击恶霸

本练习改编于格奥尔·艾费特和约翰·福西斯在 2005 年设计的剪贴板类比试验。

请一名志愿者参加这个练习，在获得该志愿者许可的前提下，请他向小组分享一个让他长期纠结的"我不够好"的故事；在 8.5cm×11cm 尺寸的纸张上，写下他在情绪机器被激活时对自己的描述（比如"我很孤独""我很愚蠢""我总是搞砸"）。邀请志愿者与小组分享能触发这种描述的情景、随之而来的情绪或感觉，以及与这种描述融合时最常出现的行动。记录有关对抗、推翻、压制或试图摆脱这种描述的任何行动（也可以将它们写在白板上）。

请志愿者站起来，手里拿着这张纸，举起来；同时，你也站起来，伸出手，让这张纸夹在你的手掌和志愿者的手掌之间。向志愿者解释，他们接下来的任务就是用手推开记录故事的纸张。开始模拟志愿者的故事：大声说出故事带来的想法、意象或回忆，在把纸张推到志愿者的手上时，让他们做出回应。患者自然也需要用手反推这张纸，让这张纸继续被夹在你的手掌和志愿者的手掌之间。继续这个练习几分钟，时间应足以让患者意识到，他们越是排斥自己的故事（纸张），故事就会被越猛烈地推回来。

在总结这项活动时，首先向志愿者提问，比如："在向外推出时，你的手臂在做什么？你注意到自己的身体有什么反应吗？你的腿有什么感觉？你是否有消除这个痛苦故事的冲动，或者以积极的故事、激励性的声明甚至积极的肯定取而代之？"

之后，让志愿者思考不尝试抗拒而是让故事顺其自然的体验。那是一种怎样的感觉呢？他们会作何反应？在这一刻，必须强调在身体上抗拒故事和顺其自然而不做任何反应的区别。

第二部分：关注、命名你的故事并检验其有效性

在第二项活动中，我们的道具是一个毛线球。向参与者解释，

你要把这个毛线球扔给他们中的一个人，接住的人用一只手握住毛线球，另一只手抓住毛线球的线头一端。在他们觉得舒适的情况下，向大家分享自己经历的故事、感觉如何以及他们在经历这个故事时的行为。接下来，他们继续用一只手抓住毛线球的一端线头，另一只手把球扔给另一个人，游戏继续进行，直到每个人手中都抓住一段毛线。在这里，要确保每个人都抓住毛线球的一段线，随着活动的进行，纱线形成了蜘蛛网一样的结构。在所有参与者分享了各自的故事之后；所有人继续握住一段毛线，询问他们在关注其他人分享各自故事时产生的反应。在大声分享自己的故事时，他们关注到了什么？在他们听到别人分享的故事时，他们注意到了什么？

作为这项活动的尾声，向参与者讲授一个新的解离练习：用"生日快乐"之类的流行曲调唱出这些故事——当然，你可以选择任何你喜欢的曲子。让患者为涉及自己的某个故事想一个名字，帮助他们更好地识别这个故事（比如《不完美女士》或《阴郁的多莉》等）；在每个人为自己的故事选好名称后，请他们重新歌唱这首"生日歌"，但把歌词的最后一句改为"生日快乐，亲爱的（他们的故事名称），祝你生日快乐"。

让患者返回各自原来的位置，继续进行活动总结。鼓励他们尝试不同的乐曲帮助自己解离无效故事，比如说，用不同的曲调唱歌或是采用智能手机应用程序（如变声软件）。

提示要点

在完成 ACT 实践的这两个部分时，最好提醒参与者为故事、触发因素及其所依赖的控制策略命名，因为部分参与者可能会触景生情，导致背景信息（如虐待史或过去的自杀行为）触发其他人的情绪，并导致集体讨论因时间限制而无法管理。

教学要点：基于感受的故事

这是本疗程的最后一个教学要点，考虑到情绪障碍的本质，这对超级感受者而言也是非常重要的一个教学点。

在这里，我们需要提醒患者，作为超级感受者，他们需要勇敢地接受现状，因为感觉太多、太快原本就是他们的天性；尽管他们也会尽力去克制，但是在情绪机器开启时，他们的感受、想法、意象、记忆、冲动和感觉就会进入持续互动状态。当情绪机器处于运行状态、他们的内在声音生成一种描述时，他们会迅速沉迷于这个故事，并把故事视为不可动摇的绝对真理，而这就会放大他们当下的感受。此时此刻，似乎情绪机器的所有部件都在相互作用、相互激励。

因此，我们需要告诉患者，在情感科学中，我们围绕情绪组织自身行为的过程（"因为我觉得如何如何，因此，这肯定就是事实"），也就是所谓的情绪确认偏见（emotion-confirmation bias）。我们在此不做深究，现在，我们开启下一项活动。

ACT 实践：关注和命名基于感受的故事，并检验其有效性

患者需要准备一张纸和一支笔完成这项意向练习。如下是我们推荐采用的一个脚本：

请轻轻闭上你的眼睛，让自己在椅子上安安静静地坐着，深呼吸，在接下来的几分钟里，让注意力转移到你在最近、几周前或几个月前经历的一个忧郁时刻，而且情绪机器当时正处于被激活状态。保持这个记忆片刻。尽可能地选择其中的一个记忆，不必纠结于这个记忆是否准确。尽可能让这个悲伤时刻的意象生动地浮现在脑海中。不需要这是个完美的记忆，相反，它只是我们在练习中需要处理的一个悲伤记忆。在思维中描绘出这个悲伤时刻的意象，让你的全部注意力集中到这个意象上，在关注到这个画面后，联系此时你对自己产生的想法。（停顿一会。）让这个意象从你的脑海中消失，睁开眼睛，写下内在声音对这段记忆产生的描述。

接下来，再次闭上眼睛，深呼吸几口气，让你在最近或很久以

前经历的让你兴奋激动的某个时刻进入脑海。按照对第一种情景所采取的方式，尽可能让这个使自己振奋的意象生动地浮现在脑海中；尽可能关注这个时刻的独有特征，在脑海中形成这个时刻的意象之后，让它停留一会儿。然后，看看内在声音此时对自己讲述的故事。在继续维持这段令人振奋的记忆的同时，关注浮现在脑海中的想法，然后，驱散这个意象，慢慢睁开眼睛，将针对自己出现的想法一一记下来。

重新闭上眼睛，保持深呼吸片刻，然后，回忆一个在情绪开关开启时经历尴尬的时刻。按对其他记忆采取的方式，尽你最大的努力，尽可能让这个使你感到羞耻的时刻生动地浮现在脑海中；注意它的独特性，尽可能关注这个时刻的独有特征，坚持几分钟。看看你是否能注意到内在声音产生的不同想法。最后再看看你的想法，驱散这个意象，慢慢睁开眼睛，写下内在声音对这段记忆产生的描述。

让自己在椅子上安安静静地坐下，闭上眼睛，回忆你经历的快乐时刻。和其他记忆一样，尽量不要纠结于这个记忆是否完美；其实你只是选择一个用来练习的记忆，尽可能让这个记忆生动地呈现在你的脑海中，关注这个具体时刻的细节。最后，关注内在声音对这个记忆的模式，然后，驱散这个意象，慢慢睁开眼睛，写下内在声音在这个记忆中对自己的描述。

总结部分的一个关键问题是：你是否会因为在练习中经历沮丧、兴奋、尴尬和喜悦等不同情绪而对自己产生不同的看法？需要强调的是，因为某些情绪可以被强化，因而可能更有迷惑性，以至于我们会把它们当作绝对真理，于是毫不犹豫地根据这个想法采取行动。

提示要点

大多数超级感受者会根据当时的情绪而为自己讲述各种各样的

故事，实际上，即便是临床医生也很容易受情绪所驱动，并产生强烈的冲动去对抗这些描述，企图证明它们是错误的，或者对患者提出积极的治疗措施。因此，我的建议是，当关注到这些反应时，你可以停下原有的思绪，深呼吸，关注眼前正在发生的事情，然后，再看看这些故事在患者生活中的有效性。

综合建议

以下是本次疗程涉及的技能。在学习这些技能时，应确保把情绪觉知模块中的内容与本模块针对解离的介绍联系起来——也就是说，我们应该向患者强调，在感觉到情绪被某种情景触发时，比如与同事发生矛盾、汽车抛锚或丢掉自己最喜欢的笔，我们的情绪开关很自然会被打开。在这种情况下，内在声音会在脑海中响起，就像是一个看不见的独裁者，要求我们一切遵守它的旨意。因此，在这些触发时刻，我们应鼓励超级感受者利用他们学到的核心技能：抛锚，检验这些貌似正确的行动是否有效，检验在这个情景中对他们最重要的事情，并选择如何始终尊重价值而做出回应：融合就是一种在与内在声音搏斗时而采取的基于价值的行为（表6-3）！

表6-3 内在/外在技能

内在技能	外在技能
◇ 关注和命名关于事物、他人和自己的故事 ◇ 从关于事物、他人和自己的故事中解离出来 ◇ 检验应急行动在出现这些故事时的有效性 ◇ 从关于事物、他人和自己的无效故事中解离出来 ◇ 检验关于事物、他人和自己的故事是否有效 ◇ 检验自己的价值	◇ 选择以价值为导向的行为

　　提醒患者，在这个模块中，他们学习的是 ACT 如何处理思维以及解离和融合之间的区别，并练习了关注、命名和解离导致无效行为的各种想法，包括过去的想法、未来的想法、主导性想法、人际规则想法、推理性想法和以前经历的故事。这里需要强调的是，解离只是另一种摆脱语言陷阱的便捷式 ACT 技能，这说明，尽管解离不会让这些想法消失，但可以帮助他们在遇到困难时寻找新的关注点，把握对自己真正重要的事情。

　　继续鼓励患者，坚持每天练习解离技能，尤其是在情绪机器被激活或是正在追求有价值的事情时。实际上，在头脑中的噪声出现时，你只需对自己说一句简简单单的话："谢谢你，思维，安静一下。"最后需要重申的是，尽管我们总是在不遗余力地去对抗、弱化甚至摆脱痛苦的想法，但是面对内在声音生成的内容，我们永远都没有取胜的机会。学会接受自己的想法，就是让我们自由选择我们所追求的生活方式！

个人信息

　　衷心感谢各位尽心尽力地帮助患者学习如何即时把握语言处理过程，因为它们出现在我们的现实生活中——此时，我们可能正情绪高涨，成为妨碍我们实现生活目标的绊脚石。

　　尽管我们随后的学习依旧定位于如何实现 ACT 治疗，但我还是希望各位能把这些解离技能运用到自己的日常生活中，当然也包括我们作为治疗师所经历的压力和敏锐时刻。如果内在声音产生了"你不是一个合格的治疗师"这样的想法，或是深陷于过去的创伤记忆、未来的可怕意象或是给自己定制的悲观故事，那么，你就可以使用这些技能去挑战它们。摆脱内在声音的过程并非易事，但它注定会让你的下一步行动有所改变。

每周练习

　　向参与者分发本周的核心工作表。

书呆子的心得

　　ACT 是否会改变想法？多年以来，这始终是一个充满争议的话题。在这里，我希望分享一下自己的看法。

　　当 ACT 在 20 年前开始传播的时候，坊间还存在很多误解，有人称 ACT 不会改变想法。但 ACT 理论始终认为，我们的内在声音持续不断地把各类（私下和公共）刺激联系起来，并认为一切事物均可用语言来描述。想象一下，在我们的一生中，内在声音到底承载了多少种关联——成百上千，甚至不计其数，而且在大多数时候，我们并没有意识到这些联系的存在。再想象一下，如果我们需要质疑或是改变每一种联系，我们的内在声音又要承载多少压力。或许我们用毕生精力也无法完成这项任务，这样的努力显然是无效的。

　　尽管我们投资 ACT 不是为了改变思想，但我可以爆料的是：ACT 确实能改变思维。道理并不复杂。虽然认知解离的首要目标并不是词语的内容，而是关注人与思想的关系，但在与思想、新认知或是建立新关系的过程中，思维在某些情况下自然会发生变化。

　　总而言之，我们需要明确的是，认知重构和认知解离是造成问题行为的根源；但重构和解离目标思维的方式则是不同的过程，而且有不同的目标。

第 **7** 章
模块 3：躯体觉知

如果你这样问我："帕特丽夏，你在星期天早上准备做什么？"你会听到我用浓重的口音说："我要去上最喜欢的瑜伽课。"在过去的 15 年里，我每周都要进行瑜伽训练，虽然我还不是一个瑜伽导师，但我可以告诉你，它已经给我的身体带来了显著影响！

超级感受者的情绪就像是过山车，在各种各样、程度不同的情绪之间跌宕起伏，有时如轻风细雨，有时如暴风骤雨，他们的身体始终在与内在体验纠缠不休，这往往会让他们筋疲力尽，当然，更不用说现代生活带来的繁忙和压力（比如长时间的通勤、回复数百封电子邮件以及为家人购买日用品）。

在这个模块中，我们要求患者了解在身体自我保健方面的重要目标，并继续打破控制错觉。因为超级感受者在整个治疗过程中始终在学习，因此，我们根本就无法控制我们会感受到或想到什么，也无法控制其他人会体验到什么。无论我们走到哪里，我们的躯体都会出于人的本性而发出各种类型的噪声。但是，在我们学会放弃改变内在体验的努力时，也会给自己留下更多的精力、时间和内在资源，去选择如何在接受这些内在噪声的同时继续前进。

在这个模块中，我们要传递的关键信息是，要创造一种有意义的生活，就需要我们关注如何看待自己的身体！

第9疗程　躯体觉知

本疗程的主题

在这个疗程中，我们首先要求超级感受者明确身体的自我保健价值，了解大脑、躯体和情绪状态之间的相互作用，并检验具体身体状态在情绪机器全力运转时带来的影响。

本疗程的节奏具有动态性，也就是说，要求参与者在房间里一边走动，一边展示他们的精湛演技（经过这个疗程之后，他们或许会让佩内洛普·克鲁兹自叹弗如）。

尽管我们已在第5疗程中介绍过接地和抛锚等概念，但由于超级感受者会在日常生活中经常遇到情绪唤醒问题，因此，我们将在进行舒缓练习的同时再次使用这些技能。

内容概述

1. 即时练习
2. 每周练习概述
3. 教学要点：我需要如何照顾自己
4. 教学要点：我们的大脑和情绪机器
5. 教学要点：神经系统与三种躯体状态
6. 教学要点：什么时候以及为什么做接地练习
7. 教学要点：拉伸技巧
8. 教学要点：睡眠、运动和饮食小窍门
9. 综合建议
10. 每周练习

练习材料

- 以大脑为支撑
- 教学卡

练习工作表

- 讲义：人体结构图

登录 http://www.newharbinger.com/41771 下载工作表。

即时练习

阅读如下推荐脚本开启这个疗程：

花点时间感受你的呼吸；尽可能采取舒适的姿势坐着，把意识集中于自己的姿势，如果发现身体中的任何紧张点，请尽可能地放松这个部位。而且不要用力，重新关注你的呼吸——关注每一次吸气和呼气。不必以任何方式控制自己的呼吸；只需自然地呼吸即可。（停顿一会。）你的思绪迟早会离开当天担心的事情、本疗程之前发生的事情或是规划想法等。看看你是否能缓缓地让注意力再次回到你的呼吸上。

接下来，我准备请你在自己的脑海中回想这样一个时刻：你在思维里认为"我是对的""你是错误的"或者"我知道得更多"。看看你能不能回忆起某个人冤枉你或者做了让你心烦意乱的事情，于是，你的脑海里自然而然地会浮现出"我是对的，你错了"的想法。你不需要一定选择一个完美的情景，只需选择一个你愿意关注几分钟的内容即可。在你的脑海中保持这个情景，关注这个情景，让它尽可能生动地出现在思维中，看看你的身体里发生了什么。是否存在某种躯体感觉？它是驻留的，还是在移动的？那种感觉是怎样的？你是否能为这种情绪命名？看看你能否在几分钟内有意识地观察这种情绪，它到底是怎样的情绪，关注这种情绪的强度、速度以及随之而来的应急行动。保持你的情绪机器始终处于活跃状态，在这个练习中，只需关注你在采取措施的那个时刻。你是否能再次关注你的身体感受到哪种情绪、由此带来的感觉以及随之而来的行为冲动？（停顿一会。）此时，你需要关注的是，不管采取行动的冲动有多强烈，你依旧只是接受这种情绪而不采取任何措施，那是一种怎样的感受？

让患者有机会简单回顾他们在这项活动中做出的任何反应。和前面一样，模拟患者的好奇心、关注并为这些反应的不同组成部分命名，将有助于提高治疗效果。

每周练习概述

继续阅读核心工作表："超级感受者的 ACT 路线图" 和 "行动中的价值"。

教学要点：我需要如何照顾自己

考虑到这是新模块的开端，因此，应该让患者了解这个模块的主题是价值探索活动。

ACT 实践：价值识别

让患者用一点时间想想他们钦佩的体育明星或是他们尊敬的朋友。在选择一个人之后（无须说出这个人的名字），让他们想象一个举办家庭聚会的时刻，被选择的人针对他们（患者）以及关系到身体健康的事情正在发表演说。接下来，向他们提出如下问题："你希望这个人对你的身体健康价值说些什么？在关系到你的身体健康时，你希望这个人向自己提及哪些品质？"患者可以选择记录自己的回应。

简单地提醒患者，这些价值对我们非常重要，它们并不是规则、目标或是感受。这些价值是我们基于重要性而选择的品质，它们是动词，因为我们一直在实践中兑现这些价值。

请参与者与小组分享各自提出的价值，并让他们认识到，在这两个疗程中，对身体的自我保护将成为整个小组讨论的主题。因此，在完成每周基于价值的活动时，让他们在这两周的实践里关注自己的身体健康（准确地说，这就是之前要求患者完成的工作表练习，从而在每个疗程中练习践行基于价值的生活方式）。

在这项 ACT 实践练习结束时，询问参与者，是否愿意分享妨碍他们在生活中实现身体健康价值的因素。让他们简单总结，在为本周选择以价值为导向的行为时，是否用到了他们已经掌握的 ACT 技能。

提示要点

在主持这项 ACT 实践练习时，有可能出现两种情景。

在第一种情景中，医疗机构可能告诫某些患者，需要他们做出适当的改变；尽管知道需采取哪些行动才能改善自己的健康，但他们仍难以坚持到底。对此，我的建议是，在开展这项基于价值的行动和整个模块的过程中，我们都需要反复回顾患者认为重要的价值，以此来锁定以价值为导向的行为，并强化患者为改善身体健康而改变行为的能力。

在第二种可能出现的情景中，你面对的患者存在慢性疾病、身体残疾或慢性疼痛等问题，因此，他们的内在声音自然会做出相应的回应，比如说，"因为身体的某种原因，我不能这样做"。在这种情况下，我们需要在理解患者身体障碍的基础上，向他们澄清，坚持自我保健价值并不是价值与具体活动之间一对一的关系（但我们的内在声音却沉迷于这个观点）；相反，它更多的是灵活运用不同类型的健康行为，并通过必要的调整确认自己的身体何时需要休息。

我并不是说，只要对患者澄清了价值，这个治疗过程就会一帆风顺。但根据我的经验，在采用告知、斥责或是强迫等不同手段的情况下，对话质量当然会有所不同。请他们核实对他们重要的事情，核实他们行为的有效性，并循序渐进地选择自己的行为。最后需要提醒的是，在 ACT 模式中，我们的终极目标是从价值出发，在所有领域创建出灵活、顺畅、宽泛的行为方式。

教学要点：我们的大脑和情绪机器

在这里，我们需要向参与者解释，在探讨情绪调节障碍时，我们不可能不提及大脑的参与。虽然我们的治疗并非神经心理学课程，但必须承认的是，大脑的参与，是我们理解处于开启状态的情绪机器的关键，并根据情绪机器产生的思维快速组织我们的行为。

在坚持以大脑为支撑的前提下，向参与者展示大脑的三个重要区域——下丘脑、杏仁核和海马体，并简单介绍它们的功能。

1. 下丘脑的功能是充当危险探测器，它会把探测到的结果传递给杏仁核。

2. 杏仁核为我们的大脑释放压力荷尔蒙，并调动我们的身体做出战斗、逃跑或冻结反应。

3. 在收到杏仁核发出的信息后，海马体与前额叶皮层核对危险信号是否属实，并做出相应的反应（前额叶皮层的作用是判断、决策和解决问题）。

在参与者掌握这三个区域如何互动的基础知识后，向他们简要解释：对某些超级感受者而言，这些区域的运行方式会略有不同：

1. 他们的下丘脑会更频繁地感觉环境中的威胁（过度工作）。

2. 他们的杏仁核很快被激活（过度活跃）。

3. 他们的海马体趋于饱和，而且需要额外时间去核实正在发生的事情，以及如何应对某种情景（工作不足）。

要厘清这些差异，我们将进入下一项 ACT 实践活动。

ACT 实践：运行状态的大脑和情绪机器

这是一个迷你版的"带着思维去散步"ACT 练习，用比喻的方法来说，大脑的不同部位都在散步。

邀请四名志愿者并向他们解释，这是一次针对大脑不同器官的模拟练习，每个参与者都将扮演一个角色。找到四名志愿者后，给每个人分配一个角色：一个参与者扮演下丘脑，另一个参与者扮演杏仁核，第三个参与者扮演海马体，最后一个参与者是正常人。

在分配角色之后，给他们如下指示：

- 向扮演下丘脑的参与者说明：他应该像猫一样，不断探测周边的危险。这个参与者可以采取一些搜索危险源的手势，比如说，把手放在额头上，一边小心地走路一边四处张望，仔细查看别人的表情，而且可以产生"他们喜欢我吗""他们对我生气吗""那是一只蜘蛛吗"之类的想法。
- 对扮演杏仁核的参与者说明，杏仁核会像兔子一样被迅速激活。因此，这个人可能会跳上跳下、踩脚或是大声尖叫"危险，危险，危险！"
- 对扮演海马体角色的患者解释，海马体应该像乌龟一样，非常缓慢地移动。
- 最后，充当正常人的参与者在房间里走来走去，好像这个人正在带着自己的大脑到处散步，体验过度工作的下丘脑、过度活跃的杏仁核和工作不足的海马体。

在了解每个参与者扮演的角色之后，让"带着大脑到处散步的人"开始在房间里行走，而其他三个参与者分别扮演各自的具体角色。有些参与者可能在台词方面需要一些指导，因此，需要关注他们的参与情况。

在这项活动进行 5 分钟后，请每个人停下来，回顾他们观察到的任何结果。对"带着大脑到处散步的人"，需要向他提出一个关键要求，就是在大脑维持所有活动的过程中继续行走。这个要求听起来似乎很简单，但它为超级感受者创造了一种不同的情境，让他们认识到，自己并没有失败，或是有那么多的缺陷，只是本能让他们常产生很多感觉，这些感觉自然会促使他们萌生强烈的情感唤起，尽管这很困难，但他们完全可以学会去处理这样的情况。

提示要点

如果觉得 ACT 练习和猫、兔子和乌龟这样的隐喻很傻，那么，你可能会想到跳过这个步骤。但依我拙见，这有助于从体验上认识大脑不同区域在情绪机器开启时是如何组织行为的，而且有助于培育超级感受者的接纳和共情能力。

需要提醒的是，这并不是要消除超级感受者对其行为的反应能力，或是说超级感受者是其大脑的受害者。相反，这只是为了把他们的行为置于新的语境中。在主持这项练习时，一位患者曾经对我说："我终于明白了，我为什么会有做某件事情的强烈动力。"

教学要点：神经系统与三种躯体状态

本教学要点是前一个教学要点的延续，探讨了神经系统的基础理论。

尽管这不是生理学课程，而且我们当然也不希望参与者睡眼惺忪，或是因为这个教学要点而对我大发雷霆，但这里仍需向患者介绍如下基本观点。我们的神经系统由两个主要部分构成：首先是副交感神经系统，它负责我们以平静、放松和舒缓的方式做出反应，例如祈祷、呼吸、星期天早上洗澡，或进行你喜欢的瑜伽活动；其次是负责做出或战或逃反应的交感神经系统。

向患者简要解释，在神经系统与情绪机器同时被激活时，我们的身体会出现三种类型的反应：战斗模式、逃跑模式或冻结模式。

因为或战或逃反应更常见，因此，我们可能需要花更多时间去解释冻结反应。如下是解释冻结反应的关键点：当杏仁核以最高强度长时间发出"危险、危险"的信号时，而且我们无法做出反击或逃避某种情景时，那么，副交感神经系统的迷走神经会让我们的身体随时准备关闭，这是一种典型的生存反应；这种心理防御机制被称为解离（dissociation）。

虽然这看起来有点无聊，但我仍鼓励各位向参与者说明，了解神经系统很重要，因为某些超级感受者的神经系统可能倾向于过度活跃，而且因为经常感受到极端性情绪，他们可能会迅速陷入自嘲性描述而无法自拔。不论面对怎样的情景，学会关注和命名自己的躯体活动都能引导他们选择如何应对，而且还会创造出一种新的情境，帮助他们在生活中逐渐理解自己的体验。这会让他们意识到，他们并没有失败，也没有缺陷；只是他们的躯体反应很快，有时甚至是太快了。

ACT 实践：关注你的身体状况（躯体扫描）

这个 ACT 实践有两个部分，旨在帮助参与者关注身体在日常生活中所处的不同生理状态以及什么时候和如何进行接地练习的基础知识。

在第一个部分，我们把患者分为每两人一组。在每个小组中，一个患者扮演身体交流者，另一个患者担任观察者，按时参与对话。为每个小组准备一张教学卡片，上面写有如下说明：

针对身体交流者的教学卡片：

在你听到主持人拍手掌时，在切换到不同身体状态的同时继续进行对话。

- 拍一次手掌表明你在说话时将进入战斗状态；
- 拍两次手掌表明你在说话时将进入冻结状态；

- 拍三次手掌表明你在说话时进入逃跑或退出状态。

在每个双人组合选择由谁来担任身体交流者之后，把教学卡片交给这个人，并要求他不能把卡片上的内容告诉同组的伙伴。接下来，让每个人聊聊他们想谈论的任何话题。一两分钟后，我们可以拍一次、两次或三次手，这样，身体交流者就可以把自己的肢体语言转换成教学卡片上对应的生理状态，并按这种特定状态继续对话。在拍手前，可以让患者先进入这个角色适应两分钟，这样，他们就有时间观察不同的生理状态。片刻之后，让患者转换角色，并在新的角色下按相同方式重复练习。

在参与者反思这个 ACT 活动时，请身体交流者谈谈他们在身体处于不同生理状态时继续对话的体验；随后，询问观察者关注到了什么，以及他们在身体机器经历不同状态时与伙伴交谈的感受。此时需要强调的是，在日常生活中，他们的身体可能会进入任何状态，但学习处理情绪机器的部分内容就是接受这些身体状态，而不会陷入其中不能自拔，否则只会造成情况的进一步恶化。

在这项活动的第二部分，我们将指导患者检查身体在既定时刻的表现。

在这项活动中，你熟悉的每一项任何身体扫描练习都简单便捷。如果你确实没有现成的身体扫描练习，不妨把下面这个简短的身体扫描脚本读给患者听：

我希望大家用几分钟时间跟踪不断出现和退却的躯体感觉。我们可以把注意力集中在身体的某个部位，并关注身体中出现的感觉。当关注某一种感觉时，看看你是否可以命名这种感觉，比如说"轻微、隐隐的疼痛感"或是其他任何名称，即使找不到合适的名称，也不要担心……只需全身心地关注这种感觉……继续集中注意力几分钟……关注可能出现的任何感觉……接下来，轻轻地把注意力转移到脖子，看看那里是否出现了什么感觉……保持专注几分钟……然后，把注意力移动到上半身，关注你的胸部、手臂和腹部……转动肩膀，把注意力集中在这个部位，并关注上半身出现的任何感觉。如果你的思维飘忽不定，没关系，只需关注它，不要沉迷于任何判断性想法；把注意力重新集中到上半身，并保持几分钟的专注……继续移动你的注意力，将焦点转移到骨盆部位，关注出现在臀部和臀大肌的任何感觉。不要对抗这些感觉，你只需关注它们片刻。在开始这个练习的时候，你可能会感觉很尴尬，但随着练习的进行，你会变得越来越自然。继续移动你的注意力，关注自己的下半身。慢慢扫描你的腿前部……关注大腿、膝盖、小腿，然后，再慢慢转移到大腿和小腿的后部；最后，将注意力转移到你的脚。随意摆动你的脚，以便于更好地集中注意力，关注出现在脚底、脚踝和脚趾的任何感觉。

为获得患者对这项身体扫描练习的反馈，向他们发放"人体结构图"。请患者记录他们在身体中关注到的任何感觉，以及可以描述这些感觉的词；他们可以在"人体结构图"的旁边用文字标注，用来指导身体扫描练习。

最后，鉴于我们希望让这些技能得到最大程度的普及，因此，我们可以告诉患者，他们可以每天进行简版的身体扫描练习。如果患者对此感兴趣，你可以简要地向他们这样介绍：在这种简版的身体扫描中，他们可以想象自己的身体被分为三个部位（如下所示），因此，他们可以随时放下手中的事情，关注出现在这些部位的任何感觉。

- 部位1：头部、颈部和肩部
- 部位2：上身——背部、胸部和手臂
- 部位3：下半身——臀部、腿部和足部

除指导患者练习关注和命名身体状态外，我们还可以鼓励患者检查一整天的呼吸质量（是浅呼吸还是深呼吸，呼吸节奏是快还是慢）、体温（高或低）以及说话的质量（语速是快还是慢，是否有口吃）。在这个教学要点即将结束时，我们需要再次强调，用于关注和命名身体状态的核心技能同样简单方便，因此，患者应继续采取措施去创造他们想要得到的生活。

提示要点

有些患者可能有创伤史或存在解离问题。解离是所有人在大脑过度活跃时都会经历的自然反应，或许可以为他们创造不同的情境。在患者经常进入逃避模式以至于影响其正常生活时，解离就成为了一个临床问题。在讨论与创伤有关的过去的思想时，我们曾提到，这项练习并不针对高度的解离反应：它可能是一种额外的治疗手段，但绝对不会把解离作为主要问题。

教学要点：什么时候以及为什么做接地练习

在这里需要提醒患者的是，在第 4 疗程中，他们已经学会在被情绪控制时"抛锚"的技巧；在这里，我们将拓展这个教学要点，帮助患者在身体进入冻结，开启战或逃模式时回归当下。

需要向患者澄清的是，抛锚和接地的做法并不是为了压制或摆脱不愉快的体验；在被情绪机器、巨大的身体噪声或是严苛的内在声音所控制时，这些都是他们可以主动选择的行为，帮助他们让内在体验顺其自然。当然，我们没有必要深入解析这个教学要点，下面，我们将进入下一个活动。

ACT 实践："接地"练习

大家可能已经了解了一些接地练习，但考虑到与本练习略有不同，因此，建议我们看看如下说明。

在脑海中回想你最近经历轻度问题的一段记忆，在保持这个情景的同时，关注情绪机器产生的任何反应。你是否关注到过去的想法、未来的想法、主导性想法……甚至是一个故事？关注可能出现的任何感受、感觉或行为冲动。你想做什么？（停顿一会。）接下来，看看你是否关注到针对这个问题采取的应急行动并对这种行为进行命名，是否出现采取某种行动的冲动……或是解决问题的回应？是否存在躲藏、逃跑或停止练习的冲动？是否存在更明显的情绪？你的身体里是否存在某种占主导地位的感觉？（停顿一会。）现在，用力让双脚踩在地板上，好像整个身体都落在地上，轻轻摆动脚趾，再次用力踩在地板上，然后慢慢地把手放在肚子上……关注每一次的吸气和呼气……开始关注最简单的呼吸动作，与此同时，关注你周围的环境……关注并命名你看到的事物……（停顿一会。）……接下来，你是否关注到情绪机器此时此刻产生的任何情绪，并默默地在心中为这种情绪命名？（停顿一会。）再次用力踩在地板上，关注你听到的任何声音，并为这个声音命名……（停顿一会。）……接下来，关注并在心中默默说出此时此刻出现在你身体内的任何感觉……（停顿一会。）接下来，再次用力踩在地板上，关注房间里的任何气味……（停顿一会。）缓慢地深呼吸五次，关注吸气和呼气的感觉。

当与患者共同反思这个接地练习时，需要向他们提醒的是，鼓励他们关注此时此刻的内在体验，而不使用任何内容或基于语言的帮助（如应对性的想法、咒语或积极肯定）。总而言之，接纳使用的大脑资源更少！

提示要点

但我们还是要现实一些！考虑到超级感受者对不适情绪的耐受力很低，因此，所有技能都有可能适得其反，转而成为另一种解决问题、逃避或控制的策略。此外，除非真正关注到患者在使用这项技能时报告的内容，否则，我们根本就无法认识到这一点。如果你听到这样的评论："这没用，我仍然很焦虑；我试过了，但什么也没发生"，那么，你可能需要向患者了解他们是如何练习这些技能的。

教学要点：拉伸技巧

在开始这个教学要点之前，请参与者谈谈他们用来放松身体并有助于管理"身体预算"（意指身体各项机能之间维持平衡的机制，一旦身体预算失衡就意味着进入疾病状态）的不同活动。之后，向他们解释，情绪开关的不断开启和关闭，再加上内在声音的持续暗示——无论是回忆过去的情景、进入预测模式，还是沉迷于针对自己或他人的某种描述，都会让他们固有的生理反应得到强化，从而经常陷入压力或紧张的情绪中。而舒缓是驯服情绪机器并帮助我们创造美好生活所必需的技能！

ACT 实践：拉伸技巧

阅读以下基本伸展运动说明，指导参与者完成这些练习，为每个动作预设 30 秒的时间。

在这个伸展练习中，我们首先将下颌向下靠近胸部，然后，慢慢地将头部向右倾，让右耳接触到或是靠近右肩，并保持这个姿势。接下来，让下颌再次靠近胸前，慢慢地将头部向左倾，使左耳接触到左肩。（停留几秒钟，让患者关注这个姿势。）

接下来，将肩膀抬起来，靠近耳朵，保持这个姿势几分钟，然后分别向前和向后旋转肩膀各五次。

最后，伸展左臂，稳稳地平举到你面前；接下来，将右手放在左臂的肘部，慢慢让右手在左臂上移动，同时左臂保持稳定，继续移动右手，直到右手接触到左手。然后，慢慢地依次伸展左臂的每一根手指。用右臂、右手和右手手指重复这个动作。

在为患者总结时，需要向他们澄清的是，我们可以采取无数种方式进行伸展运动，鼓励他们按自己喜欢的方式尝试任何一种伸展运动，尤其是可以随时随地完成的练习。

提示要点

在这里，我们需要提醒患者的依旧是：练习伸展技巧不是为了摆脱让自己不舒服的体验，而是要学会放慢思维，放下压力，在不受当下情绪拖累的情况下获得更好的感受。如果超级感受者以跑马拉松来摆脱不愉快的体验，而且已拟定数百种策略来实现这一目标，那么，就很难向他们传递这样的信息；反之，我们越是支持他们主动塑造自己的行为，他们就会拥有越多样化的生活。

教学要点：睡眠、运动和饮食小窍门

为了更好地利用他们的身体预算，与小组简单讨论如下三个重要变量：

- 关于睡眠：睡眠不足是导致我们的身体容易出现情绪调节问题的首要原因。
- 关于锻炼：每天 30 分钟的体育锻炼有助于我们的身体始终维持在最佳状态。
- 关于饮食：关注我们的饮食内容和饮食方式有助于降低患病的可能性。

ACT 实践

本教学要点非常简单，因而未设计相应的练习！

提示要点

这里需要提醒患者的是，如果存在任何因素能影响身体健康或身体状况，那么，他们就需要咨询自己的医生，以了解他们能否进行适当的体育活动。

综合建议

患者在本疗程掌握的技能如表 7-1 所示：

表 7 - 1   内在/外在技能

内在技能	外在技能
◇ 关注身体状态：逃跑、战斗或冻结 ◇ 检验你在不同身体状态下所采取行为的有效性 ◇ 接地练习 ◇ 检查应急行动的有效性	◇ 选择以价值为导向的行为

每周练习

将本周的核心工作表发放给参与者。

书呆子的心得

在创作本书时，我曾阅读了一本关于情感神经科学的书，这本引人入胜的作品就是莉莎·费德曼·巴雷特（Lisa Feldman Barrett）的《情绪》（*How Emotions Are Made*）。我们已在第 1 章简要介绍了与治疗超级感受者相关的研究成果，至于对大脑对情绪的影响，巴雷特也提出了自己的观点。

巴雷特指出，情绪当然不是一触即发的，它们是在大脑中被建构出来的。尽管传统观点认为，情绪是被外界因素触发的结果，但巴雷特认为，毕竟我们自己才是情绪的主动参与者。所有情绪都始于我们身体中的内感受（interoceptive）体验，因为我们的大脑需要认知这些感觉，这会迅速激活之前的体验或联想，把这种体验与某个具体概念、词语或符号匹配起来。如果大脑做出的预测与内感受体验恰好匹配，那么，大脑就会根据以往的体验对行为进行组织（此时不会发生新的学习）。但如果大脑的预测与内感受体验互不匹配，就会出现巴雷特所说的"预测误差"（prediction error），这就是我们学习的方式。听起来有点神奇吧？

　　但是，因为我们人类有一颗永远不知疲惫、勤奋好学的大脑，它喜欢预测，因此，大脑很容易被这些预测所吸引，尽管这些预测可能不符合我们的感官体验，但这丝毫不会影响它们的诱惑力。

　　因此，承认大脑天生的预测能力，就需要我们强调区分不同情绪体验的重要性（关注和命名技能），尽可能增加我们描述感觉和情绪的词汇，支持我们的大脑学习新的信息，进而促使我们组织新的行为反应，以更好地适应内部世界和外部世界。

讲义：人体结构图

　　在完成身体扫描练习后，写下你在身体中关注到的感觉，并用一个词来描述这些感觉；作为指导，我们可以选用以下人体结构示意图（图 7－1）旁边的词。

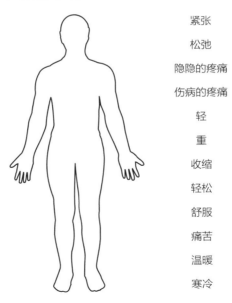

紧张

松弛

隐隐的疼痛

伤病的疼痛

轻

重

收缩

轻松

舒服

痛苦

温暖

寒冷

图 7－1　人体结构示意图

第 10 疗程 躯体觉知

本疗程的主题

我们的身体健康很重要，而且对超级感受者而言尤为重要，因为他们每天都要体验数百种情绪链条，这不仅让他们的身体疲惫不堪，容易产生慢性压力，而且会给原本已经忙忙碌碌的头脑增添精神疲劳。作为躯体觉知模块的最后一个疗程，我们将为患者阐述身体自我保健的价值、他们的大脑和身体如何进行行为组织以及情绪机制对基本调节能力的决定性作用。

在这个疗程中，我们主要强调的是情绪剧烈波动会如何影响注意力，造成情绪偏差性关注（emotion-biased attention），并影响一个人解决问题的能力，而最终的结果，就是让我们脱离当下。

我们再看看现实中的情况。在生活中，我们每个人都要面对无数情景，感到不满的不只有超级感受者，这就需要我们直面痛苦，学会解决需要解决的问题，但是，事实往往适得其反。那么，在超级感受者的世界里，我们会看到什么呢？难以承载的自责、自我批评，有时甚至还有自我憎恨。正因如此，在这个疗程的最后一部分，我们才需要关注基于价值的问题解决方式和自我关怀（self-compassion）。

在这里，我们所说的解决问题，并不是传统意义上千篇一律的问题解决工具，而是一种基于价值的生活技能。在发现不正常的情景后，它们会提醒超级感受者关注任何可能发生的变化，在可能造成麻烦的情况下，区分他们可控与不可控的事物是练习从价值出发接纳和选择生活方式的关键步骤。

在训练自我关怀技能时，我们将设计一个专门的教学要点，介绍在这个问题上有可能成为行为障碍的常见想法，并突出强调进行自我关怀练习的形态与方式。

　　超级感受者的大脑已经精疲力竭！因此，我们应该帮他们学会能减轻这种痛苦的 ACT 技能！

内容概述

1. 即时练习
2. 每周练习概述
3. 教学要点：关注力
4. 教学要点：情感偏差性关注
5. 教学要点：基于价值的问题解决能力
6. 教学要点：自我关怀
7. 综合建议
8. 每周练习

练习材料

便利贴（每个参与者准备 10 到 15 张便利贴）

练习工作表

工作表：基于价值的问题解决能力

工作表可在如下网址下载：http://www.newharbinger.com/41771。

即时练习

　　需要提醒的是，这个即时练习改编自一个经典的即兴戏剧练习。

　　请患者站起来，在房间里排成一队。向他们解释，他们需要认真倾听对方的讲话，并根据每个人的反应，共同编写一个故事。在这里，不考虑每个人的反应到底是正确还是错误，也就是说，所有回答都是有效的，都需要接受。给站在队列两端的人提供一句"开场白"，然后，让这个人重复这句"开场白"，并在"开场白"之后增加另一句话；然后，每个参与者在前面参与者的基础上增加一句话，以此类推，直到每个人均增加三句话为止。

对这个"开场白"的内容没有任何限制（比如说"有人站在门口""我因为失去工作而关掉电脑""我正品尝巧克力蛋糕"）。在活动的讨论过程中，我们需要向患者说明，密切关注其他人的反应是他们继续参与活动的基础，这就需要高度的注意力，这也是下一个教学要点的主题。

每周练习概述

像之前一样，请一位志愿者总结上周的每周练习概述。

教学要点：关注力

你可能想知道，为什么说关注力对超级感受者如此重要。答案很简单：超级感受者总是让自己疲惫、倦怠和迷惑——然而，当我们在生活中面对数百个从情感到行为再到情感和行为的情绪链条时，谁能幸免呢？（在本章结尾的"书呆子的心得"中，我们将对此进行深入探讨。）

在继续讨论本教学要点之前，我们可能需要收集参与者对关注力的所有想法，然后，用通俗易懂的语言解释，关注力就是我们刻意专注于某种特定情景的能力。无论我们在生活中做什么，或是和谁交流，关注力都是一种不可或缺的生活技能，因为我们始终要面对来自外部世界的刺激（比如街道上传来的噪声、电视机的声音、人们的谈话或是婴儿的啼哭声）和内心世界的刺激（比如待办事项清单、我们想看的电影、对之前某一次谈话的担忧或对下一次生日聚会的祝福）。选择有意识的关注，有助于强调对我们重要的活动，而不会被这些噪声所干扰。

ACT 实践：关注你的脑资源

在这个练习中，我们需要为参与者准备一叠便利贴（每个人大约 10 到 15 张），并请他们在每张便利贴上写下他们在某一天需要完成的一项任务（如做早餐、上班工作、写报告或打电话给通信公司）。之后，让每个人伸出一只手臂，手掌朝上。把这些便利贴首尾相接地放在手掌上，然后，逐个大声念出写在便利贴上的任务，让所有参与者都能听到自己的发言。当患者把托着全部便利贴的手掌朝上举起时，请他们描述看着自己的手时看到的东西。在部分人分享了自己的观察结果后，让他们想象片刻：手是大脑实现关注力的工具，并检验是否所有任务都完全适合他们的手掌。这里需要强调的是，考虑到大脑的关注力是有限的，对于需要在一天内完成的全部清单，它关注到了所有应该关注的任务吗？他们认为自己的大脑会如何处理这么多的任务？考虑到我们一天的时间也是有限的，那么，实现面面俱到的关注可行吗？

在对这项活动进行总结时，我们需要向患者传递的一个关键信息就是，我们确实没有无限的关注力。我们的脑容量也是有限的，正因为如此，谨慎选择需要我们关注的事情，专注于一项任务，每次做好一件事，是一种亟待培养的技能。

在继续练习前，我们需要给患者一个提示：如果他们重新查看需要做、必须做或想要做的一系列活动，而且必须选择三项有助于实现个人价值或健康的活动，那么，他们会如何选择呢？在进入下一个教学要点之前，请两到三名志愿者向整个小组分享自己的答案。

提示要点

有的时候，参与者会犹豫不决：到底是集中关注力或选择性关注，还是兼顾多项任务或关注多个事物呢？对此，我通常会这样回答：和所有类型的人类行为一样，任何行为在某些时候具有适应性，而在其他时候则是不适合的，具体取决于具体的情境。对所有人来说，对单一任务的过度关注都有可能导致他们在生活中做出僵化的反应，这种情况不仅仅限于超级感受者。例如，如果我们在过马路时全神贯注地阅读一本好书（比如说本书），而对周围是否有汽车不管不看，那么，我们就有可能被撞到。但如果我们是在海滩上晒太阳或是在喝玛格丽塔酒时聚精会神地阅读这本书，那情况自然就大不相同了。这个道理同样适用于多任务处理或是同时关注多项任务的情境。在某些情境中，这种做法是适应的，而在其他情境下就有可能是不适合的。通常，过度习得的活动可以让我们能同时处理多项任务，比如说，我们可以一边听音乐一边洗碗，或是一边听播客一边开车。

教学要点：情感偏差性关注

这也是上个教学要点针对关注力的话题的延续。在这个教学要点中，我们把关注力限定为情感偏差性关注（affect-biased attention）力。首先，我们要询问参与者，他们在生活的某个时刻是否出现过任何类型的恐惧症。如果有的话，请他们介绍这种恐惧症在不同场合、时间和地点是如何出现的。

我们可以分享如下这个例子。假设有一个害怕虫子的人，每次他进入一个新房间，只要瞥见快速移动的微小动物，他的情绪机器就会被瞬间激活，并且因为之前曾学习过关于蜘蛛的知识，因此，他的内在声音会说："小心，那里有个东西像个虫子；那可能是一只蜘蛛，你遇到危险了"。即使他在房间里看到的移动物体不是昆虫，比如说，只是一团灰尘、一张小纸片，他也会出现这种反应。

此时，我们需要向患者澄清的是，恐惧症是情绪造成关注力偏差（attention bias）的典型示例。关注力偏差是指因为以往的经历而让我们感到危险的情况，即，在我们的情绪机器被激活时，大脑会提醒我们注意危险，快速扫描以前的关联，并据此组织我们的行为（如转头离开或大声尖叫）。在这里，最大的问题在于，当大脑在执行自己的任务时，它并没有真正检查到底发生了什么，便让我们马上陷入极端性感觉。

在这个时刻，我通常会告诉患者，我们的关注力可能会欺骗自己，此外，我们或许还可以利用这个机会，提醒参与者关注直觉反应和真实情绪觉知之间的差异（参见第 3 疗程）。

ACT 实践：识别情感偏差性关注

如果能登录互联网，我们可以搜索有关"选择性关注"（selective attention）的在线视频，并播放给患者。此外，我们还可以和患者进行简短的小组讨论，讲述他们感觉到某件事情的一个时刻：内在声音告诉他们这是某种事物，但事实证明并非如此。

提示要点

对于有创伤史的患者而言，他们可能会对大脑在提醒他们摆脱潜在危险方面的价值存有质疑，或是褒贬不一，这是很自然的事情。对这类问题，我们需要向患者澄清，我们并不是建议患者不相信他们对危险的感觉，而是说，他们应该认识到，在情绪机器被激活时，大脑机器是如何组织我们的行为，以及哪些行为具有适应性，哪些没有。始终寻找危险，还是坐等在我们的下一段关系中受到伤害，怎样才算是真正的适应呢？

教学要点：基于价值的问题解决能力

利用这个重要的教学要点，我们将与超级感受者共同探讨 ACT 的其他好处。首先，我们要询问参与者，他们如何定义有问题的情景。需要澄清的是，一个问题可以有数百种定义，但我们在这里不想过多涉及技术细节，而是采用一个通用的简化定义：当我们对任何事情的期望、理想或愿望没有得到满足时，问题就出现了。

如下是一些问题的例子：和某个人交谈，并意识到这个人与我们意见不同；注意到我们旁边的人在咳嗽时没有捂嘴；收到老板发来的邮件，要求我们去加班；在街上遇到吸烟的人；你是素食主义者时，但食堂只有肉菜。归根到底，你可以随意想到各种各样的例子，但尽可能使用我们在日常生活中遇到的问题示例，而不只是超级感受者在生活中经历的复杂案例。这很重要，因为超级感受者不仅会因为生活中的重大事件而乘上情绪过山车，每天发生的事情也会让他们情绪失常。

这里需要强调的是，在所有这些例子中，期望、理想、愿望或宗旨都没有实现，而这就是我们面临的问题。任何问题都会频繁开启我们的情绪机器，任何人都会因此而感到精神疲惫，分散我们的关注力，自然，无论情况如何，都会削弱我们解决问题的能力。

最后需要澄清的是，在 ACT 中，解决问题不仅需要我们掌握技能或技巧，还需要我们学会退后一步，淡然面对现实，以我们的价值作为行动指南。

ACT 实践：基于价值的问题解决能力

在这种治疗方案中，解决问题是另一种推进实现生活价值的基本技能。在练习这项技能时，让患者关注他们被日常生活中的变化吸引的时刻，具体可以询问他们什么是他们可以控制的以及什么是他们无法控制的，以此为起点，训练他们学会接纳一种情景，认识对自己最重要的是什么，并据此选择一种行动。培养超级感受者的选择能力可以减轻他们的痛苦，让他们更接近自己追求的生活方式，尤其是在我们每个人都会遇到无数问题的情况下，这种选择显得更加重要。

在这个 ACT 练习中，我们需要使用"基于价值的问题解决能力"工作表（建议你首先独立完成这份工作表，这样，你就知道该提出什么样的问题，以及如何把工作表介绍给小组中的患者）。请患者选择他们希望在本练习中关注的情景；在单独写下自己的回答时，可能需要他们共同完成工作表中的每一个问题。需要强调的是，这份工作表由两个部分构成，分别对应于分析问题情景的时点和采取行动解决问题后的时点；然后，向他们澄清，你不会过问工作表的第二部分，因为独立做出决定并据此完成这项每周练习是他们自己的任务。

提示要点

尽管听起来可能很简单，但临床医生很容易忽视解决问题的能力，这要么是因为我们可能以为某个问题易于处理，要么是因为我们觉得患者已非常老练。但我还是想提醒大家，当心被假设所迷惑！

在很多情况下，超级感受者要同时面对多种多样的问题情景；我们或许都知道"情绪 – 行为 – 情绪 – 行为 – 情绪 – 行为"的心理传导链条，它让这些超级感受者的大脑筋疲力尽，导致他们出现关注力偏差，并最终削弱了他们基于价值制定决策的正常认知能力。

此外，超级感受者还有可能沉迷于"非此即彼"的想法，这会降低他们思考替代解决方案的能力，导致他们迅速拒绝其他方案，或是不能有效执行潜在解决方案。融合僵化的思维模式会削弱他们的问题解决能力，从诸如如何使用音乐设备之类的小事情，到处理难以完成的工作任务，问题会变得无处不在。

教学要点：自我关怀

通过本教学要点的学习，超级感受者在对自己曾经说过的话或做过的事而感到遗憾时，应学会以关怀、宽容和同情心做出回应，而不是陷入让自己倍感压力的自我责备中不能自拔。首先，我们需要介绍自我关怀的内涵是什么，讨论在自我关怀这个问题上的种种误区，在此基础上，引导患者进行体验式练习。

在开启这个教学要点时，我们首先要向患者分享这样一个现实：我们都是普普通通的人，都是人类社会中的一个成员，既然如此，凡是人就会犯错，尽管我们始终会尽最大努力过上有意义的生活，但有些事情还是会出错。最终，我们的身体会因为有所追求而承受压力，内在声音会因我们的不完美而折磨自己，并最终执迷于我们到底是如何造成问题的。在这样的时刻，尽管压力正在侵蚀我们的身体，但我们可以学着去关心自己，这就是所谓的自我关怀能力。

向参与者核对他们对自我关怀的任何想法。

如下是本教学要点的关键点。提前阅读这些要点，以便于把它们传递给参与者。在逐一回顾这些想法时，应尽量强调如下三个方面：（1）正常对待这些关于自我关怀的想法，把它们作为学习历史的一部分内容；（2）将它们与情感科学的最新研究成果联系起来；（3）帮助患者了解这些想法在日常生活中的有效性。

想法：我不能练习自我关怀，因为它会使我的情况更糟糕。

解释：对一些患者来说，在问题严重时，让他们学会善待自己可能并不容易，而且注意到一种情绪就会让他们难以忍受。但仍然要强调，始终对情绪采取逃避或逆反态度，只会延长这种情绪带来的痛苦。

想法：你需要通过练习正念学会自我关怀。

解释：虽然正念练习确实可以帮助我们练习自我关怀的能力，但是在出现困难情绪时，它们并不是学会与自己建立友好关系的必要前提。

想法：练习自我关怀就是让自己变得更自私。

澄清：当他们受到伤害时学会接受自己正在经历的折磨，并善意地回应，这与自私显然是不同的。它是我们内在声音做出的判断，正如他们在这个治疗中所认识到的那样，想法毕竟只是一种想法，但它并不能改变我们的为人。

想法：学会自我关怀就是对自己所做的事情不负责任。

澄清：这是必须向患者说明的一个关键问题，因为自己说过的话或做过的事情，而让自己纠结于自责当中，显然是在浪费时间，而且这很快就会开启他们的情感机器，让内在声音把他们带入思维的陷阱。单纯地沉迷于这些想法并不会改变它们；从过去的事情中进行学习和沉溺于过去，完全是不同的两件事。

想法：自我关怀对我没有任何作用。

解释：这就需要向患者证明，学着在痛苦时善待自己，绝对不会消除痛苦情绪带来的不适。但自我关怀的做法也不是为了获得某种特定结果，它只是让我们学会接受经常出现的不良情绪，并以善意回应这些情绪，同时提醒自己规避自我惩罚的冲动。

思想：自我关怀只是让我对自己更宽容。

澄清：这就需要向患者阐明，学会面对伤害我们的事物，并承认我们的痛苦，这本身就是勇敢的；自我关怀的意义并不在于能否促成我们做成某一件事。

想法：只有在拥有自尊时才能兑现自我关怀。

解释：这需要我们提醒患者，在 ACT 中，当他们从思想觉知模块中唤醒回忆时，我们不会把想法（包括消极思想）当作坏事或绝对现实；相反，我们只是把它们视为内在声音的自然产物。自我关怀并不是改变对自己的看法，也不需要任何人给自己编撰负面故事。

向患者核实，是否还有其他任何想法或主意妨碍他们练习和掌握自我关怀技能，如果有的话，对这些想法进行讨论。

ACT 实践：爱心接触

在讨论了影响患者进行自我关怀练习的常见障碍后，我们将引导小组进行体验式练习。

这个练习由四个步骤构成：

1. 首先，请患者选择一个这样的情景：他们感到压力重重、身体处于激活状态或者长时间沉迷于预测他人或自己的想法或叙述。

2. 在选择一种情景之后，请参与者让这个情景进入自己的脑海，并短暂停留，尽可能详细地想象这个情景的细节（一到两分钟）。

3. 现在，请他们确定可能对这种压力情景做出反应的身体部位（例如头部或胸部）。如果患者没有注意到发生在身体中的感觉，请他们从下到上进行简短的身体扫描。

4. 最后，让参与者学着承受自己的痛苦，把一只手放在产生反应的身体部位，承认受到的伤害，并关注身体的感觉。可以这样告诉患者，如果他们的内在声音生成任何自责性的故事，他们可以在心中默默地关注并命名这个故事，然后，重新关注自己的身体，并以善意和关爱回应自己受到的伤害。

在进行练习总结时，我们可以这样鼓励患者：在他们感到压力巨大、被压力所折服或彻底打倒时，他们可以在身体中找到感受到压力的部位，把手放在上面，吸气和呼气，承认自己的问题，而不是以判断、批评或自责的态度去谈论它，看看他们是否可以让这种极端情绪顺其自然，让自己回到当下。

最后，提示患者尝试以不同的身体姿势进行自我关怀，并让这个姿势成为日常活动中的正常动作。比如说，我的一位患者习惯于把手放在胸前，以表明承认和接受自己的情绪障碍，而另一位患者则选择把手轻轻地按在肚子上。

提示要点

在练习自我关怀时，患者有时会问到是否需要使用"咒语"，或者在这个时候是否需要对自己说点什么。有的时候，他们提出这些问题是为了解决问题，似乎他们当时产生了某种强烈的情绪，因此，他们需要立即解决某些事情，而超级感受者又很容易陷入这种解决问题的反应中。

实现自我关怀的身体姿势会强化接纳过程，因为在超级感受者的大脑已精疲力竭的情况下，这种姿势耗用的脑资源更少，增加了利用前额叶皮层的机会，从而让他们以更宽容的态度看待特定情景。需要澄清的是，如果出于摆脱情绪的目的而使用"咒语"解决问题，实际上只会放大这种情绪状态。

尽管使用"咒语"进行自我关怀在根本上并没有错，但无论按什么评价标准，"它往往都需要更长时间才能减少交感神经系统的活动"。尽管贬低自己最终可能会抑制交感神经系统带来的副作用，但这可能需要更长的时间；有些人的自我贬低反而会加剧生理的兴奋度。

接纳似乎很简单，但它会引导患者识别出现在面前的任何事物——包括不愉快的想法、感受、记忆或感觉。它在患者和个人体验之间为容纳其他替代方案创造了空间，并迅速与头脑中受到威胁的感觉相互融合。因此，无论正在经历什么，他们都能随时随地更有效地利用大脑资源。

综合建议

表 7-2 是本次疗程涉及的相关技能。

表 7-2　内在/外在技能

内在技能	外在技能
◇ 关注基于情感的偏差性 ◇ 基于价值的问题解决能力 ◇ 练习自我关怀 ◇ 检验应急行动的有效性 ◇ 检验价值 ◇ 选择在什么时候练习针对单一任务的集中性关注力或针对多任务的分散性关注力	◇ 选择以价值为导向的行为

考虑到这是本模块的最后一个疗程，因此，为患者简要回顾他们在上个疗程中学到的技能：关注和命名他们的身体状态——逃跑、战斗或冻结；检验其行为在处于特定身体状态时的有效性；把接地作为一种帮助自己回到当下的技能。

需要提醒患者的是，在学习这些技能时，不必一定针对具体问题，这就会鼓励他们继续把 ACT 技能作为日常生活的一部分！

每周练习

向参与者发放本周的核心工作表。

如果你的内在声音对使用这些工作表做出评论，那么，请记住，我们越多地使用蓝图指导患者使用学习核心 ACT 技能，他们的学习效果就越好，这样，他们就越容易回忆起本治疗涉及的 ACT 技能。

个人信息

在我看来，除非你就职于初级健康治疗机构，否则，身体健康可能是治疗中最不常被谈及的话题之一，但不可否认的是，它绝对是我们生活中非常重要的领域。因此，要实现健康而有意义的生活，学会关注我们的身体显然不可或缺。

在结束躯体觉知模块之前，我希望有机会看看情绪机器对大脑基本调节能力的影响，以及身体的自我维护对超级感受者的重要性。和我们中的所有人一样，尽管初衷良好，但超级感受者很容易被易于情绪激动的躯体所出卖。通过讲授管理身体健康方面的基本技能，我们将继续推进基于价值的生活，而这也是这种治疗方案的意义所在。

书呆子的心得

考虑到这种治疗对接纳过程的强调，因此，在这则简短的"书呆子的心得"中，我们将探讨情感神经科学对接纳的研究成果与情绪调节和关注力之间的关系。这个研究领域的成果主要来自威斯康星大学麦迪逊分校的心理学和精神病学教授理查德·戴维森，柯克·D. 斯特罗瑟、帕特丽夏·罗宾逊（Patricia Robinson）和托马斯·古斯塔夫森（Thomas Gustausson）也对这个领域进行了探索。我们不妨看看这些成果到底会给我们带来哪些启发！

众所周知，前额叶皮层负责指导我们的行为，并选择需要关注哪种类型的内部刺激或外部刺激，以及需要忽略或消除哪些刺激。在我们的情绪机器被激活时，会启动两个重要的过程：第一个过程源自过度活跃的大脑边缘系统，它会产生噪声，对我们的关注力产生负面影响，并导致前额叶皮层难以完全集中关注力。在我们尚未意识到的情况下，它会在瞬息之间造成关注力偏差。我们的关注力也会欺骗我们！

在第二个过程中，脑边缘系统的过度活跃会引发前额叶皮层作出评价式反应，从而导致我们不自觉地去控制这种过度活跃状态。有趣的是：评价过程采取了两种形式。一种形式适用于管理极端性情况，包括质疑人们对压力源的看法和为最坏情况做好准备的想法。这种评价完全是基于语言层面的。我们可以看到，它们的主要目的是最大程度减少压力源的强度。第二种评价形式仅限于观察或脱离压力反应：这里的强调的是体验以及顺其自然。令人惊讶的是，接纳反应能更快地降低交感神经系统的活跃度，而且它们在利用大脑资源方面也是最有效的。

表 7-3　工作表：基于价值的问题解决能力

　　并非一切都会如我们所愿：很多情况下，我们不得不面对问题。在 ACT 中，你需要学习解决问题，但并不是把它作为一种技术，而是为追求价值所迈出的又一步。

　　选择一种正在让你感到艰难的情境，并尽可能地回答如下问题：

　　你能尽可能具体地描述这个情境吗？

_____

_____

　　你能控制的是什么？

_____

_____

　　你完全无法控制的是什么？

_____

_____

　　如果你退一步静心思考，在这种情境下，对你而言真正重要的是什么？（在检验你追求的价值时，当心任何"感觉陷阱"。）

_____

_____

　　你的情绪机器针对感觉、感受、冲动、记忆、意象或想法生成了哪些反应？

_____

_____

　　你可以采取的潜在行动是什么？检验每个行动是让你接近还是远离自己的个人价值。

_____

_____

_____

（续）

可以采取的潜在行动	接近价值 (1 – 10)	远离价值 (1 – 10)

根据你在上述图表做出的回答，你做出的决定是什么？

_____

_____

_____

不妨看看现实中的情况：无论你做出什么决定，困难都不可能就此消失：你的情绪机器不会停息，它会继续发出响亮的内在声音和身体噪声。在选择能让你接近价值的行为时，你需要为哪些情绪、想法、感觉或冲动腾出空间？

_____

_____

_____

在对这个问题采取行动后，请回答下一个问题：
你决定采取的行动是什么？

_____

_____

_____

这种行动在短期和长期带来的回报是什么？

_____

_____

_____

第 8 章

模块 4：人际觉知

迄今为止，我们的治疗应该是成功的；在本章里，我们将面对最后一道障碍！

在这个模块中，我们将探讨超级感受者在日常生活中面对的最大障碍之一：人际关系问题。

我们每个人都会存在各种各样的人际关系问题。无论是和朋友、恋人、亲戚、同事还是邻居，我们都会时不时地产生分歧、争吵、伤害、谅解、再次陷入争吵、反思或抱怨。然而，如果不能实现关联和学习重新关联，我们的生活会是什么样呢？

和所有人一样，超级感受者也希望以健康方式与他人建立联系，但不管怎样煞费苦心，一旦他们的行为被情绪过山车所控制，最终，他们还是会陷入悔恨中，归根到底，他们还需要学习一系列技能。

在这个模块中，我们不会停留在大多数人际交往能力培训书籍讲述的肯定技能训练；尽管我们也要涉及肯定技能，但更侧重于帮助超级感受者做如下两件事：

1. 在更大的背景下理解他们的人际交往行为：他们的家族历史、依恋风格以及通过不同关系进行的学习经历。

2. 了解他们在和他人交往时的现有习惯，以及这些方式的重复性、无效性和持久性。

我们不妨好好想一想，仅仅培训肯定技能就足够了吗？它真的有那么大作用吗？肯定技能当然是有益的，但在处理长期关系时，它们未必是促成变化的主要驱动力，或许只是解决人际关系问题的一剂创可贴而已。

有些超级感受者很容易受到伤害。由于他们在情感上敏感而脆弱，基于以往的学习历史以及他们对人际交往的理解，他们有可能按照那些痛苦的经历来组织行为。

这个模块将帮助超级感受者认识自己的弱点，并把这种理解纳入自己的学习历史中，而不是继续遵守这些模式采取行动，或是怪罪于自己或他人。他们需要以新的人际交往方式管理行为冲突，毕竟，在和人打交道的过程中，矛盾和冲突往往是不可避免的一个方面。

本模块并不是人际关系礼仪大全，而是一份帮助超级感受者修复人际关系的指南。因此，我们需要尽最大努力把这些生活技能传授给超级感受者，让他们体验爱、关怀和持续关系所创造的美好生活！

在接下来的 4 个疗程中，我们将针对不同 ACT 实践进行角色扮演练习。请阅读如下练习指南。

第 11 疗程　人际觉知

本疗程的主题

如果在"心理灵活六边形"中缺失了明确价值的过程，ACT还能在我们生活和临床工作中继续发挥作用吗？我认为不会。

ACT 提醒所有人，无论身在何处，我们都可以生活在自动驾驶模式中，也可以学着以更有意义、有目标和有追求的方式去生活。我当然知道，一旦开始有目标的生活，我们就会在很多方面豁然开朗：不再迷恋无关紧要的事情；当这些事物来到身边时，对它们轻描淡写；随时提醒自己不要毫无选择地融合这些事情，或是刻意躲避自己正在受到的伤害。逐渐地，我们将学会关注那些让自己精力充沛、全身心投入和充满激情的时刻。尽管这并不容易，但它确实让我们有机会成为更好的人。

超级感受者也会勇敢地与他人建立关系；但是，在受到伤害时，他们就会根据当时的情绪采取行动，比如退缩、破坏关系、大声尖叫或是争吵不休；有的时候，他们也为自己的行为而后悔。我们很难揣摩他们的立场，因为他们的情绪开关会随时随地开启闭合，因此，要让他们的生活回归正轨显然并非易事。

在这个疗程中，我们将引导超级感受者确定或重新确认他们希望如何对待他人，掌握核心技能，创建关怀、爱护和持久的关系。

本疗程的内容如下：首先，以价值澄清活动作为指导人际关系行为的起点，而后是依恋风格的基础知识，然后，请患者分享在如下三种不同关系中展现的关系风格——即，与亲戚、朋友和爱人的关系。

需要强调的是，核心 ACT 技能（关注、命名、检验应急行动的有效性、检验自己的价值、选择以价值为导向的行为）始终是适用于所有状况的能力。

与此同时，我们把依恋（attachment）称为"一种过度学习和过度概括的关系行为模式"，因为它为超级感受者提供了改变自身行为的机会，而不是坚持依恋风格一成不变或是从历史出发定义我们当下的观点。

下面，我们就开始学习吧。

内容概述

1. 即时练习

2. 每周练习概述

3. 教学要点：你的人际关系价值是什么？

4. 教学要点：依恋风格

5. 教学要点：超越学习历史

6. 综合建议

7. 每周练习

练习材料

不适用

练习工作表

讲义：墓志铭练习

即时练习

在这个觉知练习中，我们为患者提供如下指导：

首先选择一个舒适的坐姿——如果你愿意的话，可以闭上眼睛，然后，把关注力集中到呼吸上。跟随空气，通过鼻孔直达你的心肺深处；关注空气进出鼻孔的感觉。空气是暖的，还是冷的？（停顿片刻。）

在接下来的几分钟里，我们将关注于情绪机器的常规性活动：产生不舒服的情绪。想想，它每天都会带来一种不舒服的情绪，一种难以接受的感觉，有时会彻底毁掉一整天的全部余下时间，让你陷入困惑、无助、冷漠、恐惧、悲伤或其他不良情绪中。如果你无法说出这种情绪的名称，请关注某些可能会出现的痛苦感觉……（停顿一会。）

因为你已经选择了一种感受或感觉，因此，不妨回想一下与它们抗争的一个时刻。不管你选择的情绪是什么，让对应这种情绪的镜像进入你的脑海，关注你身体中出现的感觉；找出最让你烦恼的一种最强的情绪，并以好奇心去审视这种情绪，就好像这是你第一次体验这种情绪那样。这种感觉是从身体的哪个部位开始的，又是哪个部位结束的？在哪个部位感觉最强烈，在哪个部位感觉最弱？它是否在你的身体中运动？

注意伴随这种感觉而来的行动。有些人采取行动的冲动很强烈，而且他们可能要立即采取行动，但还是要看看，你是否能容忍这种冲动，而且依旧能继续以旁观者的姿态观察这种感觉。如果你的内在声音开始对这种感觉产生某种想法，那么，你可以说"谢谢你，我的思维"，让自己心甘情愿地接受它，然后，继续观察这种感觉的出现和发展，平心静气地面对这些冲动。（停顿一会。）

做几次深呼吸，然后，结束对这种感觉的观察，重新开始关注自己的呼吸，就像你在练习开始时那么做。关注空气在你身体里游走移动的感觉。接下来，看看你是否能选择另一种让你觉得不愉快的情绪；尽最大努力选择一种你不愿接受也无法忍受的情绪。按照对待第一种情绪的方式，回想一个与这种情绪抗争的时刻。（停顿一会。）给自己几分钟的时间来选择一个情景——不需要它是个完美的记忆，只要能让你用来练习接受这种情绪即可，而不是让你被这种情绪所控制。

按照对待第一种情绪的方式，关注它们在你身体里产生的感觉。以好奇心去观察这种情绪，让自己和它们共存；给它们腾出空间，接受它们，而不是抗拒和排斥。在思维涌动时，很多想法随之而来。当关注这些想法的时候，看看你是否能选择回到你正在思考的感觉和感受上。关注它的强度、它在你身体中的位置，以及它是否在移动——是存在于你的上半身还是下半身。请你认真观察这些感觉和感受，而不是试图去改变它们——只是平心静气地学会拥有和面对它们，体验它们的内涵，接受情感机器带来的任何情绪。

如果你的思维有所涣散，不妨请你重新选择。淡然接受所有让你分散注意力的事情，并继续把注意力集中在你的呼吸上。

片刻之后，不再关注这种感觉以及情绪机器随之生成的感觉和冲动，让自己的思绪重新回到房间；稍微动一下脚趾，深呼吸几次后，睁开眼睛。

这可能是参与者关注一种情绪状态时间最长的一次练习，因此，在总结时，最好向他们提出一些问题，引导他们关注如何在不采取任何措施的情况下获得情感体验。

每周练习概述

与之前相同。

教学要点：你的人际关系价值是什么

这里需要提醒参与者的是，这种治疗的目的就是通过培训基于价值的生活技能，支持患者创造他们想要的生活。在继续培养人际交往能力之前，首先需要让患者厘清他们的人际关系价值。

人际关系价值是我们关于如何处理人际关系以及希望如何对待自己和他人的最深切的愿望，也是我们的一种生活原则。因此，我们需要向患者阐明，人际关系价值并没有反映我们想做的事情（我们随后会讨论这个话题）、我们希望被他人对待的方式（被喜爱）、我们想和其他人一起做的事情（例如闲逛或看电影）或是我们在与他人闲逛时希望得到的感觉（如幸福感）。这些陈述并不是价值，因为它们反映的是我们希望拥有的行为方式和感受，我们根本就不能控制这些变量中的任何一个。

ACT 实践：发现你的人际关系价值

这项价值识别活动由两个部分构成，大家可能都熟悉这个练习。在向患者发放"墓志铭练习"的讲义（表 8 - 2）后，可按如下说明指导他们完成第一部分：

"想象一下，你一生都在摆脱、减小、压抑并尽力管理自己在与他人打交道时的情绪。如果这就是你的生活内涵，那么，你的墓志铭会是什么样的呢？"这里有个例子，或许有助于解释这项活动："帕特丽夏长眠于此。她总是担心因为拒绝别人而感到内疚，她总是为了在约会中不会被拒绝而尽力而为。"

给参与者一些时间，完成这个练习的第一部分。请他们在讲义左侧的墓志铭图片上写下自己的回答。

在第二部分，可以为参与者提供如下的指导："在右侧墓志铭的图片中，写下你认为在人际关系中对自己很重要的一些品质，它们阐明了你希望对待他人的方式。如果你最终列出了一大串品质，那么，看看你能否把它们缩减到最能体现个人生活预期的少数几种品质。"比如说，你可以这样写："帕特丽夏长眠于此。她终其一生深爱并呵护她所爱之人。"

再了解参与者对这项价值活动的观点，可以这样问他们：你们更喜欢哪个墓志铭？

提示要点

在进行这个价值识别练习时，有些患者可能仍会把行为与价值混为一谈，而作为一名治疗师，我们有可能羞于与患者直言不讳地探讨这个话题。因此，我希望请各位关注并命名这些感受，检验你的价值，并摆脱任何让你难以提供直接反馈的障碍。切记，对我们所有人来说，除非我们最看重的事物不允许，否则我们很容易执迷不悟地延续自己做的事情。

教学要点：依恋风格

在开启这个教学要点时，我们可能想了解患者如何理解依恋（attachment），并在得到一些回答之后，对他们这样解释：在这种治疗中，依恋是"一种我们在出生时即已拥有的与他人联系的行为模式"。随后，我们需要向参与者阐明如下的教学要点：

- 我们根据与父母或照顾者的第一次互动学习如何与他人建立联系。
- 在我们出生时，右脑帮助我们通过感官了解外部世界。我们感知世界，并把这些感知记忆存储在我们的内隐记忆中。

- 在学习说话的过程中，我们继续了解世界和其他事物，但是在这个学习过程中，我们不仅在通过感官学习，还在通过语言学习。我们将这些学习的成果存储在我们的外显记忆中。

- 我们与他人建立关系、取得联系并结成纽带的模式自始至终都是有组织的：首先，我们学会通过感官与他人建立联系，而后，通过语言和思维进行组织、界定和分类。

向他们说明依恋对理解情绪调节的重要性，因为从出生时起，我们便开始通过与最亲密、最接近的人进行的数百次互动，逐渐学会调节我们的情绪；自我调节和与通过他人进行的调节构成了我们学习历史的一部分，无论我们走到哪里，它都会伴随在我们身边。这种关系性学习在很多现实关系中不断重复，为我们与他人建立联系组织起相应的行为模式。

接下来，我们向参与者介绍四种类型的依恋风格，并针对每种类型的依恋风格提供相应的示例：

- 焦虑型依恋风格：我想确认的是，你确实喜欢我。
- 混乱型依恋风格：我需要你，但又不需要你。
- 忽视型依恋风格：我不愿意需要你。
- 安全型依恋风格：我需要你，而且很愿意需要你。

继续进行 ACT 实践活动，帮助参与者识别自己的依恋风格。

ACT 实践：核实你的依恋风格

请患者考虑他们拥有的亲密关系，在一张纸上记下他们认为自己在这段关系中采取的依恋风格，如果他们接受的话，可以请他们分享对这种关系做出的反应。在患者分享自己的反应时，提醒他们关注依恋风格处于激活状态的触发因素（比如某种特定的感受或感觉）、随之而来的行为以及这种关系带来的影响。

在让一两个参与者分享了自己的反应之后，询问他们的依恋风格是否符合若干关系。他们与亲戚的关系和与朋友或爱人的关系是否有所不同？

最后，鼓励患者对与这种依恋风格相关的感觉进行命名，这样，当他们再次面对这种感觉时，不会感到难以接受。比如说，我的一个患者把这种情况命名为"我的偏执故事"。

请记住，关注和命名技能适用于所有可造成问题行为的认知内容。当然，让患者命名与其依恋风格相关的感受和故事，并不是轻视或嘲笑他们面对的问题；帮助他们淡然地面对问题，而不是毫无保留地融合这些问题。在出现这些感受、想法和感觉时，我们仍需理解患者的问题，鼓励他们摆脱情感束缚，合理地实现解离。

提示要点

在向参与者介绍这个教学要点时，我最经常听到的一个说法是："依恋是不可更改的，因此，我对此无能为力"。

如果听到这样的评论，我们应该向患者澄清，这些关联模式确实有可能是僵化的，它迫使我们在与他人打交道并受到伤害时不断重复同样的事情。但归根结底，它们也只是经过多次排练而产生的重复性行为而已。

在我们的治疗中，患者学习 ACT 技能的目标，就是在这种僵化模式被激活时，让他们学会停下来去关注，不是迫不及待地采取行动，而是在做出反应之前思考对自己真正重要的事情。与所有必须借助过度学习才能掌握的行为一样，学习任何新的行为都需要时间，但是，考虑到超级感受者与他人交往以及兑现价值的旧有方式确实带来了很多问题，因此，他们没有理由不去学习。

教学要点：超越学习历史

在继续探讨关于依恋风格这个教学要点时，我们需要告诫参与者，和其他所有行为一样，在 ACT 中，我们始终要关注行为的有效性，检验它们是在偏离还是在接近我们追求的价值。

我们甚至可以和患者分享"一副扑克牌"的比喻，不妨这样告诉他们："想象一下，假如给你们每个人发一副扑克牌，上面写明父母如何看待你自己、你的成长经历和生活环境。尽管这或许不是你想得到的那副牌，但它们毕竟是你最终拿在手里的一幅牌。你接下来会怎么做呢？用拿在手里的这副牌去创造你希望实现的关系，不是很好吗？"

ACT 实践：关注依恋驱动性行为的有效性

这项练习分为两个部分。我建议在活动前阅读以下部分。

第一部分：让患者考虑为进行这项练习而选择的三种关系，并提示他们确定"在与他人打交道时开启旧的、重复性行为模式时会发生什么"。这一点很重要，因为在这种治疗中，患者要学会与某种触发因素、情感体验和反应建立联系，而不是融合这样的观点——与他人相处的障碍是"一定会发生在我身上的大事"。

第二部分：向患者核实，在与他人打交道时，当这些依恋驱动性行为被触发时，他们是否能识别出自己熟悉的情绪（如拒绝感、受到攻击的感觉、被解雇的感觉或是不受尊重的感受）。请参与者选择自己熟悉的某种触发情绪，并告诉他们，在接下来的时间里，他们将被邀请参加一项关注和命名这种情绪的练习。

如下是我们推荐给参与者阅读的脚本；为确保参与者适合这项练习，我们随意添加相关的说明或指南（比如说，"请闭上眼睛"或"关注你的呼吸"）。

在接下来的一段时间里，我邀请各位把目光集中在房间内的某一点，或是干脆闭上眼睛，缓缓地把注意力集中在呼吸上。（停顿两三分钟。）

接下来，回想你和某个人在今年共同的一段记忆：你关心这个人，而这段不愉快的记忆触发了这些依恋性行为（停顿）。然后，花几分钟，关注出现在你身体内的感受。当这段记忆保留在脑海中时，关注随之而来的感觉。看看你能否描述这段记忆带来的这种强烈感觉；感受这种感觉的强度（停顿），关注出现在你脑海中的想法，并关注由此带来的任何应对行动……你觉得自己想做什么？你是否有克制或逃避这种感觉的冲动？关注这种情绪的变化，看看它是如何变化的，以及某种新的感觉是如何生成和变化的。（停顿片刻。）尽可能关注各种感觉的出现和消失，一个接一个……每一种感觉的来来去去，一个接一个……（停顿两三分钟）准备就绪后，稍微扭动一下脚趾，将注意力从这个练习转向整个小组。

在总结练习时，应确保参与者围绕如下关键要素开展讨论：在回忆引发问题的情景、产生不愉快的感觉并刻意为其创造空间时，他们关注到了什么？

提示要点

虽然这些问题有时会让人产生重复感，但需要记住的是，我们正在帮助超级感受者强化、练习并熟练掌握一项核心技能——接纳一种感觉，或是选择去感受这种感觉，而且这种方法适用于所有类型的不良情绪，当然也包括因依恋而产生的行为。

在 ACT 中，我们并不会把感受视为导致某种行为的原因，而是会视为我们学着去拥有和面对的内在体验。这同样适用于因学习历史而被触发的感觉和行为。

综合建议

尽管这是一个新模块，但患者可能很容易被这种治疗方案所涉的技能迷惑；因此，继续以简单方式描述本疗程中所讨论的技能，这一点非常重要（表 8 – 1）。

表8-1　内在/外在技能

内在技能	外在技能
◇ 关注和命名依恋风格 ◇ 主动去感受一种与依恋风格相关的触发性情绪 ◇ 检验依恋风格所致行为的有效性 ◇ 检验人际关系价值	◇ 选择基于价值的人际关系行为

每周练习

尽管这是人际觉知模块的第一个疗程，但却是全部治疗方案的第 11 个疗程。因此，它为我们提供了一个绝佳的机会，重新审视患者对理想生活的坚持和投入。在这里，我们需要提醒患者的是，选择践行价值绝非自然而然的事情。我们每天都在向这个目标迈出一小步，我们之所以创建这个小组进行训练，就是为了帮助他们把 ACT 技能融入日常生活中。因此，每周练习并不是为了折磨他们，而是让他们向着目标迈出一小步！

和之前一样，鼓励患者完成两个核心工作表。

书呆子的心得

对我们所有人来说，这是一个惊人的消息：我们认为自己的大脑是静止的，不可改变，而且僵化不动，但神经科学却告诉我们，通过实践，我们的大脑完全是可以训练和引导的，而且是动态而灵活的。这的确令人震惊！在过去的十年中，大量关于大脑可塑性的研究不断浮出水面，而且出现了很多我们所熟悉的研究人员，如哈佛大学心理学博士丹尼尔·西格尔（Daniel Siegel）、理查德·戴维森以及里克·汉森（Rick Hanson）等，他们无不认为，我们的大脑具有实现自我联系的能力。

在大脑可塑性这个问题上，神经科学中最常见的说法是："神经元相互触发、相互连接"，这意味着，在我们采取不同的行为时，诸多新学习体验的重复会创造出新的神经通路，从而改变大脑神经结构。这听起来是不是很新颖？因为这就等于说，即便是在成年之后，我们的大脑结构依旧在继续变化。

依据这个发现，我们可以认为，天生失明者可以在任何年龄段学习盲文，并进行交流；从加利福尼亚搬到纽约的成年出租车司机，可以在新的城市熟悉新的路线；从玻利维亚移居到美国的移民，也可以从头开始学习英语，尽管她在成年后的大半时间里都在使用西班牙语进行交流和思考。对于我们帮助超级感受者这项工作而言，这当然也是个好消息：不管他们的成长环境有多恶劣，他们的学习经历有多么肤浅，也不管他们的情感机制是否每天都处于最激烈的活动状态，只要掌握正确的技能，他们就能学会在与他人交往时克制自己的行为模式。通过练习在治疗过程中掌握的核心 ACT 技能，可以在他们的大脑中创造新的神经通路，一条通往理想生活的新路径，不断重复练习，重新塑造他们的大脑架构。改变是可能的。

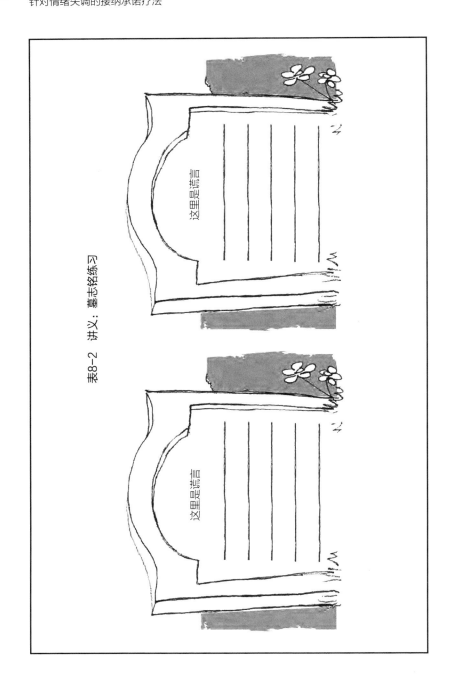

表8-2 讲义：墓志铭练习

这里是谎言

这里是谎言

第 12 疗程　人际觉知

本疗程的主题

各位想必都看过查理·卓别林的电影吧？这些陈旧的黑白电影无不拥有优美的配乐，多年来，它们已成为很多老影迷心中的传奇经典，而我就是其中之一。在充斥了神奇特效、丰富视觉以及图像设计和角色开发的令人叹为观止的全新电影时代，这些陈旧的电影依旧会让很多人如痴如醉。当观看这些黑白电影时，虽然没有语言，但除了那些让我们梦寐以求的甜蜜时刻外，最让我心旷神怡的，莫过于卓别林每时每刻所展示出的角色特征。这到底是怎么发生的呢？尽管我不是电影评论家，只是一个对电影充满激情的行为治疗师，但我认为，卓别林的成功在于他通过巧妙组织肢体动作、身体姿态和面部表情的每一个微妙之处，魔法般地传递了整个故事的想法、概念和情境。尽管我们没有听到一句话，但我们心有灵犀，似乎一切都发生在我们身边。

本疗程并不在于让超级感受者成为卓别林那样的表演大师，相反，只是让他们回归沟通的本质：我们的肢体行为。虽然大多数临床医生都熟悉该如何传授肢体语言的沟通技巧，但本疗程的独特之处在于，练习肢体行为需要情绪机器处于激活状态，并反复要求超级感受者从他们追求的人际关系价值出发，检验其行为的有效性。

为了给下一个疗程介绍的冲突策略做铺垫，在本疗程的最后一个教学要点中，我们将讨论有关冲突的想法。我们或许想知道，为什么要设计一个关于冲突观点的教学要点，而不是像我的一位学生所说的那样，只介绍解决冲突的技能？对此，我不妨给出一个最简单的答复：有的时候，超级感受者会全面融合针对冲突、对峙或是争论的主导性想法（比如"任何争论都会有赢家和输家"），而且基于这些想法做出的行为并不利于维护关系，自然也无助于化解冲突。

要拥有健康、友爱和满意的人际关系，我们就必须认识到，最重要的事情是做有益于这种关系的事情，而不是保证你自己的正确性或是在关系中占据上风。但是要把这种认识付诸实践，则需要确保行为的灵活性。这种灵活性会因超级感受者与主导性想法的高度融合而受到削弱！

我们的练习正式开始。

内容概述

1. 即时练习

2. 每周练习概述

3. 教学要点：身体姿势与面部表情

4. 教学要点：关于冲突的想法

5. 综合建议

6. 每周练习

练习材料

- 计时器

练习工作表

- 工作表：面试反馈表

- 讲义：有关冲突的想法

- 讲义：关注冲突的想法的有效性（仅提供在线版本）

上述工作表可在以下网址下载：http://www.newharbinger.com/41771。

即时练习

在这项练习中，我们需要使用计时器设置时间。首先，让参与者站起来，排成一列，假设他们此时此刻正站在剧院的舞台上，他们要共同创作一个故事。每个参与者有两分钟左右的时间构思一段故事情节。作为主持人，我们可以为参与者提供故事的开头，作为开启这个练习的序幕（比如"从前，有一只袜子在天上飞"），将计时器设置为两分钟，然后，让每个参与者继续讲故事，每次只添加一句。在设定时间结束时，下一位参与者接着前一位参与者的话题，继续进行练习。

这项活动有一个简单提示：一定要向参与者解释，这项觉知练习并不是为了创作一个完美故事，而是为这项活动在此时此刻提供一个场景。此外，在选择故事的第一句话时，最好选择轻松或是有启发性的话题，比如说，制造成人纸尿裤的公司或是减少冒险行为的青少年培训公司。学习技能未必一定要采取严肃的方式！

活动一直延续到所有参与者平均参与五次时。如果参与者人数较多，练习的长度可以做相应调整。

在讨论这项活动时，向参与者核实观察刻意集中注意力及关注与小组共同创造故事的过程的结果。此外，还可以了解情绪机器制造的噪声以及他们是如何管理这些噪声的。最后，尽可能为患者构建一个仅用于观察的模型，也就是说，只需观察这些个人体验，观察真实的情况，而无意于去修复或挑战这些体验。

每周练习概述

按以前的方式，继续进行每周练习概述。

在这个疗程中，我们建议不要直接进入教学要点，而是先进行迷你版角色扮演。在整个课程中，我们希望在介绍教学要点之前与参与者共同组织角色扮演，为这个教学要点创造一种更生动的体验环境。

在针对第一个教学要点进行介绍性的角色扮演时，可以邀请一名志愿者参与表演，并让他知道，你们将共同完成一次社交互动表演：表演将模拟两个朋友在午餐时间相遇后发生的事情。要求志愿者在互动过程中尽可能表演得自然真实。

　　作为讲师，你的角色和在其他所有情景中一样，就是开启对话。比如说，你可以首先询问你的朋友最近如何；在对话过程中，你应该表现得似乎对朋友漫不经心。在表演中不要过分夸张，你可以环顾房间，时不时用肢体语言表现出激动的感觉，时而皱眉，时而低头，时而语速加快，时而慢条斯理，时而声音高亢，时而低声细语，总之，自然最重要。

　　谈话持续大概 5 分钟，然后，询问志愿者的体验，并核实他们对角色扮演期间所发生变化做出的内在反应。

　　需要向参与者澄清的是，角色扮演只是非语言交流这个教学要点的序幕。

教学要点：身体姿势与面部表情

　　需要向患者灌输的关键思想是，在情绪机器启动时，它会迅速组织我们的身体做出反应，协调我们的姿势、手势和面部表情。有的时候，我们会在不知不觉间向我们的交流对象发出社交信号。

　　与参与者共同完成如下体能练习，这样，他们就可以在拥有不同感受时，体验把身体当作交流方式的感觉。他们可随便使用自己喜欢的其他任何感觉，只需确保采用的感觉不同于患者熟悉的常见情绪即可。

- 对身体姿势：让参与者在感到高兴、沮丧和伤心时展示自己的姿势。
- 对面部表情：要求参与者做出与怀疑、绝望和惊讶等感觉相对应的面部表情。

　　最后，向患者展示三种不同的身体姿势及其对应的面部表情——肯定的姿势（身体挺直，肩膀后收）、消极被动的姿势（驼背）和咄咄逼人的姿势（身体略弯，并向对方倾斜），并要求他们做出这些不同的姿势。

ACT 实践：练习时间

让参与者知道，在这项练习中，参与者需要每两个人组成一个小组，排练一个特定的场景：工作面试。其中一人担任面试官，另一人扮演应聘者。每个人参与各角色的时间 5 到 7 分钟，然后，按同样的时间限制互换角色，继续练习。在排练时，让他们特别关注自己的情绪体验以及相应的身体姿势、面部表情和手势。

在两位参与者都练习了面试者的角色后，对活动进行总结。在总结中，向每个面试官发放一份反馈表，给应聘者发放一份观察表。请每个人填写完表格，并将结果与整个小组分享。

接下来，为这个双人小组提供第二个场景进行排练：即，他们每天都会遇到并导致情绪机器进入运转状态的问题情景；按第一个场景的相同程序完成总结回报及接收反馈。

提示要点

在主持这些角色扮演时，由于情节可能非常吸引人，任何治疗师都有可能忘记把扮演与患者正在学习的核心 ACT 技能联系起来。因此，必须始终强调回归最基本的 ACT 技能，即，关注、命名、检验应急行动的有效性、检验自己的价值以及选择以价值为导向的行为；这些人际交往能力也是最重要的外在技能（当然，内在技能与外在技能的区分并不严格，分类只是为患者掌握教学要点提供基本指南）。

我们可以向患者提出这样的问题："你的情绪机器在说什么？""你能关注并命名这种感觉吗？""你的内心声音提出了怎样的想法？"或是使用"我们关注一下过去的想和未来的想法"这样的语言，帮助参与者加强对这些核心技能的学习。在这方面，重复和练习是非常重要的！

在疗程进行到这个节点时，存在一个由非语言交流向超级感受者所融合的冲突性思维的转换。在这里，我们需要帮助超级感受者摆脱这些想法，这样，对于他们看重的人际关系或人，他们就可以学会把对抗视为一种基于价值的行为。

教学要点：关于冲突的想法

这里需要向患者澄清的是，所有关系都存在形形色色的冲突，冲突不仅体现为大声尖叫和猛烈抨击，也体现为诸多方面的意见分歧——比如说，喜欢做什么事情，晚餐喜欢吃什么，如何抚养孩子。总之，分歧无处不在，无时不在。你甚至会想到著名的婚姻关系研究者——约翰·戈特曼（John Gottman），他在作品中曾明确指出，在现实中，冲突是一种常态，而非例外。冲突不仅未必会破坏关系，甚至有助于加深和强化现有的关系。

简单了解患者在如何处理冲突方面获得的外部信息，并让他们知道，他们将在这项活动中解释这些消息、信念或想法。向他们分发有关冲突的想法的讲义，并讨论讲义中列出的每个项目；此外，还要讨论和每个想法有关的行为，以便让患者认识到这些想法是如何驱动某种具体行为的。

向参与者核实，是否存在可以添加到这个列表中的其他想法以及随之而来的行为。

ACT 实践：考察冲突的想法的有效性

和我们在治疗中与患者讨论的其他所有行为一样，通过向患者发放"关注冲突的想法的有效性"工作表（下载网址：http://www. newharbinger. com/41771），以该工作表作为练习指导，要求患者只完成其中的两个例子，如果他们觉得可以接受，可以向小组分享自己的回答。

在结束这项练习之前，鼓励患者在出现冲突时练习关注和命名技能。他们会如何命名这些关于冲突的想法呢？

提示要点

由于关于冲突的想法往往会在社交活动中得到强化和深化，因此，最好把这些关于冲突的想法重新定义为患者学习历史的一个部分，并把相关行为重新定义为已经过多次演练的过度学习行为。

让患者知道真相，这一点非常重要：考虑到他们的成长方式、从外部接收到的信息、经历的事件以及情绪机器激活的强度，他们应尽其所能地处理好与他人的对抗。这当然不是他们的错，在情绪机器迅速激活并让他们难以把控时，面对就已经是一种勇敢的行为。

依我拙见，这恰恰是这种治疗方式和 ACT 模式的宝贵之处。我们并不是迫不及待地向超级感受者传授最基础的肯定技能，或是引导他们使用"我应该如何如何"之类的豪言壮语，而是直面人际关系问题行为的基本驱动因素之一：与冲突规则的融合。

综合建议

这里需要提醒参与者的是，选择身体姿势和面部表情，是他们在情绪机器处于激活状态下可以选择的一种外在技能（表 8 – 3）。

表8-3　内在/外在技能

内在技能	外在技能
◇ 关注身体姿势 ◇ 关注和命名有关冲突的想法 ◇ 检验你的人际关系价值	◇ 选择在交流时采取的身体姿势和面部表情

每周练习

要求患者完成两个核心工作表。

书呆子的心得

在我看来，如果不提到美国华盛顿大学心理学教授约翰·戈特曼和朱莉·戈特曼（Julie Gottman）的学术贡献，我们几乎无法谈论人际关系中的冲突问题。他们的研究成果在稳定和加强夫妻关系方面提供了卓有成效的建议和练习。这些成果来自多年来对500多对夫妇的纵向研究，他们以录像方式持续追踪了这些被调查对象的生理体征。你没看错！长期以来，约翰和朱莉花费数千小时对夫妻在多种情景中表现出的互动进行记录，并检验了他们在互动中产生的身体反应！我个人认为，戈特曼夫妇的研究成果为我们提供了一种实证基础，对之前未合作过的夫妻进行研究。因为有了戈特曼夫妇的研究成果，这个领域的研究方向发生了革命性转变！

按照戈特曼夫妇的研究成果，和谐幸福的夫妻关系不会出现任何问题的观点，显然是不成立的，相反，他们发现，尽管很多夫妻存在矛盾，但仍拥有牢固的夫妻关系。对此，戈特曼夫妇指出了加剧冲突并极有可能破坏夫妻关系的某些具体行为。他们把这些行为被称为"四骑士"：（1）以攻击人格的语言形式进行批评；（2）防御性行为，包括对主观感觉到的攻击进行自我保护；（3）阻挠，是指为避免冲突而采取的退缩行为；（4）蔑视，戈特曼夫妇认为这是摧毁夫妻关系的最具破坏性的骑士，具体是指以讽刺和嘲弄方式贬低对方的行为。

我们所有人都可能曾在某个时点采取过这样的行为，但对于超级感受者来说，由于他们更容易发生情绪高度激动和过度学习的行为，因此，这种倾向可能会有所加剧。这就需要帮助他们接受这样的事实：在人际关系中，分歧、争吵甚至是对抗是不可避免的，因此，他们需要摆脱导致人际行为陷于困境的无益思维。毋庸置疑，在帮助他们与他人打交道时形成机动灵活的行为方式以及提高他们实现生活价值等方面，这至关重要。

表8-4 工作表：面试反馈表

面试官的观察表

关注应聘者如何参与角色扮演，并记下他们对如下各方面的表现：

出席情况：_____

_____

姿势：_____

_____

身体语言：_____

_____

面部表情：_____

_____

面试者的观察表

在参与角色扮演时，请核实你的内心体验以及为你呈现的内容。

是否出现过去的想法、未来的想法、推理式想法、标签化想法、主导性想法或故事？

_____

_____

_____

有什么感受吗？_____

_____

有什么情绪吗？_____

_____

有什么行动吗？_____

_____

表8-5 讲义：有关冲突的想法

我们的内在声音自然而然地会想到冲突。下面是我们经常看到的一些想法，核实哪些符合你自己的情况，添加你想到的其他想法，并记录与它们融合时产生的行为。

关于冲突的想法	在被这些想法所控制时最常出现的行为
你先改，然后我再改	拒绝为他人或是维护关系而进行自我调整。 无视他人的要求或看法。 以"我从来没有做过那样的事情"或"我为什么要改变"这样的语言为自己辩护
既然是对抗，就一定要有赢家和输家	采取说服模式，以此让其他人同意你的观点。 不惜一切代价证明对方是错误的
我不想争辩，我希望被接受！	为他人做事，确保别人过得开心愉快，而不是告诉别人你自己的真实感受
引发冲突的人必须负责解决冲突	拒绝接受对方的观点。 忽略另一个人也是冲突的受害者
争吵只会损害关系	无视冲突，假装什么都没有发生过
输家就是倒霉的那个人！	不肯撤弃矛盾，坚持让对方率先让步
如果我现在不说发生了什么，我的意见就不会被认真对待	指出对方的错误或是在性格方面向对方全面开火
不要争论，一切都会自然而然地风平浪静	无视被伤害或失望之类的感觉。 尽快改变沟通的话题

第 13 疗程　冲突策略——问题的核心

本疗程的主题

约翰：你难道不记得了，我上周跟你讲过我和朋友的那场聚会？

莱斯利（翻着白眼）：那是一周前的事情了。我又不是语音助手，要记住所有的事情。

约翰：你总是这么对我说话！你根本就不在乎我关注的事情！

你经历过上面这样的交流吗？无论我们多么努力，多么用心，或是自以为有多精明，但争吵、冲突、伤害和沮丧依旧不可避免，往往在一场冲突尚未解决之前，下一场冲突不期而遇。我们只能面对现实（而且你可能会怀疑我准备说的话）：在人际交往中，出现问题和矛盾是常态，而非例外。如果事情进展顺利，人际交往就一定会顺利吗？

我个人当然不希望在人际关系中出现问题，但我们在网上还买不到一种能改变他人行为的设备。因此，学会处理人际关系问题要求我们承认，我们正在受到伤害；面对我们不希望看到的私人事物，而不是否认它的存在；接受我们所面对的人也在受害，而不是试图去改变他们的体验；以坦荡的胸怀、灵活的思维和好奇的态度去对待我们与他人的痛苦。

在这个疗程中，我们旨在帮助超级感受者了解他们管理人际冲突的方式，以及他们在争论中依赖的主动反应，并检验这些主动对抗策略在维护关系中的有效性。

我们或许想知道，在指导超级感受者以自信、主动和侵略性这三种沟通方式处理冲突时会有什么问题。我是这样认为的（其他人可能不同意这一点，但这没关系）：向他们传授自信的沟通方式并没有错。但是在指导超级感受者如何处理与他人的冲突时，如果以激进行为式的苛刻，在造成问题行为的过程中始终保持与主导性想法高度融合以及高度的经验回避，那么，这样的指导显然就不足以促进行为改变。

在这些认识的基础上，我们开始进入本疗程的学习内容。

内容概述

1. 即时练习
2. 每周练习概述
3. 教学要点：你的冲突处理模式
4. 教学要点：主动对抗策略
5. 综合建议
6. 每周练习

练习材料

教学卡（为每位参与者准备 7 张教学卡）

为所有参与者准备小件日常用品——比如小包装的洗发水和名贵香料等

练习工作表

讲义：主动对抗策略

可登录网址 http://www.newharbinger.com/41771 下载工作表。

即时练习

在这个觉知练习中，我们首先需要一件具有特殊气味或质地的家用物品，比如小包装的洗发水或名贵香料。

在选择具体物品后，把它们递给参与者。提醒他们关注这个小物件的特征，大声说出来，再次提醒他们关注手拿这个物品时产生的任何内在体验。他们是否产生了任何联想、未来的想法或是过去的想法？

在活动的最后，搜集患者的回应，并对他们强调，培养这种觉知并不需要超能力，相反，只需有针对性地关注此时此地与我们同在一处的人。

每周练习概述

与之前相同。

教学要点：你的冲突处理模式

本教学要点的重点是回忆患者在童年、青春期甚至是成年后中针对冲突获得的认识。简而言之，就是用最适合自己的语言向参与者解释，我们每个人都直接或间接地学会如何处理与他人的对抗、分歧和争吵。有的时候，我们可以通过观察他人学会如何处理分歧；有的时候，在有人和我们争论时，我们甚至可以直接告诉对方该怎么做（比如说"如果有人对你这样做，你就可以反其道而行之"）。

如下是推荐各位让参与者阅读的练习指南：

在这个简短的练习中，尽可能舒适地坐下。慢慢地关注自己的呼吸；如果可以的话，请闭上眼睛，或是把视线集中在房间的某一个点上；深呼吸三次，随后，回想自己的童年或青春期，回忆你和父母、看护人或周围其他人争吵的痛苦时刻。选择你希望没有发生过或你并非不得不经历的一次纷争。

尽可能生动地想象这段记忆，保持片刻，看看你是否能回忆起争论中所说的话，说话的语气和语调，他们的身体姿势和手势。看看你是否还记得，他们是如何争辩的。

注意情绪机器在当时做出的任何反应；看看你是否能关注并命名由此产生的感觉；关注所有肢体反应、应急行动或做某件事的冲动；尽可能让这种体验保持几分钟的时间。（停顿两三分钟。）

在脑海中放下这个情景，把关注力重新转移到呼吸上。轻轻扭动脚趾，感觉你自己正站在沙滩上，把脚趾向沙子里轻轻地挖，关注呼吸质量。关注空气进入身体，穿过身体然后离开身体的感觉。（停顿一两分钟。）

继续进行练习，看看你是否能回忆起你和周围的人针锋相对进行辩论的另一段记忆。在这个时刻，除了争辩之外，似乎其他一切事情都不重要……按照在上述第一个情景下所采取的方式，尽可能生动地回忆这个情景；尽可能回忆当时的每一个细节，看看你是否能关注到人们争论的方式。坚持关注这个情景一段时间。（停顿两三分钟。）让这个情景继续维持在脑海中，关注你的个人反应……你可以首先关注出现在身体中的感觉，简单扫描身体，捕捉这些感觉，看看能否给感觉命名，并关注内在声音生成的任何想法。

最后，让这个情景消失，深呼吸五次，扭动脚趾，然后，将自己的思维重新带到房间里。

了解患者的反馈，并以下面这个关键问题结束讨论：和你一起长大的人通常是如何处理冲突的？在参与者分享自己的回答时，鼓励他们关注和描述自己采取的行动，而不是对那个人做出评判（比如说"她很刻薄"或是"她从不回应任何评论，只会说'我不能说，也不想谈论这件事'"）。

让他们学会接受这样一种观点：在生活中，我们每个人都在学习处理人际关系问题的各种方式，这是很自然的事情，也是我们学习历史的一部分；现在，我们需要关注我们在与他人争论时经常采取的行为。

提示要点

超级感受者很容易陷入自责模式，因此，需要向他们明确的一点是，采用这些对抗策略不会使他们成为好人，也不会让他们成为坏人；相反，合理的方式应该是首先考虑他们所掌握的知识及其在情绪敏感度方面的自然禀赋。当超级感受者面对冲突时，他们会打开情绪开关并保持这种状态，他们的情绪强度会被放大到最高水平。在这种时刻，一旦受到伤害，他们真会感到伤痛难以忍受；在感到失望时，他们真会觉得失望至极；在感到生气时，他们真会无比愤怒。和所有人一样，在这些时刻，他们会依靠多年来学到的东西：以主动出击的策略应对战斗。

我们不妨回到现实中——大多数人并不知道该如何处理自己受到的伤害，像超级感受者一样，我们都会犯很多错误。其实，我完全可以轻而易举地再写一本书，讲述我在学习忍受伤害时犯下的各种错误。

教学要点：主动对抗策略

这是需要向患者介绍的一个重要概念。如果在对抗中受到伤害，那么，我们会在嘴上谈某些事情，在行动中做某些事情，久而久之，我们开始依赖这些应急性反应，并开始不断重复它们，似乎我们在重复利用这些反应。正因为这样，当主动对抗策略向过度学习行为转换到一定程度时，也就成为了我们的第二天性。

这里需要向患者强调的是，采用主动对抗策略是自然而然的事情。这只是我们学习过程的一个部分，它和我们学习如何煮咖啡、写作或执行其他任何技能没有任何不同。因此，我们需要向他们澄清，在和他人争吵时采用这些对抗策略是一回事——谁不会在受到伤害时做出反击呢？但把过度使用任何对抗策略变成一种自发行为就是另一回事了。

在指导这个教学要点时，可以向参与者发放讲义"主动对抗策略"。在学习之前，首先让患者知道，这个讲义只是一个用于教学目的的参考清单，帮助他们练习关注和命名技能，并检验他们在各自的人际关系是如何表现的。

　　在讨论每个主动对抗策略时，要求参与者举例说明患者在情绪机器被激活后立即采取主动对抗策略的情形。

　　在参与者学习、讨论、举例并认识到他们最常使用的主动对抗策略后，开始本教学要点的 ACT 实践。

ACT 实践：解密主动对抗策略

　　这可能是整个治疗中耗时最长的 ACT 练习之一，它包括四项不同的练习，其最终目标就是帮助超级感受者在应对冲突时认识自己的行为模式。在这里，我们将针对整个练习的每个部分提供具体的指南，便于提前了解练习的内容。

　　第一部分：关注主动对抗策略的触发因素

　　向参与者阅读如下说明，在倾听时，他们既可以闭上眼睛，也可以睁着眼睛。

　　回想一下你和某个人争论的那一刻。这场对抗可能是温和委婉的，也可能充满火药味。不必担心这场对抗是否完全适合这项练习，只需选择一个能清晰进入脑海的记忆即可——你之所以有时会想起这件事，那是因为你受到伤害，而且你的情绪机器正在全速运转……选择一个记忆后，让这个情景在你的脑海中停留片刻……当别人让我们感到心烦意乱时，我们的身体中自然会出现一种情绪性或本能式的反应，而后，就会有一种使用对抗策略的冲动。对你来说，产生这种冲动的触发点是什么？

　　看看你是否能识别出你的内在声音，它是否迅速生成了某种想法？注意你的大脑是否会马上说这是"愤怒"？因为愤怒可能会掩盖其他类型的伤害。看看你能否放大这种情绪，只需放大一点点即可。

　　让这个情景在你的脑海中停留片刻，尽最大努力关注这场对抗给你带来的真正伤害是什么。片刻之后，让这个情景离开脑海，关注房间周围的环境。

像之前一样，要求参与者向小组描述情绪机器做出的任何反应，并提示他们，尽可能识别能迅速触发他们采取主动对抗策略的具体情绪、感觉或想法。大多数患者的反应可能是马上列出让他们不安的种种情景，但你的任务是帮助他们确定能迅速成为触发因素的个人经历是什么，毕竟，这就是 ACT 治疗的最终目的。在处理冲突时，我们越是想帮助患者意识到可能引发重复反应的不同情绪状态，他们就会越熟练地联系到这些极端性感受，核实运用"主动对抗策略"的冲动，用他们的价值去检验这些冲动，并最终基于价值选择行动。

第二部分：区分主动对抗策略

在这项练习中，我们需要为每个参与者提供 7 张教学卡。将教学卡分发给所有小组成员，并要求他们在每张卡片上用大写字母写下一种的主动对抗策略（纸面提示的效果要好于脚本）。

请一名志愿者站出来，并私下向志愿者解释：你们两个人将进行角色扮演，而这个志愿者只需扮演自己即可。要求志愿者选择某个场景：分手、收到上司的反馈、关于看什么电影朋友改变了主意或是其他任何情景。向这个志愿者进一步澄清：在角色扮演过程中，你可能会感到不安。你要根据情绪机器产生的感觉做出反应，并据此采取不同的主动对抗策略。

之后，向整个小组解释你和志愿者将扮演的角色，展示我们如何迅速被情绪机器所控制，并在这种情绪的控制下应对冲突。继续向小组成员解释，他们的另一项任务是：如果他们在角色扮演过程中识别出某种主动对抗策略，那么，他们需要举起相应的教学卡，以便让小组中的每个人都能看到。

作为主持人，当有参与者举起教学卡时，停下角色扮演，核实参与者在角色扮演中看到的哪些行为导致他们选择了某种策略。

然后，继续进行角色扮演，并确保在与志愿者的对话中要穿插不同的主动对抗策略，以便让小组在练习中继续识别更多的策略。

在大约 20 分钟后，停止练习，了解参与者的反应，然后进入下一项活动。

第三部分：认可你的主动对抗策略

在第三个练习中，为每个参与者提供一张纸和一支笔。并对他们做如下说明，同样，你可以随意使用自己喜欢的措辞方式：

选择这项练习需要关注的某种关系，拿起一张纸，在页面中间画一条线。在左边，写下你在这段关系中遇到的不同冲突；在右边，写下你应对这些问题情景时已在使用或仍在使用的主动对抗策略。

这个练习可能有点麻烦，因为人们当初可能采取了让你难以接受的行动，而且至今仍会让你感到不安。不过，要驯服你的情绪机器，第一步就是看看自己是如何处理这些冲突的，这样，你才有可能更接近你希望拥有的关系。

给参与者 5 到 10 分钟的时间完成这个练习，如果愿意的话，可以请他们与小组分享自己的回答。

在进行总结之后，继续向他们强调在关系中使用这些主动对抗策略带来的短期和长期回报。需要提醒的是，在被他人的行为伤害时，他们当然会有自己的感受。不过，尽管这种情感体验是真实的，行为上的反应却未必始终与他们所追求的价值保持一致。

第四部分：关注主动对抗策略的有效性

最后需要提醒患者的是，在 ACT 中，我们需要不断回顾和检验我们行为的有效性。在完成前面的练习之后，我们不妨提出如下问题：你依赖的主动对抗策略是否有助于改善自己的关系？在采取对抗策略时，它给你们的关系带来了哪些长期影响？给你自己带来的长期结果是什么？

强化核心 ACT 技能：关注和命名主动对抗策略，检验有效性，检验患者的人际关系价值。在练习的最后，要求参与者为他们的主动对抗策略命名，并采用他们希望尝试的任何解离练习（比如想象练习——说"我现在正好有这个想法"或是打个手势）。

提示要点

在讨论主动对抗策略时，我从患者的嘴里最常听到的回答是：如果没有分出胜负或是没有阐明自己的观点，放弃争论几乎是无法接受的。通常，他们更接受推理性想法，比如说，"我必须声明的观点是"或者"我现在必须告诉你，因为稍后你就会忘记，而且会否认发生过这次谈话"等诸如此类的理由，以至于双方很难从激烈争论中走出来。面对这些说法，我的反应往往会归结到这些行为的有效性。因此，我会这样回答他们："在你说出自己的想法时，你的生活会因此而改善吗？""对你来说，什么更重要——是赢得这场争论，还是让你们的关系更上一层楼？""哪些练习会帮你学会放弃使用主动对抗策略的强烈冲动，让自己回到当下现实？这难道不是练习抛锚的大好时机吗？"

请原谅，我们似乎一直在重复行为的有效性问题，但无论是这种治疗方案本身，还是 ACT 模式，它都是最独特、最有效、最有影响力的干预措施之一，因而也是需要我们与患者共同讨论的核心话题。

综合建议

到此为止，这个令人期待的疗程正式结束！

需要提醒的是，关注主动对抗策略并进行命名，是患者在这项练习中掌握的一项内在技能（表 8 - 6）。

表8-6　内在/外在技能

内在技能	外在技能
◇ 关注你的主动对抗策略 ◇ 命名你的主动对抗策略 ◇ 检验你的人际关系价值 ◇ 检验主动对抗策略的有效性	◇ 选择以价值为导向的行为

　　如果你想知道，在发生争论时，练习关注和命名个人经历会带来怎样的后果，我们可以告诉各位：人际交往能力既是一种基于价值的行为，也是一项重要的外在技能。

　　我们或许已经意识到，这种治疗的实质并不是治标不治本的创可贴，也不是像大多数治疗方案那样，讲授的技巧只是为了马上以一种有问题的人际关系行为取代另一种有问题的人际关系行为。相反，整个治疗的核心在于引导参与者面对令人痛苦的个人经历，并以灵活和好奇的心态做出回应。与此同时，学会在情绪机器开启时始终坚持最重要的价值，并沿着正确的方向继续前进。

每周练习

　　要求患者完成两个核心工作表。

书呆子的心得

　　在创作这则"书呆子的心得"时，我竟然发现自己无从下手，因为我觉得有数百个可以选择的方案，而且对每个方案都不乏兴趣。最终，我决定说说我最喜欢的两位作家：亚当·格兰特（Adam Grant）和马尔科姆·格拉德威尔（Malcolm Gladwell）。如果你不熟悉这两位大师，那就立即去看看他们的书籍，我相信，你肯定不会失望。亚当·格兰特是著名组织心理学家、沃顿商学院的顶级教授，在协助组织减少倦怠情绪、培育发展动力以及帮助人们探索职业价值等方面，格兰特无疑是全球顶级专家。马尔科姆·格拉德威尔则是一位传奇式的故事大师，他创作了很多令人神往的经典著作，引导我们关注很多被忽视或误解的话题，为社会学和行为科学做出了不可磨灭的贡献。

2018 年 5 月 10 日，TED 播客 WorkLife 现场直播了格拉德威尔和格兰特进行的一场公开辩论，这也是两位学术大师一年一度的年度辩论。在辩论中，格兰特质疑了格拉德威尔对特异性（specificity）的高度关注，并指出后者支持弱者与倡导强者的做法本身就是矛盾。另一方面，格拉德威尔也对格兰特的观点提出疑问：他居然不知道自己所驾驶汽车的品牌、团队安全的力量依赖于个体成员健康状况的假设以及不匹配性更适于建设团队等观点。

这次辩论的时间只有 54 分钟，但我们从中似乎会感觉到，格拉德威尔和格兰特就是在互相取笑：他们推出自己的观点，公开质疑对方的信仰、假设和立场，抓住对方的矛盾，并在辩论过程中肆无忌惮地相互嘲笑。你甚至会听到，格拉德威尔居然同意放弃能帮助自己学习新事物的论点。

处理冲突是推动关系继续发展的一项重要技能，尤其是在超级感受者的世界中，这更是一项至关重要的技能，因为他们更有可能经历高度的情绪激动。因此，我们需要引导超级感受者在受伤时克制自己的主动对抗策略，让他们有机会学习像格兰特和格拉德威尔那样，淡然地接受冲突，而不会因为辩论而破坏彼此之间的关系。

表8-7　讲义：主动对抗策略

　　你会怎样辩论呢？看看你在管理冲突时经常采取的行为反应。某些反应可能符合你的情况，但有些也可能不符合。

主动对抗策略	相关行为
强迫模式	在发生争吵时会进入强迫模式，随时开始威胁、要求和胁迫对方
责备模式	责备或公开使用主动对抗策略，试图让其他人对你的痛苦感受或行为负责
推理模式	作为一种对抗策略，推理模式意味着你会拿出内在声音给出的全部理由、解释或依据，并把它们作为绝对真理，而不考虑其他选择或替代方案
角色攻击模式	当感到沮丧并进入角色攻击模式时，你的内在声音会迅速出现标签化想法，对他人展开批评
安抚模式	安抚、迅速同意或放弃自己的需求，是另一种处理冲突的主动对抗策略
断开模式	进入断开模式就如同进入冰块模式，它是指我们在情感甚至身体上与正在争论的对方断绝关系的时刻
考量模式	考量模式是指评估他人在相互关系中采取的行为：他们是否总是开车来看你，或者你也会开车去看望他们？他们在相互关系中的开销是否和你一样多？

第 14 疗程　人际觉知

本疗程的主题

为你点赞！到此为止，你已经来到治疗的人际觉知模块的终点！

这个模块从超级感受者开始，厘清某种关系对他们的价值，并把他们的依恋风格确定为与人交往中的长期行为模式；了解神经科学中的一个惊人发现：他们完全可以超越自己的学习历史；讨论让他们难以自拔的对冲突的想法；认识到他们在受到伤害时所依赖的主动对抗策略。

在整个模块中，通过关注、命名和接受因人际关系问题而引发的各种极端情绪状态，超级感受者都在练习接纳技能。

在最后的这个疗程中，患者首先要练习在对人际关系失望时面对不同程度的情绪唤醒和融合规则；而后，了解各种人际交往技能，如共情行为、提出请求、接收反馈、区分来自反馈的角色攻击，并在不破坏现有关系的前提下做出反馈。

本模块的核心，就是在向超级感受者介绍外在技能的基础上，通过培育内在技能来管理他们的内在经验。健康的人际关系需要兼具内在技能和外在技能。否则，我们有可能在引导患者以替代行为取代无效行为的同时，并未增强他们灵活体验不适障碍的能力，但是在现实中，不适障碍是我们联系他人时不可避免的一种自然体验。

内容概述

1. 即时练习

2. 每周练习概述

3. 教学要点：共情行为

4. 教学要点：提出请求

5. 教学要点：接收反馈

6. 教学要点：给予反馈

7. 教学要点：艰难的人际关系

8. 综合建议

9. 每周练习

练习材料

- 三首不同风格乐曲的剪辑
- 播放乐曲的设备
- 白板或其他大的书写平面

练习工作表

- 工作表：给予反馈
- 工作表：提出要求
- 讲义：练习共情行为和提出请求的步骤
- 讲义：给予反馈和接收反馈的步骤

在如下网址下载工作表：http://www.newharbinger.com/41771。

即时练习

在这项练习中，我们选择三种不同类型的乐曲的片段：古典乐曲（如钢琴独奏）、重金属乐曲和流行歌曲。当然，你也可以根据自己的意愿自由选择其他任何类型的乐曲。播放每个乐曲的片段约两分钟，之后让患者关注并命名他们的情绪机器在练习中展示出的基本要素：感受、情绪、意象、记忆、想法以及在听音乐片段时产生的冲动。

每周练习概述

按以前的方式继续进行每周练习概述。

之后，请一名志愿者针对下一个教学要点进行角色扮演。

在找到一名志愿者后，私下和他讨论一个进行角色扮演的场景，具体可以从如下情景中选择：（1）两个朋友对新年派对的内容发生分歧；（2）一对夫妇在为亲戚购买生日礼物的预算上发生争吵；（3）两个同事正在争论准备把他们的办公室搬到何处。当然，这只是我们推荐采用的基准情况——实际上，你可以任意选择与其他人发生冲突的不同场景。

在你和志愿者商定选择某一情景之后，在小组面前开始角色扮演。在出现分歧时，迅速进入解决问题模式：立即提出解决方案，告诉对方该做什么，等等。谈话持续几分钟左右，期间，你们表现出强烈的冲动，而不是倾听或理解对方的难处。

在总结时，向志愿者核实，当你试图以解决方案对分歧迅速做出回应时，他的感受如何。利用这个角色扮演开始介绍下一个针对共情行为的教学要点。

教学要点：共情行为

这里需要向患者解释的是，在他们的情绪开关打开而且感到沮丧和受伤的时候，他们很难真正认识到对方正在经历什么，因为他们只专注于自己的痛苦。他们可能想马上采取主动对抗策略，或立即解决问题。因此，应该向他们澄清，他们在此时此刻的感受或冲动没有任何问题，但是，所有冲突都要求我们冷静下来，在采取任何措施前首先了解对方的困难。我们把这种技能称为共情行为（empathic behavior）。

要澄清共情行为，就是要了解对方在沮丧时的想法、感受、感知、意愿或希望，即使我们可能不喜欢、不接受或是不同意他们的观点，即使我们的内在声音已生成了解决问题的反应。

随后，在白板上写下练习共情行为的步骤，让所有参与者都能看到：

1. 关注并命名情绪机器在当时的状态。

2. 关注当时出现的任何应急对策。

3. 关注呼吸，让自己充分接地：练习抛锚！

4. 针对他们受到的伤害，通过如下三个问题把自己的关注力集中到对方身上：他们的想法是什么？他们的感受是什么？你是否可以做些什么帮助对方？

之后，把这些步骤留在白板上，进入本教学要点的练习部分。

ACT 实践：练习共情行为

让参与者两两组合配对，向他们分发针对"练习共情行为和提出请求的步骤"的讲义，并让他们选择由谁扮演讲话者，谁扮演将要练习共情行为的人。

对讲话者，请他们选择一个愿意和伙伴分享的问题情景，合作伙伴则按白板上记录的步骤练习共情行为。在练习 5 分钟后要求两位参与者互换角色。

总结时，向患者核实：练习共情行为是否有效，是否适用于他们的关系，他们是否预料到将共情行为付诸行动时会遇到的障碍。

提示要点

在讲解共情行为时，有些患者可能会不加思考地说："这是否意味着，我们不准备解决问题？我们是否还需要继续维持友好的关系呢？"

对于这些问题的一种回答方式，就是向他们澄清，练习共情行为并不是为了解决问题，或是对站在我们面前的人给予格外的礼貌和友善；相反，在这种关系对我们很重要时，我们应尽最大努力站在对方的立场上，换位思考，并理解对方正在面对的问题。

教学要点：提出请求

作为讲解人际交往能力的一个部分，本教学要点的内容就是提出请求。简要讨论患者应如何提出请求；明确表示，在人际关系中，我们都会提出各种类型的请求：有些请求是有效的，有些请求可能看起来很愚蠢，有些请求甚至是不可能的，比如说，订购没有洋葱的法式洋葱汤、素食菲力牛排或减肥可乐。这里需要向患者解释的是，在提出请求时，通常包括两个步骤：(1) 明确你的请求是什么；(2) 向对方提出这个请求。

在白板上写下每个步骤的内容。

步骤 1：明确你的请求是什么：

- 检验你针对这种情景的个人价值。
- 关注哪些是你可以控制的，哪些是你不能控制的。
- 检验你在这种关系中需要增加或减少哪些关注，或者需要开始或停止哪些事情。
- 在考虑提出这个请求时，关注并命名情绪机器做出的反应。

步骤 2：提出请求。这里需要明确如下事项：

- 你面对的情景是什么。
- 关于这个情景的想法。
- 对这个情景的感受。
- 你的具体请求。

如下是我们可以和患者分享的部分示例。

情景 1：

有效的请求：下班回到家时，请务必脱掉鞋，因为我不想用整晚的时间清理地毯。

无效的请求：我想让你理解我清理地毯的困难。

情景 2：

有效的请求：明天下班后，你能在回家的路上给车加满油吗？我担心自己抽不出空。

无效的请求：我希望你在用车的时候给车加满油。

随后，我们进入 ACT 实践练习。

ACT 实践：练习提出请求

将全体参与者按两两配对的方式进行组织，向他们分发"练习共情行为和提出请求的步骤"讲义及"提出请求"工作表，作为这项活动的指南。

要求每对参与者轮流练习如下三种类型的请求：

1. 一个简单的请求（如"我晚餐要吃巧克力冰淇淋"）。

2. 恋爱关系或亲戚关系中的复杂请求。

3. 友谊中的复杂要求（如"我要求你在开玩笑时也不要直呼我的名字"）。

在结束这项活动之前，给参与者每人平均 5 分钟的时间；讨论患者可以在哪些关系中提出哪种请求，以此作为这项活动的总结。

提示要点

在向超级感受者讲解这项技能时，可能会出现两种情景：

1. 有的时候，患者似乎是在提出请求，但他们说出来的话却是在对他人提出要求，甚至是威胁（比如"我希望我们解决这个问题""如果不能解决这个问题，我不会陪你去任何地方"）。如果注意到这一点，应直接向患者阐明自己的想法，并要求他们改写自己的请求，而不是使用这种严词声明、最后通牒或是威胁之类的形式。

2. 在另一些情景下，尤其是在超级感受者有创伤史或容易感到羞耻时，他们可能会融合一些想法，如"如果我发问，我就是在打扰对方"或者"我不应该问这些鸡毛蒜皮的小事"。要回应这些说法，一种方法就是先倾听，从好奇的角度提出问题，理解并接受这些想法带来的困难，最后，回到它们的有效性：当你按头脑告诉你的那样去做时，会发生什么？你是否觉得与对方的关系更紧密了？

教学要点：接收反馈

对超级感受者而言，这是他们需要掌握的另一项重要技能，因为在和别人的相互交往中，我们每个人都会收到对方的反馈；但有的时候，高度的情绪唤醒会让超级感受者无法听到对方的反馈，因此，他们很容易接受基于感觉的故事，或者在收到反馈时采用对抗策略。

在与患者讨论这个教学要点时，有两个关键点需要讨论：（1）周围的人会对我们的法律地位、我们的住所、我们的家具、我们的工作以及其他所有事情发表形形色色的评论，而且我们完全不能控制他们怎么说；（2）我们的情绪机器被开启当然不可避免，因此，我们只能尽最大努力确保我们做出的反应符合自己的价值。在把这些关键信息传递给患者之后，在白板上写下接收反馈的如下推荐步骤：

1. 关注并命名情绪机器做出的反应。

2. 关注并命名内在声音针对向你做出反馈的人或情景产生的结果（包括任何故事、主导性想法、过去的想法、记忆、意象、未来的想法或标签化想法等）。

3. 关注你在当时采取的应急行动；检验所有主动对抗策略（强迫、责备、推理、角色攻击、安抚或放弃联系）。

4. 反复练习接地，让自己回归当下：抛锚！

5. 检验你的价值：这种互动中对我重要的是什么？

6. 选择以价值为导向的行为：在这个情景下，我需要怎么做才能接近自己的价值？

需要向患者解释的是，在收到对方的反馈时，无论是否认同，他们可能都需要对方的澄清，而且需要更多的时间去考虑这些反馈；也可能需要在选择回应之前采取共情行为。

接收反馈对每个人（包括治疗师）来说都是一种挑战，我们必须把这样的想法视为常态。而且在很多情况下，情绪机器会轻而易举地改变我们的反应，毕竟，这些极端情绪会让我们无所适从。

ACT 实践：练习接收反馈

以两两配对的方式组织参与者，向他们发放讲义"给予反馈和接收反馈的步骤"，请他们选择一个他们练习接收反馈的情景，让每个参与者按上述步骤练习接收反馈，每次练习的时间约为 5 分钟。

提示要点

在讨论这个教学要点时，超级感受者有时会分享其他人不尊重、刁难或粗鲁对待自己的例子，并融合了他们对这些人的标签化想法。

接收有关我们行为的反馈，显然不同于成为角色攻击的对象。如有必要，可以请患者关注这些行为，并尽可能地按真实情况进行表述，不要使用标签化观点（"他进入我的办公室时没有敲门""在我提交报告时，他并没有说谢谢"）。

当然，我并不是说，人们不会对这些患者做出粗鲁或贬低性的评论；但是在情绪机器开启时，超级感受者可能会发现，他们很难把外界反馈与情绪告诉自己的事情区分开来。此外，在他们通过躯体觉知模块进行回忆时，可能会马上陷入关注力偏差和基于情感的故事中。

此时，应该提醒参与者，不要在收到反馈时陷入自己的情绪机器的掌控：

1. 他们是否感到愤怒、遭到攻击、受到指责或被忽视，或是正在面对其他负面情绪？

2. 核实这是否是他们在收到反馈时经常出现的情绪或是曾经出现过的情绪。

3. 核实他们的内在声音是否做出了受委屈或受伤害之类的描述。

这些提示也要求超级感受者暂时停下思维中的觉知，核实到底是什么真正伤害了自己，并在收到反馈时揭示他们的情感体验。此外，你也可以提醒他们关注情绪觉知疗程中与慢性、重复性和极度痛苦情绪有关的内容，人们通常会用"不够好"之类的语言对这些情绪进行统一表述。

教学要点：给予反馈

作为人际交往能力的一项内容，这个教学要点的核心是向他人反馈，为主动对抗策略提供一种替代性行为。

按照兰迪·帕特森（Randy Paterson）的说法，在这里，可以向参与者简要介绍我们在与他人打交道时表现出的三类负面反馈。

- 躯体语言批评：我们的身体会表达出自己的不满或其他情绪（使用身体姿势进行非语言的批评）。
- 间接性批评：尽管你传递给对方的信息在表面上似乎是积极的，但传递的真实含义则是消极的。比如说："真高兴看到你穿这条裙子，只是这件衣服对你来说好像有点大。"

- 敌意性批评：反馈具有攻击性，而且完全是针对个人，比如说："你真是个懒鬼！""你永远也不能按正确的方式做事情。"

在白板上写下给予反馈的推荐步骤。具体可以采用如下两个推荐的阶段。

步骤1：给予反馈的准备步骤

1. 厘清让你感到不安的情景（尽可能具体地描述这种情景）。

2. 核实这段关系中对你最重要的东西（个人价值和关系价值）。

3. 在考虑这种情景时，关注并命名情绪机器运行所产生的结果。

步骤2：提供反馈

1. 理解对方行为中需要你理解的东西（切记，任何人都会有值得你欣赏和理解的东西）。

2. 明确你想提供给对方的反馈（描述的是行为，而不是为对方贴标签）。

3. 在向对方提供反馈时，详细具体地描述你的感受和想法。

4. 声明你认为给出这个反馈很重要的原因。

为帮助患者练习这些步骤，可以让他们大声阅读下面这个例子，并根据记录在白板上的步骤，向患者核实你给予的反馈是否有效：

- "我不喜欢你用这种方式粉刷厨房墙壁——你能不能让墙壁看上去更漂亮一点啊？"（无效的反馈。）
- "真谢谢你花这么多时间粉刷厨房墙壁；墙壁确实需要采用新的颜色。但我注意到，浅绿色好像不太适合厨房里的橱柜和家具。你觉得用浅蓝色如何？我觉得，最好让墙壁的颜色和家具搭配起来。"（有效的反馈。）

接下来，各双人小组开始练习给予反馈的技巧。

ACT 实践：练习给予反馈

以两两配对的方式组织参与者。向他们发放讲义"给予反馈和接收反馈的步骤"和"给予反馈"工作表。接下来，让患者选择用来练习给予反馈一种情景。他们可以使用工作表作为这项活动的指南，并在与伙伴练习之前完成这份工作表，给每个患者 10 分钟的时间，让他们以二人小组的形式练习这项技能。

提示要点

所有人都容易被大脑的噪声所迷惑，考虑到超级感受者每天都在经历过山车式的情绪波动，被迷惑的概率自然更大。在讨论给予反馈的技巧时，有些患者可能会问："如果对方对我满不在乎，或是根本就不想听我们说话，该怎么办呢？"这当然是非常可能的事情。但重要的是，我们需要提醒超级感受者，我们不能控制他人的行为，但即使他人没有按我们的希望做出回应，我们依旧可以控制我们践行自身价值的方式。

另一方面，在回答这个问题时，我们依旧要检验改变他人行为的有效性。

教学要点：艰难的人际关系

这是本疗程，也是这个模块的最后一个教学要点。它告诉我们，即使我们用心良苦而且竭尽所能，但有些关系依旧会充满挑战性。

这里需要向参与者解释的是，尽管学会克服人际关系中出现的不同障碍非常重要，但同样重要的是要认识到退一步海阔天空，看看我们在面对困境时是如何思考出路的。面对关系困境这个话题，不妨分享国际知名 ACT 培训师路斯·哈里斯的观点。在 2009 年出版的《如何让亲密关系重获新生》（*ACT with Love*）一书中，哈里斯提出了从四个问题出发而形成的四个方案。

- 方案 1：离开。
- 方案 2：留下来，改变可以改变的东西。
- 方案 3：留下来，接受无法改变的东西。
- 方案 4：留下来，尝试改变不能改变的东西，采取只能让事情更糟糕的措施。

下面是针对每个方案需要与参与者分享的关键问题。

- 方案 1：你的生活质量会提高吗？
- 方案 2：你能控制什么？你能做哪些对自己更有意义的事情？
- 方案 3：你需要做什么才能接受事情不可改变这个痛苦事实？
- 方案 4：接受而不是去改变带来的回报是什么？

核实参与者是否有其他问题；如果没有，继续本疗程的最后一项活动。

ACT 实践：面对艰难的关系

邀请参与者回顾他们在生活中面临的四种不同关系，并讨论他们是如何处理这些关系的。

提示要点

在受到伤害时，选择断绝、暂停或退出相互关系是人类的一种自然反应。因此，这里需要向超级感受者澄清的是，这个教学要点并不是为了强调任何一种方案，而是鼓励他们停下快速运转的思绪，在做出决定之前充分看看每一个选项，这一点非常重要。当然，如果患者在相互关系中受到虐待，这些方案显然就不再适用了——毕竟，这是一种完全不同的极端情景。

综合建议

表 8 - 8 概括了本疗程介绍的几项技能。

表 8-8　内在/外在技能

内在技能	外在技能
◇ 检验你的人际关系价值 ◇ 检验应急行动的有效性 ◇ 选择以价值为导向的行为	◇ 提出共情问题 ◇ 给予反馈 ◇ 接收反馈

每周练习

和之前一样，要求患者完成"超级感受者的 ACT 路线图"和"行动中的价值"工作表。

在这个模块的最后部分，请回顾患者在该疗程中学到的内在技能：关注他们的身体姿势和面部表情；关注并命名关于冲突、对抗策略和依恋风格的想法；检验对抗策略和依恋所招致行为的有效性；选择主动去感受与依恋风格相关的触发性情绪。

鼓励患者每天把这些技能在实践中进行练习；他们练得越多，就越容易驾驭自己的情绪机器！

个人信息

我们回到现实中看看：在我们当中，大多数人是在 100% 毫无准备的情况下创建人际关系的，拒绝自我反省也是我们人类根深蒂固的行为模式。因此，利用我们在这个模块中传授给超级感受者的技能，可以帮助他们改变对人际关系的广度和深度的认知，在遭遇问题时感受自己的人际关系模式，尤其是帮助他们以开放的心态认识对关系的希望和梦想。

完成这个模块无疑是巨大的一步，到此为止，患者和刚刚步入ACT治疗方案时相比，注定已取得了飞跃式的进步！

书呆子的心得

2012年，一篇关于灵活性社交关联模型（flexible connectedness model）的论文横空出世。

根据这个模型，低水平的共情关注、视角选择及心理僵化等因素会导致偏见等社交不适应问题。在临床上，这意味着，对他人缺乏同情心的人往往更难以接受他人的观点，而且更有可能从自己的内在体验（感受或想法）出发做出反应，并最终采取偏见性反应等无效的社交行为。

要培育灵活性社交关联模型所定义的技能，人们还需要以其他内在技能管理逃避或依据感受采取行动的冲动，解离任何针对他人或自己的故事或主导性想法，并依据自己的价值，采取不受个人内在体验摆布的行动。

在超级感受者的世界里，学会与内心世界建立不同的关系，尤其是在处理人际关系问题时，让他们不仅更有可能创建持久而有意义的关系，而且从广义上看，也让他们更有可能避免污名化他人以及让"他们"和"我"势不两立带来的普遍后果。

表 8-9　工作表：给予反馈

你选择的情景是怎样的？

_____

_____

_____

我的价值是什么？

_____

_____

_____

关注并命名由情绪机器生成并付诸行动的所有产物（感受、思想、身体感觉及冲动）。

_____

_____

_____

记下具体的反馈及请求，一定要包括理解的语言、给予反馈的原因、你对此的感受以及具体的要求。

_____

_____

_____

_____

_____

_____

_____

_____

表8-10　工作表：提出请求

所有关系都会要求你在某个时点提出自己的愿望或请求。使用这个工作表，尽最大努力为你需要提出请求所对应的情景做好准备。

你选择的情景是怎样的？（尽可能具体地做出描述。）

_____

_____

_____

你真正能控制的是什么？

_____

_____

_____

你是否正在陷于某种改变的愿望而不能自拔？

_____

_____

_____

关注你的情绪及其（感受、思想、身体感觉、冲动）。

你的请求：（a）清楚描述相应的情景；（b）你对这个情景的想法；（c）你对这个情景的感受；（d）你的具体请求。

_____

_____

_____

_____

_____

_____

表8-11　讲义：练习共情行为和提出请求的步骤

练习共情行为的步骤	提出请求的步骤
1. 关注并命名你的情绪机器（包括感受、感觉、意象、记忆、过去的想法、未来的想法、主导性想法、标签化想法）。 2. 关注你在当时采取的应急行动。 3. 调整呼吸，实现接地，让自己回归当下：抛锚！ 4. 针对他们的伤害，通过如下三个问题把注意力集中在对方身上：他们的想法是什么、他们的感受是什么以及你是否可以做些什么	第1步：明确你的请求是什么： （a）检验你对应这种情景的个人价值。 （b）关注哪些是你可以控制的，哪些是你不能控制的。 （c）检验你在这种关系中需要增加或减少哪些关注，或者需要开始或停止哪些事情。 （d）在考虑提出这个请求时，关注并命名情绪机器做出的反应。 第2步：提出请求。这里需要明确如下事项： （a）你面对的情景是什么 （b）关于这个情景的想法 （c）对这个情景的感受 （d）你的具体请求

表 8-12 讲义：给予反馈和接收反馈的步骤

给予反馈的步骤	接收反馈的步骤
关注并命名情绪机器做出的反应。 关注并命名内在声音针对向你做出反馈的人或情景产生的结果（包括任何故事、主导性想法、过去的想法、记忆、意象、未来的想法或标签化想法等）。 关注你在当时采取的应急行动；检验所有主动对抗策略（强迫、责备、推理、角色攻击、安抚或放弃联系）。 反复练习接地，让自己回归当下：抛锚！ 检验你的价值：这种互动中对我重要的是什么？ 选择以价值为导向的行为：在这个情景下，我需要怎么做才能接近自己的价值？	步骤 1：给予反馈的准备步骤： （a）厘清让你感到不安的情景（尽可能具体地描述这种情景）。 （b）核实这段关系中对你最重要的东西（个人价值和关系价值）。 （c）在考虑这种情景时，关注并命名情绪机器产生的结果。 步骤 2：提供反馈： （a）理解对方行为中需要你理解的东西（切记，任何人都会有值得你去欣赏和理解的东西）。 （b）明确你想提供给对方的反馈（描述的是行为，而不是为对方贴标签）。 （c）在向对方给予反馈时，详细地描述你的感受和想法。 （d）声明你认为做出这个反馈很重要的原因。

第 9 章

模块 5：完全的觉知

万分感谢你们的参与！现在，我们即将进入整个治疗的最后一个模块：完全的觉知。

要对每天都要面对的各种不可预测的挑战做出回应，学会正确认识情绪机器及其带来的诸多影响，不仅是培养和练习灵活行为的一项核心技能，也是练习过程中不可缺少的一部分。

我们肯定彼此互不认识，我当然也不知道你对正念有何看法或者是否参与过正念训练，但是，这毕竟是本模块的主题。因此，我希望指出的是，尽管正念是 ACT 模式中最迷人的一项基础训练，但对某些治疗师来说，它也可能会引发很多想法，比如说"我还不够成熟因而不能做 ACT""因为我不善于冥想，所以还不是一个好的 ACT 治疗师"或者"如果没有 20 年的正念练习，我就无法做 ACT 治疗"等。因此，我不妨揭开自己的老底：我从事 ACT 治疗的基础源自行为主义观点以及在 CBT 和 DBT 等领域接受的培训，而不是每个星期天到寺庙做冥想练习。

根据我的经验，通过练习 ACT 并把 ACT 作为一种生活方式，我们将学会淡然面对自己的恐惧，接受"不够好的故事"，忍受时常会让我们觉得无法忍受的痛苦。显然，如果没有学会认识我们内心深处发生的事情，我们就很难做到这一点。不过，自己学会认知并引导患者去认知，并不意味着我们一定要成为"正念大师"，或强迫自己成为我们以外的某个人；相反，这只是说明，就像我们对患者所要求的那样，无论我们当下身在何处，我们随时随地都可以开始锻炼我们的觉知，而且我们完全可以找到不同的方法来培养我们的觉知。

如果你是第一次提供这种治疗，你对 ACT 还不够熟悉，或者可能对正念知之甚少，切莫紧张，敬请冷静，你此时只需记住，要成为一名 ACT 治疗师的途径不是唯一的。只要你敢于敞开胸怀，愿意接受新鲜事物，只要你让自己全身心地沉浸在这个模型中，你就会找到自己的方法去锻炼自己的觉知。

尽管这是最后一个模块，但是在整个治疗过程中，我们的患者始终都在进行不同类型的觉知练习。可见，这个模块只是把这种练习正规化。

下面，我们可以开始训练我们的觉知了！

第 15 疗程　完全的觉知

本疗程的主题

本次疗程只讨论不同类型的觉知练习以及有可能妨碍基于价值采取行为的种种具体想法。

考虑到正念已成为心理治疗的主流，因此，有些临床医生已经熟知各种传统的冥想技巧和正念练习。虽然 ACT 当然也是一种基于正念的疗法，但我希望各位能以更宽泛的视角看待它，平心静气，合上这本书，环顾你所居住的城市或社区，并看看这里到底有多少所寺院或佛堂，然后，再继续阅读这本书。千万不要欺骗自己！

有多少座呢？其实，大多数患者不可能住在寺院或佛堂。相反，他们都在做着平平常常的活动，生活在吃早餐、上班、料理家务等司空见惯的事情当中。而我们的任务，就是帮助他们在最自然的环境中培养觉知技能：或者说，让他们在日常生活中找到自己。请不要误会我的意思，我并不是说正式的冥想练习不适合 ACT。相反，我只是建议，在向患者提供 ACT 治疗时，应根据实际情况做出必要的调整。比如说，考虑到患者会对"正念"这个词有多种多样的理解，我可以不使用这个词，而是用"觉知"（awareness）。引导患者在自己适应的环境中进行觉知练习，这样，不管和谁在一起，他们都可以随时随地进行练习，未必要在安静密闭的空间紧闭双眼，一无所扰。

本疗程旨在帮助患者学习淡然接受外部世界和内心世界的一切，当下一切纷扰，学会皈依当下。

内容概述

1. 即时练习
2. 每周练习概述
3. 教学要点：为什么会有完全的觉知？
4. 综合建议
5. 每周练习

练习材料

- 为每个患者准备一个塑料杯或玻璃杯
- 一瓶水

练习工作表

不适用

即时练习

向患者指出，在这项活动中，他们需要深入了解在此时此刻所拥有的一切内在体验，然后，向他们做如下说明：

闭上眼睛，坐在椅子上，倾听我的声音。如果你发现自己的思绪开始漂移游荡，请缓缓地把注意力引导到我的声音上。持续片刻，把注意力转移到身处房间内的自己。在脑海中勾勒这个房间的形态。想象自己在这个房间里的确切状态。现在。开始进入你的思维，接触你的身体。关注你坐在椅子上的方式。看看你能否准确关注皮肤接触椅子的部分形成的形状。关注身体中的任何感觉。在你感觉到某一种感觉时，接受这种感觉，并让头脑继续这种感受。现在，关注你此时此刻的任何情绪，不管你刚刚体会到怎样的感觉。与你的想法取得联系，然后，静静观察它们片刻。静静地关注这些感觉、情绪和想法。我们把你正在关注的这部分称为"和你一样的观察者"。似乎还有一个人在这里，他也在思考、感知我正在说的一切。它就是你一生中始终都在做的这个人。在某种深层次上，这就是你自己，一个和你一样的观察者。

我希望你能记住去年夏天发生的事情——为这个练习选择一个需要重点关注的记忆。当你在脑海中出现这个情景的图像时，请举手。（等到每个人都举起手，继续进行这个练习。）

环顾脑海中的场景。回忆当时发生的所有事情；回忆当时周围的环境、声音和感受。再次看看你能否抓住躲在你视野背后的那个人，他在那个夏天看到、听到和感受到当时发生的一切。他就是你这个观察者。

现在，我们再做一次转换。我希望你还记得在十几岁时发生的事情。当你回忆起当时的情景时，请举起你的手指。好，在你回忆那件事的时候，环顾在你脑海中展开的场景。记住当时发生的所有事情，当时的环境、声音和感受。慢慢地回忆，当你厘清当时的一切时，看看你能否抓住躲在你视野背后的那个人——在你十几岁时，他看到、听到并感受到这一切。他就是你这个观察者。

最后，回忆你还是个小孩子时发生的事情，比如在你六七岁的时候。当你回忆起当时的情景时，请举起你的手指。好的，现在，再次环顾四周，尽可能生动地回想那段记忆，看看发生了什么：你看到的风景，听到的声音，感受到的感觉，然后，捕捉你在童年那一刻所看到、听到和感受到的事实。他就是你这个观察者。

你这个观察者终其一生都在观察。你去过的每个地方，你都会在那里关注。这就是所谓"你这个观察者"的含义。从这个角度来看，我希望我们善于观察生活的某些领域。我们不妨从你的身体开始。关注你的身体是如何不断变化的。有时它会生病，有时它会很健康。它可能会休息，可能会劳作。它有时可能很强壮，有时也可能很虚弱。你曾经是个婴儿，但你的身体始终在成长。你的身体感觉会反复无常。其实就在我们说话的时候，它们依旧在发生变化。

现在，我们进入另一个领域：情绪。关注你的情绪是如何不断变化的。有的时候，你会感到爱，有时则会感到仇恨；有时你会感到平静，然后你又会感到紧张；你的情绪会从快乐到悲伤，再从悲伤到快乐，同样变化无常。即使是现在，你或许就正在体验某种情绪——兴趣、无聊、放松。想想你喜欢或是不再喜欢的东西；你曾经有过的恐惧现在已经不复存在。对于情绪，你唯一可以预见的，就是它们会改变。一波情感涌来，但马上会随着时间而流逝。然而，当这些情绪来来去去时，我们必须关注的是，在某种深层次的意义上，"你"并没有改变。

然后，我们再转向一个更复杂的领域：你的想法。思想是最难以把控的，因为它们往往会让我们陷入其中而不能自拔，有时它会把我们拖向一百个不同的方向。在出现这种情况的时候，请听听我的声音。关注你的想法是如何不断变化的。有的时候，你会以一种方式思考问题，有时想法则会无缘无故地不知在哪里出现。它们会不断变化。关注你曾经有过多少种不同的想法。关注你的思维片刻，与此同时，在你关注它们的时候，它们也在关注你。

现在，再次在脑海中描绘身处这个房间的你自己；描绘这个房间；继续描绘房间的状态。深呼吸几次。在准备好回到房间时，睁开眼睛。

给患者留一点时间，让他们自己回到房间，然后，询问他们在这个练习中做出的任何反应。在聆听他们的回答时，一定让他们对关键问题进行总结，例如，你是否把自己视为这些记忆中的一部分？谁在关注你？

这里需要向他们解释的是，在 ACT 中，我们把关注个人经历的过程被称为"观察者自我"（noticer-self），从这个角度出发，我们可以学会关注我们的每一次内在体验并随时做出选择，而不是让情绪机器代替我们进行选择。完全的觉知是一种有助于我们培养"观察者自我"的技能，也是本疗程的重点。

每周练习概述

按之前方式进行。

教学要点：为什么会有完全的觉知？

向患者解释，作为一种技能，完全的觉知的内涵就是刻意关注发生在我们思维世界以及周围环境中的事。比如说，你可以这样询问参与者："在参加这个小组时，你此时此刻是否全神贯注？你是否会因脑海中的背景噪声而分心？你是否痴迷于你最近观看的一场足球比赛？或者说，你是否想休假？"（我们可以任意为患者提供其他相关示例。）

需要澄清的是，对超级感受者来说，出现情绪波动的生物学倾向性与他们作为学习历史的一部分而掌握的情绪管理策略相结合，很容易让他们陷入情绪机器的诱导中，以至于对正在发生的事情视而不见。

在讨论这个教学要点时，不要试图说服患者改变其信念，或是否定其想法的正确性。实际上，你正在把这些想法置于其他类型的体验、观点和参考框架的情境中。如下是与患者讨论的核心想法。

想法：我们只有在沉默情景中才能进行觉知练习。

这里需要向患者澄清的是，觉知练习是一项持续性的活动，它和我们每天做的其他任何活动（如吃饭、阅读或睡觉）没有区别。

因为觉知就是有目的地关注发生在我们内心世界和外部环境中的任何事，因此，不管外部环境是安静、嘈杂还是极度喧哗，也不管我们自己是默不作声、正在说话或是正在走动，我们都可以学会关注事物。

想法：觉知可以帮助我们控制情绪。

提醒参与者，任何人都不可能在网上买到控制情绪的设备，不管我们怎样努力去尝试，这都是不可能的；但需要明确的是，虽然我们无法控制自己的情绪，但是在我们学会关注和命名情绪机器产生的噪声时，我们就是在学习控制自己的行为反应，这让我们更有机会成为自己想成为的人。

想法：觉知在我们处于放松状态时起作用。

需要向参与者明确的是，在我们练习关注正在发生的事情时，我们有时会感到舒缓、放松或平静；此时，我们的内在声音自然会说："它确实起作用了，我现在更轻松了"。然而，尽管你觉得很舒适，但在练习觉知时，我们根本就不知道结果会怎样，事实就是这样。

想法：觉知只适用于积极的感觉。

需要患者澄清的是，只关注愉快的感觉当然很不错，但这会破坏我们学习关注事物内在本质和外在形式的目的。

想法：觉知是我们管理情绪机器的唯一手段。

向患者解释，尽管增强觉知是 ACT 的基本原则，但还远远不足以管理超级感受者所体验的极端情绪；觉知不会取代或覆盖他们在小组中学到的其他各项技能。

向参与者核实他们对觉知可能了解的，而且需要讨论的其他任何想法。

ACT 实践：完全的觉知

在课程的这个部分中，我们将介绍一系列可供患者全天候或是在专门环境中进行的觉知练习。

即时觉知

向小组指出，他们最好能安排额外时间进行觉知练习；但如果日常安排紧张的话，他们无须挤出额外的时间进行觉知练习，毕竟，他们可以随时随地进行练习。

阅读如下简单觉知练习的说明，每一项练习持续 2 分钟左右，并在两项练习间与患者一起总结。

1. "此时此刻，在你坐下的时候，关注身体相对于椅子的姿势；关注手臂和手的重量，是重还是轻。关注你的手、手臂和肩膀之间的协调。感觉如何？是否存在紧张点？是否有某个部位比其他部位更放松？最后，关注你背部的位置，是笔直还是僵硬，默默地向自己描述这些情况。"（在进入下一项练习前进行总结。）

2. "拿出手机，关注握住手机时手指的压力。注意你握住手机的时候，使用的是所有手指还是几根手指。是否某一根手指比其他手指承受的压力更大？你的手臂感觉如何？手臂的肌肉是否比其他部位的肌肉更用力？"（总结。）

3. 要求参与者为这个练习准备一杯水。在每个人准备完毕之后，向他们做如下说明："慢慢地把这杯水靠近你的嘴，然后开始喝水。在喝水的时候，关注杯子的重量给嘴唇带来的感觉，以及水如何从嘴流到身体的其他部位。你能关注到水的温度吗？你能让水从嘴巴里的一侧移到另一侧吗？"

在总结最后一项练习时，向参与者强调，这三项活动是我们在日常生活中经常进行的活动，而且在我们度过的每一天中，我们随时都可以进行觉知练习！

身处宁静中的感知

继续疗程的主题，向患者解释，现在，你将指导他们进行更长时间的觉知练习，因此，这些练习需要他们安排好相应的时间。

向患者阅读如下推荐的说明：

　　在进行这项练习中，首先选择一个物体——可以是任何物体，然后，把它放在你面前。首先，采取舒适的姿势，把你的视线集中在那个物体上。

　　缓慢地做几次深呼吸，然后，尽量轻轻地用鼻子吸气，用嘴巴呼气。不要触摸这个物体，开始用眼睛扫视它的表面。这个物体的表面是什么样？它是什么形状？它有几个面？它的色调是亮的，还是暗的？它是什么颜色？它有多种颜色，还是单一颜色？花点时间，仔细观察这个物体的外观。

　　接下来，握住这个物体，关注它在你手中的重量。你甚至可以在握住它的同时，摆动手臂，以更好地感觉它的沉重感或轻盈感。这个物体在你手中的感觉如何？感觉它是光滑的，还是粗糙的？温度是热的还是冷的？它是可弯曲的，还是刚性的？接下来，将这个物体靠近你的鼻子，关注它的任何气味。继续研究这个物体几分钟。

　　因为你的内在声音是全天候活跃的，因此，你在完成这个练习时会产生很多想法。关注这些思想、记忆、意象或其他任何联想，然后，缓缓地把关注力重新转移到物体上。它有什么特殊之处吗？片刻之后，让这个物体移出你的视线，然后，重新关注自己的呼吸。

　　在对这个练习进行反馈时，询问患者在进行觉知练习时产生的任何反应。

了解情绪机器的变化规律

　　这个练习耗时较长，它旨在帮助患者练习对其内在体验的认识。整个练习需要持续 15 到 20 分钟，你可以使用下面的脚本范例，也可以根据自己的情况修改这个脚本，采用最适合你自己的语言！

　　保持舒适的姿势，站立或是坐着均可。如果感觉舒服的话，请闭上眼睛，或是把目光集中在某个点上，然后，缓慢地深呼吸几次；在呼吸的同时，至少花 1 分钟，集中注意力。如果任何想法或意象进入你的脑海，看看你是否可以将其标记为一个"想法"，然后，在你吸气和呼气的同时，把注意力集中在呼吸上。

在接下来的几分钟里，回想你在过去三个月里遇到的一个问题时刻。它可以是在工作中遇到的问题，或是与其他重要人物、朋友或亲戚在关系上遇见的问题。让这种特定的情景进入你脑海。尽最大努力在思维中保持这个形象片刻。如果你遇到难以集中注意力的情况，看看能否缓缓地重新集中注意力；然后，不要纠结于问题，重新集中注意力。关注出现在你脑海中的任何事情。在你关注这个问题的时刻，你的情绪机器带来了什么？（停顿。）看看你能否挖掘出这个体验带来的伤害以及令人不安的部分。尽管这会让你感到痛苦，但还是看看，你是否能关注到出现在身体里的那种伤痛感。它是移动的，还是保持静止？还是两种情况兼而言之？从上到下扫描你的身体，这样，你就可以关注片刻。

如果你的头脑因为这一刻而让你想到未来，或者让你回忆起过去，那么，把注意力重新集中到这个情景上。再次看看你是否检验出了这是一种什么样的伤害。这个问题情景的核心，就是你的伤害。当然，在出现伤害时，还有一些对你重要的事情。你的伤痛为什么产生？（停顿。）伤痛告诉你对你真正重要的东西是什么？你追求的隐含价值是什么？

在关注这个伤痛时刻的同时，去感知和认识它的价值。看看你是否能关注到来自情绪机器的全部活动。你会如何命名这种情绪？这个名字无须完美无瑕，你只需选择一个合适的名字即可。关注内在声音带来的想法：过去的想法（停顿）、未来的想法（停顿）、故事（停顿）、主导性想法（停顿）、标签化想法（停顿）。看看你是否能关注到它们，但又不会被它们所控制。在这一刻，把你的注意力转移到当下的情绪上。

关注情绪机制运行当中的每个方面，看看你是否可以把注意力集中在情绪促使你采取的应急行动上。它是不是正在促使你改变这种感觉，改变处于这个情境中的人，改变发生这种情景的环境？这种感觉要求你怎么做？看看你是否能关注到这种感觉此刻可能带来的改变。（停顿。）看看这种推动效应和感觉是反应性的噪声，还是真正的觉知？这种推动是否响亮、强烈并具有反应性？抑或是柔和而安静的？

关注伴随这种感觉的冲动，（停顿）再度关注到你的内在声音生成的想法和意象之后，看看你是否能接受这种改变事物的冲动，而不是顺其自然。如何从根本上关注事物的状态？你是如何感受的？你有什么感觉以及你此时此刻有什么想法？在研究那个问题时刻时，是否只需关注、描述和观察这种感觉，而不做任何事情，即可停止对抗？（停顿。）如果你放弃自己的改变计划，会发生什么？（停顿。）如果你选择在关注这个挑战情景的时候接受这些感受、感觉、想法、记忆和冲动，而不是竭尽全力地去实施这项计划，又会发生什么？（停顿。）你不必喜欢或是不喜欢这些感觉。我们只是请你去感受它们，而无须试图去改变什么。（停顿。）如果你不去倾听这个被动反应性的内在声音，而是开始倾听可能出现在背景中的柔和、平静、近乎轻声细语般的内在声音，又会发生什么事？

放弃改变计划真的会有什么危险、伤害或敌意吗？看看你是否可以走出这些不愉快的感觉、情景或应对这些问题情景所涉及的人，主动地放弃改变计划。看看你是否可以主动选择去接受这种情绪，而不是逃避它。看看你现在是否能接受自己所面对的一切。

关注你的呼吸，做几次深呼吸，让空气从你的鼻子吸入，从嘴巴呼出。轻轻地睁开眼睛，将自己的思绪带回房间。

给患者留出一些时间，让他们的思维回到房间，之后，核实他们在这个练习中做出的任何反应。向他们强调觉知练习与关注当下的不同之处，就像他们在每个疗程开始时进行的某些练习那样；也可以像他们在整个治疗过程和最后这项练习中采取的方式那样，进行更多的冥想和反思练习。

提示要点

在本疗程开始的时候，我就已经提到过，我自己很少使用"正念"这个词。但我想澄清的是,我从不干涉别人使用"正念"这个概念。如果你认为使用"正念"或是"觉知"更能引起你的共鸣,无所谓——我觉得都可以。当然,如果你觉得适合的话,也可以互换使用这两个词。这完全是你个人的选择。

综合建议

和之前一样,为继续帮助患者巩固他们所掌握的技能,我们在表9-1中归纳了本疗程涉及的技能:

表9-1 内在/外在技能

内在技能	外在技能
◇ 觉知练习	

在治疗过程的全部16个疗程中,有一点是毋庸置疑的,超级感受者一直在进行觉知练习。按照"心理灵活六边形"对应的概念,在每一个疗程中,患者均在不使用任何高深术语的情况下,培育接触当下、接纳以及把自己当作观察者的过程。

依我拙见,向超级感受者讲授觉知技能的好处,在他们的日常生活中将凸显无疑。觉知技能帮助超级感受者不断地回归当下,面对他们之前选择逃避的各种负面体验,让他们敢于面对情绪上的不适,而不是把它们视为不能解决的问题。

每周练习

向参与者分发两个核心工作表。

个人信息

我们生活在一个关注力稀缺的世界中,因此,学习如何引导大脑的关注力,不仅是我们面对的最大挑战,也是我们亟待开发的技能之一。当情绪控制我们的关注力,拥有关注重要事物和重要时刻的技能，对我们所有人来说都至关重要，尤其是超级感受者。

想象一下，如果我们让自己的生活被情绪输入所支配，会发生什么呢？当情绪机器启动时，这就是超级感受者所经历的问题：他们感受得太多、太快，而且行动得太快。

无论是与朋友激烈辩论，还是因为工作出了状况而感到沮丧，或是因为菜单上没有素食品而写下投诉记录，超级感受者实际上都是在自我伤害，因此，有意识地去关注个人问题及其情境的能力，也是一项核心的生活技能。与情感世界和外部环境实现有效协调，也是基于价值来行动、有效生活的标志！

为你在这个完全的觉知模块中的所作所为点赞！

书呆子的心得

在过去几年，基于正念的干预措施在各类临床心理治疗中正逐渐成为主流，然而，人们往往把"正念"狭隘地理解为冥想练习，这不仅忽略了非正式练习的影响，而且假设只有正规的正念或冥想活动才能形成对体验的觉知。

卢卡斯·摩根（Lucas Morgan）、杰西卡·格林海姆（Jessica Graham,）、萨拉·海耶斯－斯凯顿（Sarah Hayes-Skelton）、苏珊·奥斯洛（Susan Orsillo）和丽莎白·罗默（Lizabeth Roemer）在 2014 年开展的两项研究中对患者在接受基于接纳的广泛性焦虑症治疗后进行的正式和非正式呼吸正念练习（mindfulness-of-breath）与治疗效果的可维持性（焦虑度、生活质量以及临床医生的焦虑严重度评级）间的关系进行了分析。在继续阅读之前，不妨猜一猜，哪种正念练习对患者治疗效果的可维持性影响更大。你猜对了吗？如果猜对了，敬请继续阅读。

结果如下：在第一项研究的为期 9 个月随访中，非正式呼吸正念练习与全部治疗结果显著相关。在第二项研究的 6 个月随访期内，结果基本类似。在 12 个月的随访期内，非正式呼吸正念练习与生活质量和焦虑度显著相关。呼吸正念练习体验与生活质量显著相关。另一方面，在每一项研究中，正式呼吸正念练习与治疗结果均非显著相关。

非正式呼吸正念练习或许不够花哨，但它们的治疗效果是真实可见的，而且它们均为患者提供了在日常生活中强化关注力的机会！

第 16 疗程　ACT 实验

我们把最后一个疗程设计为类似 ACT 实验的疗程，这里，患者把 ACT 技能应用到自己的日常生活中。

像之前一样，本疗程以即时练习开始。任意选择之前介绍的一项练习或是你最喜欢的练习之一。接下来，继续每周练习部分，并邀请患者分享他们在上周完成的作业。

向患者解释本次疗程的内容，并邀请一名志愿者分享最近出现的心理问题，这样，我们可以和小组其他成员从 ACT 技能角度出发提出建议，帮助他们处理这种情况。利用这个机会，我们可以总结患者在使用 ACT 技能方面存在的疑虑、问题或好奇心。

我们需要分享如下的关键性信息：

1. 继续使用"超级感受者的 ACT 路线图"处理日常生活中情绪机器的开启带来的障碍。

2. 该路线图涵盖了患者可用于所有类型心理障碍的核心 ACT 技能。这些技能有助于他们区分哪些障碍属于他们的可控范围，哪些不属于，并促进他们灵活地思考和应对问题情景。

3. 尝试所有技能，跟踪它们是如何发挥作用的，而且要一次又一次地反复尝试。

4. 无论是超级感受者还是我们当中的任何人，感到沮丧时，都会很自然地把这些技能抛在脑后。这样做的短期效果可能还不错，但我们知道，从长远来看，它只会带来更多的问题。那么，在致力于追求价值的情况下，鼓励患者敞开心扉，勇敢地去尝试这些技能，会得到怎样的结果呢？

5. 休息一下，让患者放松下来，鼓励他们解离内在声音的无效内容，并在事情没有如其所愿时学会顺其自然，平心静气地接受现实。

6. 谁在尝试新事物时不会犯错误呢？谁不会偶尔做出错误的决策呢？超级感受者面临的挑战，就是他们很快会被自我挫败的描述或自责的故事所控制；此时，给他们一个简短的提醒，让他们的思维停下来，审视思想内容的有效性，练习解离无效的故事，并运用自我关怀的力量，会让超级感受者受益匪浅。

7. 鼓励患者一次又一次地回归他们的价值，并始终和他们关注的重要事物保持联系！

8. 提醒超级感受者，情绪过山车和有目的、有意义、有成果的生活是有区别的。ACT 的宗旨就是在帮助超级感受者寻找方向的同时，选择主动去感受他们必须感受的东西。

综合建议

"超级感受者的 ACT 路线图"汇集了管理问题情景的五个核心步骤：（1）识别具有挑战性的情景；（2）检验他们的个人价值；（3）关注处于开启状态中的情绪机器；（4）检验潜在的基于价值的行为及其有效性；（5）选择以价值为导向的行为（内在技能或外在技能）。

不管超级感受者面对的是怎样的挑战性内容——情绪、思想、冲动或是躯体感觉，上述这五个步骤都适用。

个人信息

恭喜大家！

我们刚刚完成了针对超级感受者的 16 节 ACT 治疗过程。太棒了！

在治疗结束之时，我不得不承认：我自己就已经融合了这样一个想法——如果没有有生命力的 ACT，我们就无法提供 ACT。

作为临床医生，在践行价值的过程中，我们难免会遭遇受控制、采取回避策略和无效行为或偏离生活正轨等问题。这就是生活，因为我们是人类，正如我们在各类 ACT 书籍中看到过的那样，我们始终与自己的患者同舟共济。

想想让我们自己受到控制的陷阱，其实也是 ACT 中的一个典型过程，因为 ACT 追求的就是灵活自由，它不是由诸多技巧、疯狂训练或隐喻堆砌而成；要提供 ACT，本身就需要取舍、灵活的流程以及大量的实践。

在使用这套课程完成了对第一个小组的合作指导之后，我足足被感动了几个小时，患者尝试新技能的那一刻，对我而言也是一种享受——最让我难以忘怀的，是他们敢于分享情绪机器在日常生活中带来的挑战，敢于面对这个昔日无所不能的"大法官"，不再屈服于它们的暴政；而完成这次训练更是让我感到无比的激动和自豪。

假如各位已经完成了为期 16 周的全部疗程，那么，我希望我们有时间静下心来，反思这次体验，核实哪些措施是有效的，哪些是无效的，并把这些收获作为未来训练超级感受者的基础，让 ACT 走入我们的生活。如果你的大脑说"你做得不好"，或是生成其他形形色色的噪声，那么，这或许是你再次回归本源、亲自体验 ACT 的绝佳机会！

3

第三部分

行为失调

第 *10* 章
针对行为调节的 ACT 方案

边缘型人格障碍（BPD）主要是一个情绪调节问题，它的基本特征体现在如下几个方面：患者与基于语言的内容高度融合；对规则的高度依赖性、高度的经验回避性；僵化而且不灵活的无效行为模式；以及缺乏有助于实现价值的有效行为。

在应对极端情绪时，超级感受者会不由自主被主导性想法所控制，极力逃避自己的情绪，而且一直在过度学习行为性反应，但却不考虑给他们带来问题的具体环境。此外，在处理极端情绪时，他们也不知道该如何做出有效反应，推动他们去实现自己的价值。

简而言之，这些与慢性情绪调节问题做斗争的患者浪费了大量的精力去做无用功，而收效甚微，我们把这种现象称之为"行为失调"（behavioral dysregulation）。

针对情绪调节的研究几乎毫无例外地表明，在患者接受情绪调节治疗时，不管病因何在或者严重程度如何，行为失调都会得到显著改善，有时甚至会完全消失。

在本章中，我们将重点介绍行为失调以及如何应对其种种复杂形式，包括饮食失调、药物滥用、创伤、准自杀行为和自杀行为等。首先，我们需要再次探讨两个关键概念：行为失调和焦虑耐受力。

"焦虑耐受力"（distress tolerance）一词是指承受压力或高度影响的能力。按照学术界对情绪调节问题的定义，对情绪困扰具有较低忍受力的人，会导致高度情绪化倾向与情绪体验强度之间的恶性循环。此外，近期研究还表明，尽管实证研究发现，BPD 患者对情绪刺激的主观反应会有所增加，但并未出现生理反应加剧的现象。

换句话说，这些研究结果告诉我们，即使没有生理证据表明超级感受者的情绪体验不同于无情绪调节问题的个体，但考虑到他们自发体验强烈情绪的倾向，再加上对高强度情绪的耐受力较低，他们的情绪体验依旧会加剧。

这就是说，由于超级感受者已存在诱发高强度情感的生理倾向，再考虑到他们对高强度情绪的耐受力较低，而且又不知道该如何应对这种高强度情感，他们最终极有可能体验到极端情绪。

如果我们从过程和功能性语境角度考虑焦虑耐受力这个概念，我认为这个概念包括两个过程：（1）融合"我无法应对这种感觉""这种感觉太强大"或是"我必须立即做某事，丝毫不能犹豫"这样的主导性想法；（2）不愿意体验不愉快的情绪。我认为，这两个过程的结合，会降低一个人在情绪困扰期间忍受高强度情感的能力。

另一个需要重新考虑的术语是"行为失调"。它通常与冲动行为有关，如过度饮酒、强迫购物、鲁莽驾驶和自残行为等。但是在本书中，我们将行为失调归结为范围非常广泛的无效行为，从轻微无效行为（辱骂、回避某种情景或激烈抨击）到最严重的无效行为（如自杀），在本质上，这些行为都属于引导人们背离个人价值的行为。

我们每个人都会在不同时刻、不同情景下表现出或轻或重的失调行为，但 BPD 的特殊之处在于，这些行为具有长期性、过度学习性和过度概括性，并且不易改变。此外，人们已按主题对这些行为进行了分类，如饮食失调、药物滥用、暴躁、准自杀及自杀行为。

考虑到 ACT 模型的目标在于挖掘问题行为的原因及产生过程，而不是为了处理局部生理或心理过程的结果，因此，从功能性语境角度理解焦虑耐受力和行为失调更有意义。通过对这个过程的讨论，我们可以得出的一个重要结论是，在生理上倾向于成为超级感受者和情绪敏感者未必是超级感受者产生行为失调的原因。但是，如果超级感受者排斥控制性情绪管理能力，或是对抗、拒绝而且不愿意体验这种观点，他们实施无效行为的概率就会更高。

本章旨在为我们治疗各种形式的复杂行为失调提供基本原则。

自杀行为

"一年前，我因为财务决策不当而失去了工作。我的狗也于去年死掉了，尽管我的家人支持、关心而且理解我的处境，但我始终感到沮丧；我不知道自己能不能继续撑下去，最近一段，我只想结束这一切……我只是想从桥上跳下去。"

"我知道，过去那些可怕的记忆并不是我一个人的错误，但我还是无法忍受。我每天睁开眼睛，看到的只有一张张孩子们的脸，他们盯着我。我希望这些记忆不复存在，因为我再也无法忍受了；我一直在想，如果我采取行动，从这个世界消失，也不会对世界产生任何影响。"

研究表明，无论是在临床还是非临床群体中，自杀的念头或想法远比我们想象得更普遍。在认识自杀行为时，请记住如下几点：

（1）它并不是 BPD 患者所独有的现象

自杀念头与 BPD 以外的很多其他疾病有关，如药物滥用、情感障碍、焦虑症、思维障碍、人际关系问题和身体健康问题等。即使是没有诊断出疾病的患者也会做出自杀行为。

（2）这是一种解决问题的无效策略

一个人的自杀倾向表明他们正在遭受折磨、忍受痛苦并面临需要解决的问题；虽然自杀不是一种有效的解决方案，但它毕竟是一个解决方案。患者不会把自杀作为他们的第一反应，而是在尝试其他很多解决方案无果之后，最终选择自杀。如果我们把解决问题的全部反应想象成一个连续的统一体——从最缺乏建设性的方案，到最有成效的方案，中间分布了无数种可选方案，那么，自杀意念显然处于这个连续统一体中自我毁灭性最强的一个极端。

（3）它是诸多过程共同带来的结果

坊间存在一种误解，认为情绪状态是导致自杀的原因；然而，自杀行为涉及自杀行为前后出现的诸多驱动要素。

因此，我们可以把自杀行为的核心要素归结为：它不是 BPD 患者特有的现象，它是一种解决问题的反应，也是诸多过程共同造成的结果。在上述认知框架的基础上，我们将继续讨论在治疗环境下处理这些情景的推荐步骤。

对自杀行为的功能性评估

如果患者出现自杀行为或是这样的想法，一定要慎重考虑他们所处的状况，毕竟，患者此时正在经历痛苦和折磨。要设身处地地理解患者所处的情景，最佳手段当数功能性评估（functional assessment）。下面是我们推荐采用的一个模型，它通过深究导致患者陷入困境的常见过程对自杀行为进行研究。

- **诱因**：远端诱因（diastal antecedent）是指患者的历史、背景变量或生活环境，譬如生活压力源，或是屡次尝试解决某种情况而始终未获得理想结果。近端诱因（proximal antecedent）是直接导致自杀行为的诱发因素，比如不知道如何有效解决某个具体问题；难以承受高水平的情绪、生理唤醒；不愿意体验不愉快的情绪状态；排斥管理情绪困扰（比如"我不能接受这个"或者"我现在必须做点什么"）或是排斥对未来的某种观点（比如"一切都是行不通的"）。
- **问题行为**：自杀行为。
- **后果**：自杀行为的强化因素。

    不管一个人是一次还是多次实施自杀行为，这种行为都会得到强化，而且可能会受到趋向性（appetitive）动机或回避性（aversive）动机的控制。对此，我们可以深入解剖一下。

　　每当我们做某件事情的时候，不管我们是否能意识到，它都会产生某种后果；因此，一旦行为动机被再次触发，内部或外部后果就会增加或减少这种特定的行为。

　　如果相关行为有所增加，是因为后果对这种行为发挥了强化要素（reinforcer）的作用。强化效应可以是正向的，比如说，它会增加某些令人愉快或有趣的成分；也可能是负向的，譬如剔除某些回避性或是令人厌恶的要素。

　　如果相关行为有所减少，那是因为后果充当了惩戒要素（punisher）。惩戒效应可以是正向的，比如说增加了某些令人厌恶的回避性要素；也可以是负向的，比如说剔除了某些令人愉快的要素。请记住，从行为上说，"惩戒要素"一词只是对行为是否减少的描述，而"正向"和"负向"基本上是指在行为发生后添加或剔除的某种要素。

　　如果把这些行为术语全部归纳在一个图表中，我们可以得到这样的模型（表10-1）：

表10-1　强化与惩戒

强化要素（内部或外部）	正向效应	负向效应
强化或放大因素（增加一种行为）	添加令人愉悦、有趣或让人喜欢的要素	剔除无趣、不令人愉悦或让人厌恶（回避性）要素
惩戒或最小化因素（减少一种行为）	添加不令人愉悦、无趣或让人厌恶（回避性）要素	剔除令人愉悦、有趣或让人喜欢的要素

　　为了让患者更易于接受，在研究行为的后果时，我通常会使用放大要素或最小化要素这样的词汇，因为"惩戒要素"往往会让人联想到其他语境。当然，如何命名行为的后果，最终还取决于使用者的偏好。

　　同样，针对自杀行为也存在众所周知的强化要素，譬如其他人行为的改变。在听到其他人自杀的消息时，任何人都会感到压力和痛苦，于是，他们自然而然地也会认可和接受自杀行为。

　　例如，当被问及如何完成博士论文时，我的一位患者说，她感到惶惶不安，而且彻底融合了"我已经无法按时完成这篇论文"的想法，并拒绝男友提出的要求调整博士论文完稿时间的建议。每当男友问起她的论文计划时，她都会不加思考地说："你这是在浪费时间。请不要再问我了，因为这会逼我产生采取极端做法的念头"。于是，男友不再问博士论文的事情；我的患者"随后也平静下来"。从行为上说，这位患者的自杀倾向有两个强化因素：正向的内部强化要素，比如说感到"平静"；负向的公开强化要素，比如说，男朋友不再询问博士论文的事情，这就消除了问题带来的不良情绪。

　　按照 ACT 模式，当一个人产生自杀念头时，如果这个念头完全是孤立的、单一的，这倒未必会成为其问题，但伴随这些行为的强化后果会带来问题。在 ACT 中，即使患者有自杀念头，他们采取的行为也可能是有效的，关键是要消除会导致事情进一步恶化的自杀念头。

　　尽管功能分析是一种实用性很强的评估及干预措施，但在最初实施时还是会让人望而生畏。因此，我们不妨与患者一同使用下面这份对照清单，理解让他们感到煎熬的自杀行为倾向。因为这毕竟不是用于治疗的处方，因此，我们可以使用适合自己的语言，把它变成自己的工具，并尽可能对它推荐的各个核心过程进行评估（表 10 - 2）。

　　通过对自杀行为的核心过程进行评估，可以为我们理解患者为何做出自杀行为提供更大的背景。此外，它还向患者传递了一种有益的信息：你不仅关心他们，而且有兴趣解决让他们感到烦恼的问题。

　　在对自杀行为进行功能性评估时，还要把握另外两个关键点：要让患者知道我们理解并接受他们的痛处，这样，而且也只有在这个前

表10-2　对照清单

诱因: 自杀行为之前发生了什么?	后果: 自杀行为之后随即发生了什么?
远端诱因: 家族史、生活压力源和慢性疾病等 **近端诱因:** 在自杀行为之前刚刚发生了哪些事情? 　1. 生理唤醒 　2. 融合管理情绪困扰能力的规则,比如"我没办法处理这种感觉" 　3. 融合某些想法,比如"我现在必须做点什么" 　4. 不愿意体验不舒服的情绪,比如"我不喜欢这种感觉——这太糟糕了";试图以另一种感觉代替这种感觉;实施与价值相违背的行为 　5. 融合对某种情景的主导性想法 　6. 融合对未来的某种观点,比如"所有措施都是行不通的""所有办法都是一样的" 　7. 缺乏解决问题的技能	**自我强化或放大要素:** 患者在实施自杀行为时,是否会获得一种愉快的隐秘体验(比如感到解脱或归于平静)? 患者在实施自杀行为时是否会获得一种摆脱不愉快经历的隐秘体验(比如不再感到压力、惶恐或悲伤)? **外部强化或放大要素:** 在自杀行为发生后,其他人的行为是否会发生变化,或是在患者的生活环境中发生了哪些可增加正向体验的公开变化?(例如亲戚开始花更多时间陪伴患者;他们开始安排与患者进行更多能带来欢乐的互动) 在自杀行为发生后,其他人的行为是否有所不同,或是在患者的生活环境中发生了哪些可消除患者不愉快体验的公开变化?(例如,某个人不再询问超级感受者是否完成了工作任务,或是否填完了表格)

提下,我们才能采取有效的干预措施。最后不能忽略的是,即使患者的自杀行为被强化,但在跟踪这些关系带来的长短期影响时,患者有可能是精确的,也可能是不精确的。也就是说,假如患者对自己的伴侣说过与自杀有关的话,那么,在他们共度周末的时候,他或许会意识到,这些言语让他得到了自己想得到的东西,但也有可能毫无收效。因慢性情绪调节而被诊断为 BPD 的患者始终被冠以受操纵、控制或算计之类的污名化定义,但这不仅不能真正反映他们的痛点,而且对其困境的描述也极不准确。此外,这种带有污名化

色彩的观点还假设患者始终在跟踪自己的行为，但事实并非如此。

干预点

我们可以用刚刚进行的功能性评估为指导，为患者提供解决自杀行为倾向的 ACT 技能。根据功能分析得到的各个诱因和后果部分，我们将针对相应干预点提供的建议归纳于表 10 – 3 中。

表 10-3　干预建议之一

诱因： 自杀行为之前发生了什么？	干预点： 我们可以与患者共同练习的技能
远端诱因： 家族史、生活压力源和慢性疾病等 近端诱因： 在自杀行为之前刚刚发生了哪些事情？ 1. 生理唤醒 2. 融合管理情绪困扰能力的规则，比如"我没办法处理这种感觉" 3. 融合某些想法，比如"我现在必须做点什么" 4. 不愿意体验不舒服的情绪，比如"我不喜欢这种感觉——这太糟糕了"；试图以另一种感觉代替这种感觉；实施与价值相违背的行为 5. 融合对某种情景的主导性想法 6. 融合对未来的某种观点，比如"所有措施都是行不通的""所有办法都是一样的" 7. 缺乏解决问题的技能	远端诱因： ACT 技能： 意识（第 15 疗程） 反思（第 6 疗程） 近端诱因： 1. 接地（第 9 疗程） 2. 自我安抚（第 9 疗程） 3. 关注力偏差（第 10 疗程） 4. 自我关爱练习（第 10 疗程） 5. 躯体状态（第 9 疗程） 6. 关注主导性想法（第 7 疗程） 7. 只关注想法而不采取行动（第 7 疗程） 8. 关注有关情绪的想法（第 2 疗程） 9. 感受的意愿（第 3 疗程） 10. 快速的情绪反应（第 3 疗程） 11. 认可对抗不舒服的感觉（第 3 疗程） 12. 选择主动感受（第 3 疗程） 13. 基于感受的故事（第 8 疗程） 14. 关注未来的想法（第 6 疗程） 15. 基于价值的解决问题的方式（第 10 疗程） 16. 自我关怀练习（第 10 疗程）

在表 10 - 4 中,我们针对为得到预期结果而采取的干预点提出了一些建议:

表 10-4　干预建议之二

后果: 自杀行为之后随即发生了什么?	干预点:
1. 患者在实施自杀行为时,是否会获得一种愉快的隐秘体验? (比如感到解脱或归于平静) 2. 患者在实施自杀行为时是否会获得一种摆脱不愉快经历的隐秘体验? (比如不再感到压力、惶恐不安或悲伤) **外部强化或放大要素:** 1. 在自杀行为发生后,其他人的行为是否会发生变化,或是在患者的生活环境中发生了哪些可增加积极体验的公开变化? (例如亲戚开始花更多时间陪伴患者;他们开始安排与患者进行更多能带来欢乐的活动) 2. 在自杀行为发生后,其他人的行为是否有所不同,或是在患者的生活环境中发生了哪些可消除患者不愉快体验的公开变化? (例如某个人不再询问超级感受者是否完成了工作任务,或是否填完了表格。)	**自我强化或放大要素:** 快速反应的有效性 (第 3 疗程) 自我安抚 (第 9 疗程) **外部强化或放大要素:** 快速反应的有效性 (第 3 疗程) 提出请求 (第 14 疗程) 基于价值的解决问题方式 (第 10 疗程)

根据功能性评估得到的结论,我们可以针对自杀行为获得大量的有效干预点。

我们可能会设想,如果自杀行为再次发生,该怎么办呢? 没有问题,每次发生这种行为时,我们都要进行一次功能分析,因为有一点是确信无疑的：患者不会平白无故地改变行为，因为有维持这种特定行为的强化要素！

如果有个患者既有过实施自杀行为的历史，但也表现出其他行为——譬如情绪低落、绝望或有其他与自杀风险相关的表现，你或许还需要进行一次功能分析。

多重风险要素的风险评估

以下评估（表 10 – 5）包括了最常见的变量，当这些变量相互作用时，会增加当事人自杀的概率。

提示：对风险因素进行评估，并不意味着借助评估结果即可自动决定是否需要住院治疗，相反，它需要根据风险评估的结论确定患者所需要的干预程度，而住院治疗只是诸多干预措施之一。

表 10 – 5   风险要素

风险要素	患者的回答
患者是否存在自杀的念头？如果是这样的话， 频率：多长时间会出现一次？ 问题：患者对此感到苦恼的程度如何？(0 – 10)	是—否
患者是否有实施自杀的具体计划？	是—否
患者是否已经找到实施自杀计划的手段？	是—否
患者是否有执行计划的意图？ 患者是否想实施这个计划？	是—否
患者是否与任何能提供人际交往支持的人有过沟通？	是—否
患者是否有绝望的感觉，如果有，这种感觉的强烈程度如何？ (0 – 10)	是—否
患者是否有产生自杀企图的历史？ 在过去的 30 天内是否出现过自杀企图？	是—否
患者是否还有坚持活下去的任何理由或人生目标？	是—否

（续）

风险要素	患者的回答
患者是否有针对近期未来（如周末或下周）或远期未来（如下个月）的计划？	是—否
患者是否有躁郁症或情绪不稳定的病史？	是—否
患者有无变性史？	是—否
患者的生活最近是否发生过什么变化？	是—否
患者目前是否有酗酒问题？	是—否
如患者服用精神治疗药物，剂量或处方是否发生了变化？	是—否

针对上述清单中的问题，如果患者至少对 3 至 4 项的答案为"是"，那么，我们就有可能选择各种不同的干预点，考虑自愿住院、每天接受多次电话咨询、每周接受多个疗程、与他人接触、有计划的接地练习以及其他干预。

准自杀行为

首先，我们需要厘清自杀行为和准自杀行为（para-suicidal behavior）之间的区别。具体而言，自杀行为是指一个人以结束生命为明确目的而实施的行为；而准自杀行为或自残行为则是指为发泄极端情绪而以非致命方式伤害自身身体的行为，包括割刺身体、撞击头部以及烧烫等。

虽然从局部解剖学上来说，自杀行为和准自杀行为可能很相近，但它们具有完全不同的功能和目的，正因为这样，我们才需要对这些行为进行功能性评估。

干预点

和之前一样，我们首先从功能性评估入手，对准自杀行为开展研究。以下是我们推荐采取的步骤：

1. 进行功能性评估。

2. 向患者核实，他们是否想改变自己的行为方式。

3. 为诱因和后果制定相应的干预点（以针对自杀行为的干预点为例）。

如果在进行功能性评估后，发现患者不想改变其准自杀行为，那么，可采取如下措施：

1. 探索在患者不同生活领域中的准自杀行为的有效性（第 3 疗程）。

2. 引入创造性无望（第 4 疗程）。

3. 使用价值澄清（第 1 疗程）。

4. 讲授觉知（第 15 疗程）、接地（第 9 疗程）和自我安抚（第 9 疗程）。

我们需要始终把功能性评估作为评估与干预工具，并据此讲授 ACT 流程。

饮食行为问题和身体形象问题

在继续后续讨论之前，我们首先需要了解以下几个事实：

饮食失调的功能描述是必要的，而且对治疗效果极为重要。

如果你看看《精神障碍诊断与统计手册》第 5 版（DSM - 5），那么，你就会看到，它和第 4 版的变化之一，就是诊断症状的数量从 3 种增加到 8 种；此外，我们还会看到针对每个诊断症状的一系列标准。然而，仅仅列出疾病的症状并无益于治疗这些疾病，因为它并没有揭示出不同诊断类别之间的共性或差异；每一种症状继续呈现为独立的实体，而这些患者往往表现出多种症状。

如果暂时抛开局部解剖学和分类学，把研究视角转向、身体回避和食物消耗等方面——如节食、暴饮暴食、催吐行为、咀嚼后吐出食物、强迫症行为和冲动性饮食行为等，我们会得到以下结论：

1. 不正常的饮食行为在非临床人群中更为常见。

2. 不正常的饮食行为以及对饮食问题的特殊态度已成为普通人群的常态，而非特例。在美国，50%的成年女性表示存在以节食减肥的现象，88%正常体重的大学女性表示希望继续减肥，大约80%的女性表示对自己的外表不满意。

3. 大多数治疗只关注临床意义上的饮食失调问题，但这部分患者的比例毕竟非常有限。其实，很多人或许不符合饮食失调的诊断标准，但他们仍纠结于非正常的饮食行为和身体形象问题，而这有可能导致严重的心理困扰。

4. 不正常的饮食行为并不是孤立存在的。

5. 相关研究一致表明，与非正常饮食相关的行为往往与对体型、体重和外貌的顾虑同步存在。正因如此，患者通常会被诊断为如暴食症和体像障碍等合并症。

6. 目前的治疗方法复发率较高，而且依旧受到限制。

7. CBT和人际心理治疗（IPT）是一种针对临床饮食失调症患者的循证治疗方法；但CBT在治疗神经性厌食症方面取得的收效非常有限，而且神经性贪食症有较高的复发率。

上述结论充分表明，应对非正常饮食行为以及身体形象问题等一系列问题实施统一干预，而不要局限于这些过程的结果。因此，作为一种跨诊断和基于过程的方法，ACT为我们提供了一种有效的解决方案，它不仅适用于在临床诊断上被确认为患有饮食失调的个体（极少数），也适用于因身体形象问题和非正常饮食行为而备受折磨的绝大多数普通人群。

迄今为止，相关学者已针对ACT干预饮食紊乱的效果进行过六次随机对照试验。这些研究的结果均显示，ACT可以有效减少形体焦虑、饮食态度紊乱、饮食紊乱相关症状以及非正常饮食行为等问题。此外，ACT 还对形体可接受度、心理灵活性、饮食行为紊乱以及生活质量有明显改善效果。

考虑到情绪调节问题、非正常饮食行为以及身体形象问题之间的相互作用，这种治疗模式同样在利用核心过程方面具有优势，因为相关研究已经发现，存在饮食失调问题的个体倾向于避免不愉快的内心状态和内在体验，对针对调节情绪的功能失调策略存在依赖性，而且还会表现出认知僵化、较低的焦虑耐受力、情绪觉知差、对非饮食失调方面的价值缺乏明确认识等。

创伤

当个人经历某个压力事件时，如果该事件可能导致自身或他人遭遇死亡、伤害或暴力，从而构成人身安全威胁，并因此而出现如下一系列症状时，这个人即可被诊断为患有创伤后应激障碍（PTSD）：（a）侵入（在记忆、梦中或思维中自发出现与创伤有关的情境或内容）；（b）针对外部和内部提示的回避行为；（c）思维的变化（对自己和他人）以及情绪的变化（负面情绪、情绪低落）；（d）生理唤醒和反应性的变化（失眠或易怒）。此外，PTSD 的另一个标准是这些体验必须持续一个月以上的时间，而且会对个体在不同生活领域的功能造成负面影响。

PTSD 的患者需要耗费大量的时间和资源，管理与症状相关的这些痛苦几乎已成为他们的全职工作，但最终，这些尝试会让他们偏离基于价值生活。

针对 PTSD，目前最有效的治疗方法之一就是暴露疗法（exposure therapy）。这种疗法需将与创伤事件相关的图景线索或活体线索循序渐进地呈现给患者。暴露疗法的目的，就是帮助患者重新体验与创伤事件内部及外部提示相关的恐惧和焦虑，直到他们的情绪反应习惯化。

作为一种情境功能治疗模型，ACT 的本质就是暴露治疗，因为它要求所有患者（而不只是 PTSD 患者）主动接触各种会导致他们采取无效行为的不适应事件。因此，对 PTSD 患者而言，ACT 是一种近乎完美的治疗方案，因为对创伤事件相关刺激的经验性回避以及对思维、记忆和其他线索的融合，既是 PTSD 的诊断特征，也是它的维护因子（maintenance factor）。

对 PTSD 患者而言，为期 16 周的 ACT 情绪调节治疗法显然会让他们深受裨益，因为 ACT 的核心，就在于引导个人学会管理与创伤事件相关的情绪压力。不过，他们依然需要针对创伤进行专门治疗。

干预点

如果患者正在经历简单型或复杂型创伤的折磨，而且你正在单独为他们提供治疗，那么，我们可以采取如下推荐干预措施。需要提醒的是，我们在这里所说的"推荐干预措施"的的确确就是一种参考模式：这里没有任何硬性规定，因此，我们完全可以根据自己的临床判断做出适当调整。

我们可以将治疗方案的相应疗程作为针对创伤治疗制定干预措施的指南，或是根据患者的实际情况加以调整或补充，从而为患者提供更全面的创伤治疗方案。

价值探索（第 1 疗程）

大多数与 PTSD 抗争的患者无法接触对他们而言最重要的东西；因此，从价值识别起步，显然可以为整个治疗提供一个良好的开端。在这里，最好向他们提出低调的问题，比如说，如果你经历这些事情的相关记忆不复存在，那么，你会如何安排自己的生活呢？对你来说，哪些是足以让你接受这项治疗的重要因素呢？

躯体觉知练习（第 9 疗程）

与创伤抗争的患者经常处于高度唤醒状态（在大部分时间里感到筋疲力尽、极度紧张，或是随时做好逃离某种情境的准备）或低度唤醒状态（暂时性的解离和思维冻结）的交替中。对这些患者而言，通过适应不同身体状态以及练习接地、自我安抚、自我关爱和伸展技能，会让他们受益匪浅。

上述技能之所以有利于创伤患者，是因为它们可以让身体重新集中关注力，无需以语言表达，而且可以在出现经历倒叙、侵入性记忆（intrusive memory，对创伤情景的自发性回忆）或其他触发事件时利用这些技能。在向患者讲授这些技能时，需要澄清的是，尽管他们的情绪波动不会因此消失，但至少可以帮助他们在发生情绪波动时进行控制，而不至于加剧波动。

觉知练习（第 15 疗程）

对于受创伤影响的患者来说，学习关注当下发生的事情是一项非常重要的核心技能，因为他们要么沉迷于自责的情节不能自拔，不断重复回忆自己经历的创伤事件，要么会融合针对人际关系、他人和世界的无效描述。

在为受创伤影响的患者开展觉知练习时，最好从关注周围环境的练习开始，因为关注外部状态显然比关注内在状态更好接受。此外，我们也不必要求这些患者闭上眼睛进行觉知练习，因为这对某些人来说，可能会引发解离。

自我观察者练习（第 15 疗程）

学会退一步看待自己和世界，学会成为既往体验的包容者，这种能力对 PTSD 患者而言至关重要，因为这些人更容易与语言性内容（记忆以及关于自己和他人的故事）实现高度融合，而且习惯于避免与创伤事件相关的情绪状态。

解离练习（第 6、7、8 疗程）

在与创伤患者进行康复训练时，一定要高度关注引入解离练习的速度和节奏，原因不难理解：如果他们没有一个合理的基本框架去理解这些解离练习，那么，某些练习可能会遭到他们的拒绝，比如说，让他们用最简单、最愚蠢的语言表述自己的想法，而且要大声重复 30 秒左右。因此，他们在练习解离技能时，必须向他们澄清，思想不只体现为文字，还包括记忆、经历倒叙和意象等。

因此，我们首先可以这样询问患者：

- 想法的有效性：当出现这个意象或记忆时，你通常会做什么？在你重新面对这个意象或记忆时，你通常会怎么做？这个想法是否会帮助你去做对自己重要的事情？

- 想法的功能：在出现这个想法、意象或记忆时，你的思维想做什么？是否存在思维让你尽量规避的某种痛苦？

在理想的情况下，应在患者熟悉大脑中的这些想法之后，再向他们提出心甘情愿问题。我们可以使用任何自己喜欢的比喻来指代大脑，比如说，文字机器或者思维生成器，只要它接受大脑活动的常态化，承认那些想法、记忆和意象还会重复出现，与此同时，尽管患者对它们没有控制力，但可以主动选择如何做出回应。

- 愿意拥有这样的想法：你愿意接受这个意象或记忆，而且继续向你希望自己成为的那种人迈进一步吗？你是否愿意接受"人们总会伤害我"这样的想法并采取行动维持与他人的联系？

之后，我们可以进入解离练习。鼓励患者主动尝试，并反复练习与自己相关的训练法。

基于接纳的暴露治疗（第 3 疗程：选择感受）

尽管本书不以暴露治疗为主题，但对 ACT 从业者而言，他们必须认识到，当前基于抑制学习模型（inhibitory learning model）的暴露研究与针对厌恶刺激（aversive stimuli）的 ACT 接纳法是一致的。以建立习惯为目标的传统暴露练习模式早已过气。而当前的暴露模式则认为，在不采取安全防护措施的前提下，把接受厌恶刺激体验与不同情景下的情感标签化相结合，有助于以安全的新学习过程取代原先的有威胁的学习过程。

在 ACT 中，是否选择暴露疗法完全取决于个人偏好，它最终需要有利于患者个人的价值追求，而且有利于促进基于价值的生活。暴露疗法基本上可划分为三种类型：内感受暴露法、想象暴露法和情境暴露法，三种疗法的选择取决于我们所面对的厌恶刺激类型。如果患者同意采取基于接纳的暴露疗法，那么，我们可采取如下方式：

1. 制定一份暴露清单：尽管这并非强制性的，但它确实有助于为暴露阶段提供指南。根据这份清单，核实患者对每个暴露项目的接受意愿，作为参考，我们可以对患者的接受意愿进行评分（0到 10 分）。

2. 进行基于接纳的想象暴露治疗：记录患者对他们希望关注的创伤性记忆做出的描述，描述应尽可能地相近。在患者开始阅读这段描述时，核实他们是否出现刻意避免、转移注意力或摆脱任何反应的意图。这也是 ACT 的独特之处：在进行想象暴露治疗时，并不是简单地让患者阅读脚本，而是时不时地让他们停下来，检查患者的反应，并灵活地把关注力转移到这些反应上。比如说，如果患者关注到某种躯体感觉，那么，即可让他们去关注并命名这种感觉，描述它，然后再回到最初的记忆描述。通过这种方式，我们就可以在患者的内在体验和剧本描述之间反复切换。本质上，在患者每次描述一种内在反应时——比如身体的感觉、记忆、想法、感受或冲动，我们都会通过关注和命名的方式，委婉地帮助患者接受它们。

在暴露治疗期间，如果患者因创伤性事件而纠结于某些面向未来的想法（比如说，"我永远也无法克服这件事"或是"我的生活永远也不会和以前一样了"）、面向过去的想法（"如果知道这样我就不会去做了"或者"我真的没必要穿那件衣服"）或是自责性故事（"这是我的错"或者"我本可以做得更好"），那么，我们可以帮助患者练习当下觉知，回头重新阅读想象暴露治疗采用的叙述。

3. 进行基于接纳的情境暴露：在情境暴露中，我们需要帮助患者接近因创伤事件而始终回避的情境、人物、地点或活动，并考虑接近这些情境对他们是否有意义，并帮助他们回归基于价值的生活方式。

可以把主持情境暴露治疗当作承诺性活动进行练习，并鼓励患者在面对这些情境时进行解离练习（关注和命名这些想法、记忆、规则和故事）和接纳练习（关注和命名这些感觉）。

如果患者遭遇的是过于强烈而难以面对的情境，可以鼓励他们进行轻度暴露练习（比如说，不要在曾发生过创伤性事件的街道上持续行走，而是让他们在这条街道上站5秒钟左右）。

在安排情境暴露治疗时，需考虑接近厌恶情境的时段或时长以及与厌恶情境的接近程度等变量。

4. 进行基于接纳的内感受暴露治疗：有的时候，患者会把身体体验描述为引发创伤反应的内在线索，在这种情况下，就有可能需要采取基于接纳的内感受暴露治疗。比如说，我以前的一位患者曾经有过这样的描述，只要闻到汗水的气味，就会让她想起自己曾经遭遇的创伤事件，于是，她开始回避任何会导致身体出汗的活动。对这位患者而言，我们可以采取一种基于价值的内感受暴露疗法，比如说，可以让她参加舞蹈课，每堂课维持30分钟左右的时间。

在ACT模式中，暴露疗法体现为一种灵活的动态化过程，也就是说，每当患者陷入厌恶刺激而不能自拔时，治疗师就会提示他们，可以通过关注自己的想法、压抑的冲动、强烈的情绪或身体的感觉，转而去追踪不同的反应，并随时协调ACT过程，通过解离和接纳，关注采取应急行为的冲动的有效性以及为追求价值而主动选择感受对象的意愿。

结 束 语

　　超级感受者往往感觉得太多、太快，而且行动太快。因为情绪敏感、对情绪规则高度融合、受制于当下情绪以及根据情绪波动而采取对策已成为他们的自然禀赋，所以如本书所述，这些倾向自然导致他们容易形成僵硬、缺乏灵活性和复杂反应的过度概括模式。

　　在这个为期 16 周的 ACT 治疗期间，我们为超级感受者讲授了ACT 的各项基本技能，帮助他们培育情绪觉知、思维觉知、躯体觉知和人际觉知，从而打造丰富、充实和有意义的生活方式。不过，针对某些复杂的行为失调问题，可能还需要进行个体化治疗方案的设计。

　　的确，我可以为每个主题写一本书，但如果那样的话，巨大的阅读量肯定会让各位难以接受，因此，我们不妨利用本书内容，从总体上认识 ACT 模型，并对每种病例在个体治疗方案中的关键干预措施形成大体印象。

　　毋庸置疑，现实中的情绪调节更艰难，因此，这种治疗的终极目标，就是帮助超级感受者不再纠结于情绪波动，枉费心机地去压制他们的情绪，而是把关注力转移到生活的其他方面，去培育他们所追求的生活！

后　记

这是本书的尾声了。

我希望各位能在本书中找到造福超级感受者的真谛。尽管我认为这本书确实还不够完美，还有很多可以改进的空间，但它毕竟为开启很多研究和讨论提供了一个开端和契机。我希望本书尽可能地让读者一窥 ACT 的诸多细节，为那些有轻度、中度和重度情绪调节问题而苦苦挣扎的患者带来福音。

在这个项目结束之时，我颇有一种解脱之感。在完成全书创作的那一刻，我既有兴奋和期待，也有些许的恐惧、焦虑和其他情绪。多年来，我始终希望以不同的 ACT 干预措施为这样一本书提供素材。为此，我和朋友及同事们反复讨论全书的构思，而编写书稿和跟踪有关情绪调节的最新研究成果也确实让我的学生备受煎熬。而我自己也沉迷于研读情感心理学理论，密切关注超级感受者的痛楚。

我的内心很清楚，我应该让所有人看到这个项目的面世。本书自始至终都是为了推动人们基于价值选择行动；显而易见，作为一名从事健康事业的专业人士，在这个领域传播和应用情境行为科学，本身就是我的职责所在。

在您合上这本书之前，请听听我发自肺腑的感言：

我真诚地希望您继续在关爱超级感受者方面有所作为！

而且我坚信，各位已经有所收获！